Fach-
buch
Klett-Cotta

Komplexe Krisen und Störungen

Herausgegeben von Prof. Dr. Günter H. Seidler, Heidelberg, PD Dr. Jonas Tesarz, Heidelberg und Prof. Dr. Annette Streeck-Fischer, Göttingen/Berlin

Die Reihe setzt sich zur Aufgabe, wichtige psychische Leidenszustände und Störungen in kurzer, überblickshafter und dennoch tiefgehender und wissenschaftlich-umfassender Weise darzustellen. Dazu gehören auch solche, die in den modernen Diagnoseschemata keine Berücksichtigung (mehr) finden, deren Konzepte für ein tieferes Verständnis dennoch wichtig sind.
Die Bände dieser innovativen Reihe bieten hier klinische Orientierung. Große Bedeutung wird der Phänomenologie und der Theorie zum Verständnis des jeweiligen Störungsbildes beigemessen. Die jeweilige Behandlungslehre gibt eine Übersicht über die jeweils in Frage kommenden therapeutischen Möglichkeiten.
Die Autoren sind meist jüngere, in ihren Fachbereichen aber durchaus ausgewiesene ExpertInnen. Adressaten sind die große Zielgruppe der angehenden FachärztInnen unterschiedlicher medizinischer Fachgebiete, insbesondere PsychiaterInnen und PsychosomatikerInnen und Psychologische und Ärztliche PsychotherapeutInnen.

Die Herausgeber:

Günter H. Seidler, Prof. Dr. med., war Leiter der Sektion Psychotraumatologie im Zentrum für Psychosoziale Medizin der Universitätsklinik Heidelberg. Er ist Facharzt für Neurologie und Psychiatrie sowie für Psychosomatische Medizin und Psychotherapie, Lehranalytiker, Gruppen-Lehranalytiker und EMDR-Supervisor.

Jonas Tesarz, PD Dr. med., arbeitet als Oberarzt und Wissenschaftler am Universitätsklinikum Heidelberg, Klinik für Allgemeine Innere Medizin und Psychosomatik.

Annette Streeck-Fischer, Prof. Dr. med., war Chefärztin der Abteilung »Klinische Psychotherapie bei Kindern und Jugendlichen« in Tiefenbrunn, ist Psychoanalytikerin, Ärztin für Kinderpsychiatrie und Psychotherapeutische Medizin und Hochschullehrerin an der International Psychoanalytic University Berlin (IPU).

Die Einzelbände behandeln folgende Themen:
Digitale Störungen bei Kindern und Jugendlichen (Jan van Loh) (bereits erschienen)
Menschen mit Demenz und ihre Angehörigen (Vjera Holthoff-Detto) (bereits erschienen)
Ängste bei Kindern und Jugendlichen (Lydia Kruska, i. Vorb.)
Weitere Bände in Vorbereitung

Jonas Tesarz

Psychosomatik in der Schmerztherapie

Reihe Komplexe Krisen und Störungen

Klett-Cotta

Besonderer Hinweis:
In dem Buch sind eingetragene Warenzeichen (geschützte Warennamen) nicht besonders kenntlich gemacht. Daraus kann nicht geschlossen werden, dass es sich um einen freien Warennamen handelt. Da menschliche Irrtümer und Druckfehler nie völlig auszuschließen sind, wird jeder Anwender aufgefordert, alle Dosierungsangaben auf ihre Richtigkeit zu überprüfen. Jede Dosierung oder Applikation erfolgt auf eigene Verantwortung des Benutzers.

MIX
Papier aus verantwortungsvollen Quellen
FSC® C014496
www.fsc.org

Klett-Cotta
www.klett-cotta.de

Printed in Germany
Cover: Bettina Herrmann, Stuttgart
unter Verwendung eines Fotos von © FemmeCurieuse/photocase.de
Gesetzt von Kösel Media GmbH, Krugzell
Gedruckt und gebunden von GGP Media GmbH, Pößneck
ISBN 978-3-608-96152-2

Bibliografische Information der Deutschen Nationalbibliothek
Die Deutsche Nationalbibliothek verzeichnet diese Publikation in der Deutschen Nationalbibliografie; detaillierte bibliografische Daten sind im Internet über http://dnb.d-nb.de abrufbar.

Inhalt

Geleitwort der Reihenherausgeber ... 9

Auftakt: Schmerz im Verständnis der Psychosomatik ... 11

Was ist Schmerz? ... 13

Wie lässt sich Schmerz definieren? ... 13

Ist jeder Schmerz schmerzhaft? ... 17

Was bedeutet es, gleichzeitig Sinneswahrnehmung und Gefühlsempfindung zu sein? ... 18

Schmerz mit und ohne Nozizeption ... 21

Schmerz ohne Nozizeption ... 23

Schmerz und Evolution ... 28

Schmerz als ein Kompromiss der natürlichen Selektion ... 29

Schmerz als phylogenetisches Alarmsystem ... 31

Das »Rauchmelderprinzip« ... 34

Schmerz als Störsignal mit biologischer Schutzfunktion ... 36

Art und Intensität des aktuellen Reizes ... 38

Aktueller Kontext, in dem der Reiz erfahren wird ... 39

Vorerfahrungen zu dem jeweiligen Reiz und Kontext ... 42

Schmerz als ein komplexer Berechnungsprozess ... 44

Schmerz als Wahrscheinlichkeitsrechnung ... 45

Schmerz – ein statistischer Exkurs ... 46

Psychosomatische Schmerzen als Sammelbegriff ... 51

Psychosomatische Dimensionen des Schmerzes ... 52

Schmerz im Kontext traumatischer Vorerfahrungen ... 53

Schmerz im Kontext unsicherer Bindungserfahrungen ... 55

Schmerz im Kontext von psychodynamischen Prozessen ... 60

Schmerz als Folge einer depressiven Somatisierung ... 63

Schmerz im Kontext einer narzisstischen Somatisierung ... 64

Schmerz im Kontext einer Konversionsstörung ... 65

Schmerz als Symptom einer Affektsomatisierung ... 66

Chronischer Schmerz im Kontext von ICD: Eine Kodierungshilfe ... 70
Psychosomatische Schmerzsyndrome im Rahmen von ICD-10 ... 71
Schmerzsyndrome ohne Krankheitswert ... 72
Isoliert somatisch-nozizeptiv bedingte Schmerzsyndrome ... 72
Chronische Schmerzstörung mit somatischen und psychischen Faktoren (F45.41) ... 72
Anhaltende somatoforme Schmerzstörung (F45.40) ... 74
Somatisierungsstörung/undifferenzierte Somatisierungsstörung (F45.0/F45.1) ... 75
Andauernde Persönlichkeitsänderung bei chronischem Schmerzsyndrom (F62.80) ... 76
Schmerzen im Rahmen einer somatoformen autonomen Funktionsstörung (F45.3) ... 76
Schmerzen im Rahmen einer hypochondrischen Störung (F45.2) ... 77
Schmerzen im Rahmen einer Neurasthenie (F48.0) ... 78
Schmerzen im Rahmen einer Depression ... 79
Psychische Faktoren oder Verhaltenseinflüsse bei anderenorts klassifizierten Krankheiten (F54) ... 81
Schmerzen im Rahmen von psychotischen Störungen (F20.8) ... 81
Assoziierte funktionelle Störungen mit dem Leitsymptom Schmerz ... 83
Fibromyalgiesyndrom (M79.70) ... 84
Klassifikation chronischer Schmerzen im ICD-11: Ausblick und Entwicklungen ... 88
Chronischer Schmerz nach ICD-11 ... 90
Psychosomatische Schmerzsyndrome im ICD-11 ... 96

Diagnostische Fallstricke und therapeutische Gelegenheiten ... 100
Gestaltung und Strukturierung des Anamnesegesprächs ... 102
Investiere in den Anfang ... 102
Erwartungshaltung und der Glaube an die Therapie ... 108
Aufbau einer angenehmen Gesprächsatmosphäre ... 111
Einstieg in die Thematik ... 113
Erkunde die Perspektive des Patienten ... 115
Exkurs Sexualanamnese ... 128
Vermeide Widerstand ... 132
Erzeuge Empathie ... 144
Vermeide unreflektiertes Reagieren ... 148
Reduziere Ängste und Unsicherheiten ... 152
Formulierung von Behandlungszielen ... 154
Mobilisation von Ressourcen ... 157
Reduzieren von Ängsten und Unsicherheiten ... 164
Schmerzpsychotherapeutische Therapieverfahren ... 173
Entspannungsverfahren ... 173
Biofeedback ... 174
Schmerzpsychotherapie mit verhaltenstherapeutischem Fokus ... 174
Schmerzpsychotherapie mit tiefenpsychologischem Fokus ... 176
Achtsamkeits- und akzeptanzorientierte Psychotherapieansätze ... 176
EMDR-basierte Schmerztherapie ... 178
Medikamentöse Therapieoptionen ... 179
Begrenzter Einsatz ... 181
Multimodaler Einsatz ... 181
Praktisches Vorgehen ... 183
Welches Medikament ist das richtige? ... 196
Minimieren von Risiken ... 201
Fahrtauglichkeit unter Medikation – Praxistipps ... 203
Investiere in das Ende ... 207

Arbeitsmaterialien 209
Aufklärung bezüglich der Fahreignung unter Medikation 210
Antisuizidvertrag (Vorlage) 212
Befindlichkeits-Tagebuch 213

Anmerkungen 214

Literaturempfehlungen 220

Literatur 222

Der Autor 229

Geleitwort der Reihenherausgeber

In unserer sich rasch verändernden Welt tauchen häufig Fragestellungen auf, die sich schwer beantworten lassen, und Probleme, mit denen schwer umzugehen ist. Welche Auswirkungen hat etwa die rasant wachsende Internetwelt, in der Virtualität und Realität nicht selten ineinander übergehen, auf die Trieborganisation von Menschen, auf ihre Werte, ihre Wünsche und Beziehungsgestaltungen und damit auch auf die ›Krankheiten‹, die einzelne Individuen entwickeln mögen? Oder: Was ist, wenn der Körper in seinen einzelnen Funktionen versagt und medizinisch durchaus hilfreiche Eingriffe möglich sind, die aber das Leben und Erleben des Betroffenen völlig auf den Kopf stellen? Welche Bedeutungen haben zunehmende Entgrenzungen in Bezug auf Alter, Geschlecht und gesellschaftliches Leben von Menschen, etwa durch Medizin und Gesetzgebung?

Diagnosen für Krankheitsbilder werden nach der jeweils aktuellen Ausgabe der ICD und des DSM vergeben. Für die jüngeren Kolleginnen und Kollegen ist das selbstverständlich; sie sind darin von Beginn ihrer Aus- und Weiterbildung geschult worden. Ältere Kolleginnen und Kollegen wissen, dass es auch anders geht.

Die Orientierung an den großen Manualen bietet ohne Zweifel viele Vorteile. Eine standardisierte Diagnose etwa ist die Voraussetzung für internationale Studien, die dasselbe Krankheitsbild betreffen. Nur mit ihrer Hilfe sind Aussagen über Inzidenz- und Prävalenzzahlen definierter Krankheitsbilder, ihre Verläufe und über die Ergebnisse therapeutischer Interventionen möglich.

Nun gibt es zahlreiche Lebens- und Erlebensbereiche, die sich in ihrer krankhaften Form der Zuordnung zu lediglich einer ICD- oder DSM-Nummer entziehen. Im Einzelfall kann das sehr unterschiedlich bedingt sein: Ein Leidenszustand kann derart viele Lebensbereiche umfassen, dass es nicht möglich ist, ihn nur einer Person als individuelle Krankheit zuzuschreiben. Es kann aber auch sein, dass eine sich sehr schnell verändernde Welt bislang nicht beschriebene und vielleicht auch nicht mit den bisherigen Ansätzen beschreibbare »Störungsbilder« hervorbringt. Stößt möglicherweise der bisherige Krankheitsbegriff (auch) hier an seine Grenzen?

Mit unserer Buchreihe versuchen wir, uns dieser schwierigen Thematik anzunähern. Es geht uns darum, Leidenszustände oder »Störungsbilder« zu beschreiben, die mit ihren vielen Aspekten nur unzureichend mit lediglich einer – oder additiv mit mehreren – ICD- oder DSM-Nummern abgebildet werden können. Eine sicherlich immer gegebene Nähe zu den entsprechenden Darstellungen in den großen Manualen soll so weit wie möglich deutlich gemacht werden. Es wird aber auch immer einen Bereich geben, der die »offiziellen« Beschreibungen der jeweiligen Störungsbilder hinausgeht.

Die Reihe bewegt sich mit ihren Themen in Grenzbereichen zwischen Normalität und Pathologie. Es geht um Fragen an der Grenze zwischen Medizin, Psychiatrie. Psychotherapie und Gesellschaft, die unser alltägliches Leben bestimmen.

Unser Anliegen besteht darin, mit jedem Band und zu jeder Thematik Anregungen und Informationen zu geben, die einen hilfreichen Umgang mit der jeweils relevanten Problematik geben.

Günter H. Seidler (Dossenheim/Heidelberg)
Annette Streeck-Fischer (Göttingen/Berlin)
Jonas Tesarz (Heidelberg)

Auftakt: Schmerz im Verständnis der Psychosomatik

Schmerz stellt aus psychosomatischer Perspektive ein überaus vielschichtiges Phänomen dar. In ihm können die unterschiedlichsten Aspekte der Psychosomatik zum Ausdruck kommen: das Leib-Seele-Problem, die Differenz zwischen Schmerz, Schmerzerleben und dessen sprachlicher Mitteilung, die kommunikative Funktion von Schmerz, der Einfluss von Schmerz auf die zwischenmenschliche Beziehungsgestaltung, die enge Verzahnung von Schmerz mit biographischen Ereignissen und vieles mehr. All dies führt dazu, dass man Schmerz auch als ein Schlüsselphänomen der Psychosomatik bezeichnen könnte.

Häufig lassen sich komplexe Schmerzsyndrome und somatoforme Schmerzstörungen nicht auf eine einzige Ursache zurückführen. Vielmehr geht man von einem wechselseitigen Interaktionsmuster verschiedenster biologischer, psychologischer und sozialer Faktoren aus, wie zum Beispiel psychosoziale Regulation genetischer Expression durch Epigenetik. Dieses »bio-psycho-soziale Verständnis« von Schmerz kann auf der einen Seite als eine der größten schmerztherapeutischen Errungenschaften des 20. Jahrhunderts betrachtet werden. Gleichzeitig hat dies jedoch auf der anderen Seite zu einer Vielzahl unterschiedlichster, zum Teil widersprüchlicher biologischer, psychologischer und psychosozialer Therapieansätze geführt. Hinzu kommt ein enormer Wissenszuwachs durch die technischen Fortschritte der letzten Jahre. Angeführt von den Erkenntnissen der Genetik, der Zellbiologie und der Neurophysiologie hat sich unser Blick auf die Mechanismen der Schmerzverarbeitung grundlegend gewandelt. Es wird daher zunehmend schwieriger, die Vielzahl an unterschiedlichen Konzepten und Ideen in ein kohärentes Therapiekonzept zu integrieren. Je mehr man sich mit der Behandlung chronischer Schmerzpatienten auseinandersetzt, umso größer scheint das Risiko zu werden, sich in Orientierungslosigkeit und Beliebigkeit zu verlieren.

Das Ziel dieses Buches ist es daher nicht, durch weitere Darbietung von Fakten das Wissen und damit die Komplexität zu erhöhen. Ziel ist es, anhand der beiden zentralen Fragen, *was* Schmerz ist und *warum* wir Schmerzen haben, dem Leser ein klares und kohärentes Modell an die Hand zu geben, warum Schmerz sich zu einem eigenen Krankheitsbild verselbständigen kann, und daraus fachübergreifende Handlungsempfehlungen abzuleiten. Die zentrale Idee, die diesem Buch zugrunde liegt, basiert auf der Annahme, dass Schmerz das Resultat eines komplexen neuronalen Verrechnungsprozesses zur Abschätzung des Bedrohungsgehalts eines Reizes darstellt, der sich im Laufe der Evolution entwickelt hat, um die Integrität des Organismus zu wahren und ihn effektiv durch seine Umgebung zu navigieren. Dieser Verrechnungsprozess lässt sich am angemessensten im Rahmen eines biopsychosozialen Modells verstehen, in welches Informationen auf verschiedensten Ebenen einfließen.

In diesem Sinne sind chronische Schmerzen auch ein psychosomatisches Phänomen, in welches neben den biologischen Variablen psychische und soziale Faktoren einfließen. Und wenn diese vielleicht in vielen Fällen äthiopathogenetisch nicht ursächlich sind, so sind sie doch stets entscheidende (veränderbare!) Stellgrößen, über welche das Bedrohungslevel so moduliert werden kann, dass die »Alarmanlage Schmerz« wieder zur Ruhe kommt. Hat man die Grundprinzipien dieser Alarmanlage verstanden, dann zeigt sich schnell, dass sich die Vielfalt an Therapien auf einige wenige reduzieren lässt, die zwar in den therapeutischen Ansätzen unterschiedlich ausgestaltet werden, sich im Kern jedoch sehr gleichen. Diese Kernpunkte können als therapeutischer Kompass sicher durch die Therapie und die Behandlungsplanung navigieren.

Die Psychosomatik als die Lehre von den körperlichen, seelischen und sozialen Wechselwirkungen stellt die dazugehörige therapeutische Haltung dar. Denn sie drückt ein zentrales Element des Phänomens »Schmerz« aus: Schmerz ist stets ein Zustand, welcher sowohl auf Körper als auch Psyche gleichzeitig referiert. Ein Schmerz ohne Körper ist genauso wenig denkbar wie ein Schmerz ohne Psyche.

Was ist Schmerz?

Schmerz gehört zu den ältesten Erfahrungen der Menschheit und ist ein allgegenwärtiges Phänomen. Doch was genau ist Schmerz eigentlich? Möchte man Schmerzen verstehen – und dieses Verstehen stellt nicht selten den Schlüssel für eine erfolgreiche Therapie dar –, so ist es wichtig, ein kohärentes Bild davon zu haben, was Schmerz überhaupt ist, wie er entsteht und warum wir Schmerzen haben. Was genau sind die notwendigen und hinreichenden Eigenschaften dafür, dass eine Empfindung als Schmerz – und nur als Schmerz, also nicht als Hunger, Angst oder Juckreiz – klassifiziert werden kann? Wenn wir beispielsweise von »psychosomatischen Schmerzsyndromen« sprechen, meinen wir dann auch das weite Feld seelischer Schmerzen? Doch was genau ist seelischer Schmerz?

Wie lässt sich Schmerz definieren?

Dieser Problematik nahm sich die im Jahre 1974 gegründete Internationale Gesellschaft zum Studium des Schmerzes (International Association for the Study of Pain, IASP) im Rahmen einer eigens hierfür eingerichteten »Taskforce of Taxonomy«[1] an und veröffentlichte 1979 die bis heute gültige und international anerkannte Definition (Pain 6: 249): *»Schmerz ist eine unangenehme Sinnes- und Gefühlsempfindung, die mit einer echten oder möglichen Gewebsschädigung einhergeht oder als solche beschrieben wird. ... Schmerz ist immer subjektiv.«* (Merskey & Bogduk, 1994) Diese nun schon mehr als 30 Jahre gültige Definition ist vor allem dadurch bekannt geworden, dass erstmals die Gewebsschädigung als notwendige Bedingung für Schmerzempfindungen zurückgestellt wurde zugunsten des subjektiven Gefühls, dass eine solche Gewebsschädigung vorliege. Damit wurde die Möglichkeit anerkannt, dass körperlicher Schmerz auch ohne objektive Gewebsschädigung auftreten kann, was einen Paradigmenwechsel weg von einer rein mechanistischen Schmerzkonzeption (Schmerz als Folge einer Reizung von peripheren Schmerzrezeptoren bzw. durch strukturelle Schädigung der schmerzleitenden Nervenbahnen) hin zu einem »psychosomatischen« Schmerzkonzept entsprach (Hennings, 2011). In den weiterführenden Erläuterungen zur Definition wird daher ausdrücklich auf den Aspekt der Subjektivität hingewiesen. So heißt es dort wörtlich (Merskey, 1964):

- »Die Unfähigkeit, verbal zu kommunizieren, bedeutet nicht, dass ein Individuum keine Schmerzen haben kann und keine angemessene schmerzlindernde Behandlung benötigt.«
- »Schmerz ist immer subjektiv[2].«
- »Jedes Individuum lernt die Anwendung des Begriffs ›Schmerz‹ durch Erfahrungen im Zusammenhang mit zurückliegenden Verletzungen. Biologen stellen fest, dass solche Reize, die Schmerzen verursachen, Gewebe schädigen können. Dementsprechend ist Schmerz eine Erfahrung, die wir mit tatsächlichem oder potentiellem Gewebsschaden assoziieren.«
- »Schmerz ist zweifelsohne eine Sinnesempfindung des Körpers, aber er ist auch immer unangenehm und daher auch eine emotionale Erfahrung.«
- »Erfahrungen, die Schmerz ähneln, aber nicht unangenehm sind, z. B. pieksen, sollten nicht als Schmerz bezeichnet werden. Unangenehme abnorme Erfahrungen (Dysästhesien) können auch Schmerzen sein, sind dies aber nicht zwingend, da sie subjektiv möglicherweise nicht die übliche sensorische Qualität von Schmerzen haben.«
- »Viele Menschen berichten von Schmerzen in Abwesenheit von Gewebsschäden oder einer wahrscheinlichen pathophysiologischen Ursache. Normalerweise geschieht dies aus psychologischen Gründen. Wenn wir uns auf die subjektive Auskunft beziehen, gibt es gewöhnlich keine Möglichkeit, diese Erfahrungen von solchen aufgrund von Gewebsschäden zu unterscheiden. Wenn Menschen ihre Erfahrung als Schmerz empfinden und wenn sie diese genauso berichten wie ein Schmerz, der durch Gewebsschäden

verursacht wird, sollte diese daher auch als Schmerz akzeptiert werden.«

- »Diese Definition vermeidet es, Schmerz an den Stimulus zu binden. Aktivität, die in den Nozizeptoren und nozizeptiven Bahnen durch einen schädlichen Stimulus induziert wird, ist nicht mit Schmerz gleichzusetzen, der immer ein psychologischer Zustand ist, auch wenn wir durchaus anerkennen, dass Schmerz meistens eine unmittelbare physische Ursache hat.«

Versucht man das Wesen eines Begriffes zu erfassen, dann will man nicht nur wissen, was alle Begriffe dieser Art gemeinsam haben, sondern auch, was sie von anderen unterscheidet. Eine solche analytische Herangehensweise ermöglicht eine auf das Wesentliche reduzierte Definition, insofern als ein komplexer Begriff (Defiendum) durch Angabe einfacherer und fundamentalerer Begriffe (Defiens) erklärt werden kann. Ein Beispiel für diesen reduktiven Ansatz kann am Begriff des Katers veranschaulicht werden: Ein Lebewesen ist genau dann ein Kater, wenn dieses Lebewesen 1.) eine Katze und 2.) männlich ist. Ein Kater ist also notwendigerweise eine Katze (d.h. eine Katze zu sein ist eine notwendige Bedingung dafür, ein Kater zu sein: nichts, was ein Kater ist, ist nicht auch eine Katze). Die Eigenschaft »eine Katze zu sein« ist allein aber noch nicht hinreichend dafür, ein Kater zu sein. Ein Kater ist nämlich (notwendigerweise) auch männlich. Zwar ist »ein Kater zu sein« eine hinreichende Bedingung dafür, dass etwas eine Katze oder männlich ist, jedoch ist keine dieser Bedingungen allein hinreichend dafür, ein Kater zu sein. Erst zusammen sind diese zwei notwendigen Bedingungen hinreichend dafür, ein Kater zu sein.

Eine umfassende und eindeutige Definition basiert somit auf der klaren und unmissverständlichen Ausführung von hinreichenden und notwendigen Eigenschaften des zu definierenden Begriffs. Ähnlich verhält es sich mit dem Begriff »Schmerz«: Wenn man herausfinden will, was das Wesen der Empfindung »Schmerz« ausmacht, dann ist es hilfreich, nach den einzeln notwendigen und zusammen hinreichenden Bedingungen zu suchen. Analysiert man die gegenwärtige Definition unter diesem Aspekt, so zeigt sich, dass die aktuelle IASP-Definition sich im Wesentlichen auf drei Eigenschaften von Schmerz bezieht (siehe Tabelle 1):

Tabelle 1: IASP-Definition für Schmerz

S ist genau dann Schmerz, wenn	
1.	S unangenehm ist.
2.	S eine Sinnes- und eine Gefühlsempfindung ist.
3.	a) S mit einer echten Gewebsschädigung einhergeht *oder wenn* b) S mit einer potentiellen Gewebsschädigung einhergeht *oder wenn* c) S beschrieben wird, als wenn es mit einer echten Gewebsschädigung einhergehen würde, *oder wenn* d) S beschrieben wird, als wenn es mit einer potentiellen Gewebsschädigung einhergehen würde.

Diese auf den ersten Blick sehr elegant erscheinende Definition der IASP zum Phänomen »Schmerz« wirft bei genauer Analyse jedoch wichtige Fragen auf:

1. Ist Schmerz notwendigerweise unangenehm?
2. Was bedeutet es, gleichzeitig Sinneswahrnehmung und Gefühlsempfindung zu sein?
3. Wie lässt sich eine »mögliche Gewebsschädigung« definieren[3] und wie geht man mit der Vielzahl von Schmerzphänomenen um, bei welchen sich keine eindeutige Gewebsschädigung nachweisen lässt?

Es wird sich zeigen, dass die Antworten auf diese Fragen eng verbunden sind mit der Frage, was Schmerz eigentlich ist. Im Folgenden soll daher kurz auf die unterschiedlichen Punkte eingegangen werden.

Ist jeder Schmerz schmerzhaft?

Die Frage drängt sich auf, ob Schmerz notwendigerweise unangenehm sein muss und was »unangenehm« überhaupt bedeutet. Der unangenehme Charakter der Empfindung »Schmerz« wird häufig auch als der sogenannte »Unlustaspekt« der Empfindung bezeichnet. Dass Schmerz Unlustempfindungen hervorruft, heißt nichts anderes, als dass Lebewesen motiviert sind, diesen möglichst rasch zu beseitigen. Auf die sogenannte Störfunktion des Schmerzes, welche wesentliche Hinweise für das Verstehen psychosomatischer Wechselwirkungen geben kann, soll weiter unten nähereingegangen werden. Doch zunächst soll die Frage beleuchtet werden, ob Schmerz immer unangenehm ist. In der *Taxonomy of Pain* der Internationalen Gesellschaft zum Studium des Schmerzes (IASP) heißt es, dass Sinnesempfindungen, die zwar der Empfindung »Schmerz« ähneln, aber von den Betroffenen nicht als unangenehm empfunden werden, nicht als Schmerz zu bezeichnen sind[4]. Somit wäre Schmerz zwingend unangenehm. Es stellt sich aber die Frage, wie es sich dann zum Beispiel mit dem Schmerz des Masochisten oder Extremsportlers verhält. Diese scheinen trotz eindeutiger Schmerzäußerung Lust zu empfinden[5]. Der Unlustaspekt des Schmerzes scheint also sekundär zu einem Lustgewinn zu führen. Genau genommen kommt es nicht zur »Lust im Schmerz«, sondern zum »Lustgewinn durch die Unlust im Schmerz«. Der Schmerz als eine *unangenehme* Körperempfindung führt nachfolgend zum Lustgewinn (dementsprechend ist es für einen Masochisten reizlos, seine masochistischen Bedürfnisse im Rahmen einer suffizienten Analgesie auszuleben). Es erscheint daher trotz gelegentlicher Einwände gerechtfertigt, den Unlustaspekt als eine notwendige Bedingung für Schmerz zu betrachten[6]. Der Unlustaspekt des Schmerzes, die Stör- und Unterbrechungsfunktion der Empfindung Schmerz stellt damit eine zentrale Eigenschaft des Phänomens »Schmerz« dar. Gleichzeitig muss aber zur Kenntnis genommen werden, dass Schmerz sekundär positive Empfindungen, wie beispielsweise das Erleben von Wohlgefühl, Zugehörigkeit etc. hervorrufen kann. Eine Eigenschaft, die wesentlich dazu beitragen kann, die Funktion des Schmerzes besser zu verstehen und auf die später eingegangen werden soll.

Was bedeutet es, gleichzeitig Sinneswahrnehmung und Gefühlsempfindung zu sein?

Die Internationale Gesellschaft zum Studium des Schmerzes (IASP) definiert Schmerz als eine Sinnes- und Gefühlsempfindung *(sensory and emotional experience)*. Diese Formulierung erscheint auf den ersten Blick verwirrend: Was bedeutet es, gleichzeitig Sinneswahrnehmung und Gefühlsempfindung zu sein? Um dies besser zu verstehen, lohnt sich ein Blick in die offizielle Taxonomie der IASP. Denn hier wird deutlich, dass die postulierte »Hybridstellung« aus Sinnes- *und* Gefühlsempfindung im Wesentlichen auf dem Aspekt der Körperlichkeit und dem Unlustaspekt von Schmerz beruht. So ist in der Erläuterung zu lesen: »*Schmerz ist zweifelsohne eine Sinnesempfindung des Körpers, aber er ist auch immer unangenehm und daher auch eine emotionale Erfahrung.*« Der Gedanke, Schmerz sowohl als sensorische als auch als emotionale Erfahrung zu definieren, beruht darauf, dass Schmerz primär eine Körperempfindung *(sensation of the body)* darstellt und als Sinnesempfindung wahrgenommen wird, diese jedoch aufgrund des ihr zwingend innewohnenden intrinsischen Unlustaspekts *(unpleasentness)* stets mit einer emotionalen Erfahrung assoziiert ist und daher auch eine Gefühlserfahrung darstellt. Daraus wird ersichtlich, dass sich die Aussage, dass Schmerz eine Sinnes- und eine Gefühlsempfindung ist, viel verständlicher ausdrücken lässt in der Formel, dass Schmerz notwendigerweise *eine unangenehme Körperempfindung* darstellt. Ein Schmerz, der über den eigenen Körper hinausgeht, ist unsinnig. Die Aussage: »Person A empfindet einen Schmerz an der Straßenecke hinten rechts« erscheint absurd. Statt Schmerz als eine »unangenehme Sinnes- und Gefühlsempfindung« zu deuten, erscheint es sinnvoller, den Körperbezug in den Vordergrund zu stellen. Denn die Art und Weise, wie die Signale des Körpers (aber auch der Körper an sich) wahrgenommen und interpretiert werden, hat einen direkten Einfluss auf das individuelle Schmerzerleben.

Es ist in diesem Zusammenhang zu beachten, dass es sich nicht zwingend um Wahrnehmungen am wirklich vorhandenen Körper handeln muss, sondern vielmehr um Wahrnehmungen am *subjektiv empfundenen* Körper. Würde man Empfindungen auf den wirklich vorhandenen Körper eingrenzen, so ließen sich klinische Phänomene wie das des Phantomschmerzes[7] nicht sinnvoll in ein solches Schmerzkonzept integrieren (Halligan & Berger, 1999). Um diesem Punkt adäquat Rechnung zu tragen, ist es daher treffender, von einer Leibesempfindung zu sprechen: denn in der phänomenologischen Begriffslehre steht der Begriff »Körper« für das, was objektiv erfasst und gemessen werden kann, während der Leib für den subjektiv gespürten Körper steht. Der Körper ist der Gegenstand, der untersucht, vermessen, gewogen und behandelt werden kann. Der Leib ist dagegen der Körper des Sich-selbst-Empfindens, wie er gespürt, erlebt und gefühlt wird. Körper haben und Leib sein, lautet eine geläufige Kurzformel dazu (Jantzen, 2011). In diesem Sinne sind Schmerzen eine besondere Klasse von unangenehmen Leibesempfindungen, welche am wahrgenommenen – und nicht am tatsächlich vorhandenen Körper erfahren werden. Es ist schwerlich ein nichtleiblicher Schmerz vorstellbar. Allerdings ist nicht jede unangenehme Leibesempfindung ein Schmerz. Hunger, Durst, Juckreiz sind unangenehme Leibesempfindungen, ohne jedoch Schmerz zu sein. Hierfür braucht es noch eine andere Qualität.

Wie lässt sich eine »mögliche Gewebsschädigung« definieren und wie geht man mit der Vielzahl von Schmerzphänomenen um, bei welchen sich keine Gewebsschädigung nachweisen lässt?

Da eine Gewebsschädigung in der Regel mit Schmerzempfindungen assoziiert ist, wird im Gegenzug die Schmerzempfindung auch gleichzeitig mit einer potentiellen oder drohenden Gewebsschädigung assoziiert. Als Schmerzen sind diejenigen Empfindungen zu bezeichnen – so die Internationale Gesellschaft zum Studium des Schmerzes (IASP) in ihren Erläuterungen –, die wir mit einer echten oder potentiellen Gewebsschädigung assoziieren[8].

Es ist also prinzipiell hinreichend, dass eine unangenehme Leibesempfindung als Gewebsschaden beschrieben wird, um als Schmerz klassifiziert werden zu können. Das heißt, Schmerz fühlt sich an, als ob ein Körperteil aktuell Schaden nähme – unabhängig davon, ob er dies wirklich tut. Gerade bei chronischen Schmerzen lassen sich jedoch häufig keine Hinweise auf eine strukturelle Ursache der Beschwerden finden. Im Allgemeinen betrachten wir es daher als ausreichend, wenn eine Empfindung vom Betroffenen so beschrieben wird, als gehe sie mit einer potentiellen Gewebsschädigung einher.

Auch wenn die aktuelle Definition ausdrücklich darauf hinweist, dass die Fähigkeit zur verbalen Kommunikation keine notwendige Bedingung dafür darstellt, Schmerzen zu empfinden, so ist die Formulierung *»beschrieben wird«* nicht ganz unproblematisch und hat Anlass zu Kritik gegeben (Anand & Craig, 1996). Denn postuliert man eine sprachliche Identifikationsfähigkeit als Conditio sine qua non für Schmerzzuschreibungen ohne erkennbare Gewebsschädigung, so bedeutet dies, dass nicht sprachbegabten Wesen wie Tieren, aber auch Säuglingen und einigen Patientengruppen nicht sicher Schmerzen zugeschrieben werden könnten (und zwar dann, wenn eine potentielle Gewebsschädigung fehlt). Für nicht-sprachbegabte Lebewesen, wie zum Beispiel Neugeborene, *Locked-in*-Syndrom-Patienten[9], aber auch für Tiere, hätte dies dramatische Folgen: Die Möglichkeit, »als eine echte oder potentielle Gewebsschädigung beschrieben zu werden« gibt es per definitionem bei nicht-sprachbegabten Wesen nicht. Mit welcher Begründung lässt sich rechtfertigen, dass unangenehme Sinnes- und Gefühlsempfindungen von Neugeborenen und Tieren, welche mit einer echten oder potentiellen Gewebsschädigung einhergehen, Schmerzen sind, wohingegen diejenigen unangenehmen Sinnes- und Gefühlsempfindungen, welche die gleiche phänomenologische Qualität haben, jedoch nicht mit einer echten oder potentiellen Gewebsschädigung einhergehen, keine Schmerzen darstellen? Sobald das Kind ausreichende sprachliche Fähigkeiten erworben hat, würden diese Empfindungen als Schmerzen bezeichnet werden, selbst wenn sich an ihrer phänomenologischen Qualität nichts geändert hätte. Der in den Erläuterungen zur Definition gegebene Hinweis *(»Die Unfähigkeit, verbal zu kommunizieren, bedeutet nicht, dass ein Individuum keine Schmerzen haben kann und keine angemessene schmerzlindernde Behandlung benötigt.«)* steht damit im Widerspruch zur eigentlichen Definition. Um diesen Widerspruch aufzulösen, muss nach der gemeinsamen Grundlage einer echten Gewebsschädigung und einer als solche beschriebenen Empfindung gesucht werden.

Doch wie lässt sich eine »mögliche Gewebsschädigung« bzw. »eine als solche beschriebene« definieren? Gemäß der aktuellen Definition werden die biologischen Prozesse, die an der Kodierung und Weiterleitung potentiell schadhafter, sogenannter noxischer Reize bis ins zentrale Nervensystem involviert sind, als Nozizeption bezeichnet. Als nozizeptive Stimuli werden dementsprechend diejenigen Reize genannt, welche von Nozizeptoren verschlüsselt und weitergeleitet werden. Der Begriff der *Nozizeption* als Bezeichnung für die zugrunde liegenden zellulären Prozesse ist somit klar abzugrenzen vom *Schmerzerlebnis* als dem Ergebnis einer subjektiven Interpretation der dem Schmerz zugrunde liegenden zellulären Prozesse. Wenn man davon ausgeht, dass die dem Schmerz zugrunde liegenden unbewussten somatosensorischen Sinneseindrücke auf einer unterschwelligen Aktivität von spezifischen nozizeptiven Fasern beruhen – oder zumindest durch »höhere« kognitive Prozesse so bewertet werden – dann ist Schmerz als diejenige Empfindung zu verstehen, die konstitutiv mit einer solchen nozizeptiven Wahrnehmung einhergeht. In diesem Sinne lässt sich Schmerz auch als unangenehme Leibesempfindung verstehen, die notwendigerweise mit einer nozizeptiven Wahrnehmung[10] einhergeht. Die Frage, die sich daraus allerdings ergibt, ist, in welchem Verhältnis die nozizeptive Wahrnehmung zum subjektiven Schmerzerlebnis steht. Denn wie bereits angesprochen, tritt Schmerz scheinbar häufig ohne (periphere) Nozizeption auf, und in der Mehrzahl chronischer Schmerzstörungen lässt sich in den betroffenen Geweben keine eindeutige Schädigung mehr nachweisen.

Schmerz mit und ohne Nozizeption

Neurophysiologisch muss man unterscheiden zwischen dem Prozess der Nozizeption einerseits und der eigentlichen Schmerzempfindung andererseits. Die Schmerzempfindung ist eine komplexe subjektive Sinneswahrnehmung, die den Charakter eines Warn- und Leitsignals aufweist und in der die Intensität von »unangenehm« bis »unerträglich« reichen kann. Schmerz ist immer eine bewusste Sinnesempfindung. Eine bewusstlose Person kann keine Schmerzen empfinden. Davon abzugrenzen ist der Begriff der Nozizeption (von lat. *nocere*, schaden). Als Nozizeption bezeichnet man die messbaren und ableitbaren elektrischen Impulse im Nervensystem, welche gewissermaßen das objektive Surrogat zum Schmerz darstellen. Kneift man zum Beispiel einer Person kräftig ins Ohr, so werden dadurch Nozizeptoren des Ohres erregt[11]. Diese generieren elektrische Impulse, welche über das nozizeptive System in Form von Aktionspotentialen in Richtung Gehirn weitergeleitet werden. Die Information wird dort von den für die Schmerzprozessierung zuständigen Nervenzellverbänden weiterverarbeitet und moduliert. War das Signal stark genug, so dringt es in das Bewusstsein vor und wir empfinden Schmerz.

Im Gegensatz zum Schmerz ist Nozizeption nicht an das Bewusstsein gekoppelt und daher einer objektiv-empirischen Betrachtungsweise zugänglich. Sie lässt sich mit Hilfe elektrophysiologischer Experimente am narkotisierten Tier untersuchen, wohingegen das Schmerzempfinden nur bei vollem Bewusstsein erforscht werden kann. Es ist daher genau genommen auch falsch, von Schmerzrezeptoren und Schmerzbahnen anstelle von Nozizeptoren und nozizeptiven Bahnen zu sprechen (was leider viele Wissenschaftler dennoch nicht davon abhält). Genauso wie es falsch ist, von Zitterrezeptoren statt von Kälterezeptoren zu sprechen, nur weil man bei Kälte anfängt zu zittern.

Es sollte stets sorgfältig zwischen Nozizeption und Schmerzgefühl unterschieden werden: Der Vorgang der Nozizeption spielt sich in einer tieferen Schicht des Bewusstseins ab, während das Schmerzerlebnis immer eine unmittelbare Beziehung zur jeweiligen Bewusstseinslage der Persönlichkeit darstellt und daher obligatorisch an das Bewusstsein gekoppelt ist. Der Kniff ins Ohr einer bewusstlosen Person wird bei dem Betroffenen – zumindest so lange sie bewusstlos ist – keine Schmerzen hervorrufen, obwohl die Nozizeptoren des Ohres genauso erregt werden, als wenn die Person bei vollem Bewusstsein wäre. Nozizeption ist keine bewusste Wahrnehmung, sondern eine Aktivität in Nerven- und Gewebszellen; sie kann jedoch, wenn sie in das Bewusstsein vordringt, Schmerz verursachen.

Ein Teil des nozizeptiven Systems bildet das sogenannte »Schmerznetzwerk« des Gehirns. Dieses Netzwerk besteht aus unterschiedlichen Nervenzellpopulationen, die miteinander in Verbindung stehen und wie eine Art Hochleistungscomputer alle Informationen, die sie bekommen, miteinander »verrechnen«. Es sei hier angemerkt, dass diese Nervenzellverbünde keineswegs als schmerzspezifische Funktionseinheiten zu betrachten sind – vielmehr sind sie auch in der Verrechnung einer Vielzahl weiterer aversiver Stimuli, wie Angst, Ekel, Trauer etc., involviert. Als Ergebnis des komplexen Rechenprozesses kann eine Empfindung entstehen, die wir als Schmerz wahrnehmen. Die objektiven physiologischen Vorgänge (Nozizeption) werden hier durch subjektive, seelische Vorgänge ergänzt. Oft scheinen die Grenzen zwischen nozizeptiven Prozessen und Schmerzerleben zu verschwimmen, obgleich das »Wunder der Umformung« bisher noch ungelöst ist.

Um die pathophysiologischen Grundlagen zu verstehen, wie somatoforme Schmerzen entstehen und psychosoziale Faktoren Schmerzempfindungen induzieren können, ist es von zentraler Bedeutung, sich zu vergegenwärtigen, dass Schmerz nicht zwingend mit einer nozizeptiven Wahrnehmung einhergehen muss, sondern dass es reicht, wenn ein somatosensorisches Signal aus dem Körper als nozizeptiv interpretiert wird.

Schmerz ohne Nozizeption

Die Möglichkeit, dass Schmerz auch ohne das Vorliegen eines potentiell gewebsschädigenden, nozizeptiven Reizes auftreten kann, zeigt, dass die Assoziation mit einer nozizeptiven Wahrnehmung keine notwendige Bedingung für das Auftreten von Schmerz darstellt.

Es gibt eine Vielzahl an Situationen, in denen Personen trotz eindeutiger Gewebsschädigung und damit eindeutig nozizeptiver Aktivität keine Schmerzempfindungen äußern (beispielsweise Menschen in extremen Stresssituationen). In den meisten Fällen verhält es sich so, dass die Betroffenen den Reiz gar nicht bemerken.

Es ist also am ehesten davon auszugehen, dass sie nicht nur keine Schmerzen haben, sondern in der beschriebenen Situation den potentiell schmerzhaften Reiz nicht *bewusst* wahrnehmen.

Die unbewusste Wahrnehmung von potentiell schädlichen Reizen ist in abgeschwächter Form im Alltag nachzuweisen. Bereits sehr geringe Reizintensitäten, die bei weitem noch nicht mit dem Empfinden von Schmerzen verbunden sind, können zur Erregung von nozizeptiven Fasern führen, die sich auf Rückenmarksebene nachweisen lässt (beispielsweise durch neurophysiologische Untersuchungen). Zu einer bewussten Schmerzempfindung kommt es aber noch lange nicht. Der induzierte nozizeptive Impulseinstrom dringt oftmals gar nicht bis in die bewusste Wahrnehmung vor, sondern »verläuft« auf der Ebene der unbewussten neuronalen Aktivität. In experimentellen Studien konnte gezeigt werden, dass das nozizeptive System ein ständiges »Grundrauschen« an Signalen in Richtung der Schmerzmatrix sendet. Doch obwohl diese ständig potentiell schmerzhafte Signale empfängt, empfinden wir unter normalen Umständen nicht ständig Schmerzen. Denn in der Schmerzmatrix laufen viele weitere Informationen zusammen, z.B. auch Gefühle, Aufmerksamkeit, Vorerfahrungen etc. Unter Berücksichtigung aller dieser weiteren Informationen werden auch die nozizeptiven in der Schmerzmatrix verarbeitet und entweder als nicht bedrohungsrelevant unbewusst »weggelegt« oder sie führen entsprechend ihres Bedrohungsgehalts zu einer bewussten Wahrnehmung: dem Schmerz. Die Schmerzmatrix wirkt wie ein Filter, welcher unwichtige Schmerzsignale wegfiltern kann, sodass diese gar nicht in das Bewusstsein gelangen. Ein Filterprozess, der im Rahmen psychosomatischer Prozesse häufig gestört ist.

Doch wie zwingend ist das Vorliegen einer nozizeptiven Aktivität? Es lässt sich einwenden, dass es eine Vielzahl unterschiedlicher Schmerzphänomene gibt, bei denen sich keine nozizeptive Aktivität nachweisen lässt. Dies gilt, wie bereits gesagt, ganz besonders für das Feld der chronischen Schmerzsyndrome sowie für sogenannte »psychosomatisch unterhaltene« Schmerzzustände. Notwendig ist nur, dass eine Wahrnehmung subjektiv als nozizeptiv interpretiert wird. Im Rahmen einer »nozizeptiven Wahrnehmungstäuschung« wird eine somatosensorische Repräsentation als nozizeptiv *fehl*interpretiert, was schließlich im Sinne einer »illusionären Verkennung« eine reale Schmerzempfindung zur Folge hat. Schmerz ist in diesem Sinne zu verstehen als eine »*unangenehme Körperempfindung, die mit einer nozizeptiven Wahrnehmung einhergeht oder als eine nozizeptive Wahrnehmung interpretiert wird*«. Statt Schmerz mit einer potentiellen Gewebsschädigung oder mit einer sprachlichen Zuschreibung zu assoziieren, erscheint es sinnvoller – und den Fortschritten der Schmerzforschung angemessener – Schmerz mit den dafür spezifischen somatosensorischen Prozessen in Beziehung zu setzen. Unter Berücksichtigung der zuvor erörterten hinreichenden und notwendigen Bedingungen ergibt sich der folgende Vorschlag für eine umfassende Definition von Schmerz: *Eine Wahrnehmung S ist genau dann Schmerz, wenn diese eine unangenehme Leibesempfindung darstellt, die mit einer nozizeptiven Wahrnehmung einhergeht oder als eine nozizeptive Wahrnehmung interpretiert wird* (siehe Tabelle 2). Daraus folgt auch, dass die nozizeptive Aktivität keine notwendige Bedingung für Schmerz darstellt – notwendig ist nur, dass eine entsprechende Wahrnehmung als nozizeptiv interpretiert wird. Auf nozizeptiven Wahrnehmungstäuschungen beruhende Schmerzen

Tabelle 2: Erweiterte Definition für Schmerz

S ist genau dann Schmerz, wenn
1. S unangenehm ist.
2. S eine Leibesempfindung ist.
3. a) S mit einer nozizeptiven Wahrnehmung einhergeht *oder wenn* b) S als eine nozizeptive Wahrnehmung interpretiert wird.
Ergänzung: ■ *Schmerz ist immer subjektiv und bewusst.* ■ *Es ist zu beachten, dass es sich bei schmerzhaften Leibesempfindungen nicht um Wahrnehmungen am wirklich vorhandenen Körper, sondern um Wahrnehmungen am tatsächlich empfundenen Körper handelt.* ■ *Schmerz als eine bewusste Form der Wahrnehmung ist abzugrenzen von der unbewussten Verarbeitung nozizeptiver Informationen. Die durch einen nozizeptiven Stimulus ausgelöste und durch nozizeptive Bahnen vermittelte nozizeptive Aktivität ist kein Schmerz, welcher immer auch einen bewussten psychologischen Zustand darstellt.* ■ *Nozizeptive Aktivität ist weder hinreichende noch notwendige Bedingung dafür, dass ein Individuum Schmerz empfindet, da Schmerz auch auf nozizeptiven Wahrnehmungstäuschungen beruhen kann.*

sind subjektiv genauso real wie die auf nozizeptiven Wahrnehmungen beruhende Schmerzen.

Die hier vorgestellte Definition erlaubt nicht nur die Auflösung einiger gravierender Inkonsistenzen der bisherigen Definitionen, sondern auch eine zufriedenstellende Integration zahlreicher klinischer Phänomene. Ein weiterer Vorteil der hier vorgestellten Definition ist, dass man nicht auf die Fähigkeit zur verbalen Kommunikation zurückgreifen muss, um die Subjektivität der Empfindungsqualität zu wahren. Sich an den aktuellen Klassifikationsempfehlungen orientierend (Loeser & Treede, 2008), fügt sich die hier vorgestellte Definition darüber hinaus konsistent in die weitere Schmerzterminologie ein (siehe Tabelle 3).

Tabelle 3: Terminologie und Definitionen

Terminus	Definition
Schmerz	Ein unangenehmes Sinnes- und Gefühlserlebnis, das mit aktueller oder potentieller Gewebsschädigung verknüpft ist oder mit Begriffen einer solchen Schädigung beschrieben wird.
Noxischer Reiz	Ein wirklich oder potentiell gewebsschädigender Reiz.
Nozizeptor	Ein sensorischer Rezeptor, welcher in der Lage ist, noxische Reize wahrzunehmen und weiterzuleiten. Nozizeptoren finden sich als freie Nervenendigungen auf der Körperoberfläche, aber auch im Körperinneren, z. B. in Muskeln und Eingeweiden. Sie reagieren auf thermische, mechanische und chemische Reize wie Hitze, Druck, Verletzungen, und leiten die entsprechenden Informationen über Nervenfasern an das Zentralnervensystem weiter, wo schließlich eine Schmerzwahrnehmung ausgelöst wird.
Nozizeptive Neurone	Zentrale oder periphere Neurone, welche in der Lage sind, noxische Reize wahrzunehmen und weiterzuleiten.
Nozizeption	Neuronale Prozesse, welche der Aufnahme und Weiterleitung noxischer Reize zugrunde liegen. Die Nozizeption ist ausdrücklich von der Schmerzwahrnehmung abzugrenzen, insofern Schmerz ein subjektives Phänomen ist, während die Nozizeption als Sinneswahrnehmung nozizeptiver Reize einen Gegenstand der sensorischen Physiologie darstellt.
Nozizeptiver Reiz	Ein wirklich oder potentiell gewebsschädigender Reiz, welcher von einem Nozizeptor wahrgenommen und wei-

Terminus	Definition
	tergeleitet wird. Nozizeptive Reize sind eine Untergruppe noxischer Reize, da nicht jeder potentiell gewebsschädigende Reiz notwendigerweise ein adäquater Stimulus für einen Nozizeptor darstellt (bspw. radioaktive Strahlung).
Nozizeptive Schmerzen	Schmerzen, welche auf einer Aktivierung von (peripheren) Nozizeptoren beruhen.
Neuropathische Schmerzen	Definiert als Schmerzen infolge einer direkten Schädigung oder Erkrankung somatosensorischer Nervenstrukturen im peripheren oder zentralen Nervensystem. Ein Graduierungssystem unterscheidet zwischen »sicheren«, »möglichen«, »wahrscheinlichen« und »unwahrscheinlichen« neuropathischen Schmerzen.
Schmerzschwelle	Die niedrigste Reizstärke, die noch als schmerzhaft empfunden wird. Die Schmerzschwelle eines Menschen ist kein fester Parameter, sie kann sich verschieben.
Schmerztoleranz	Die maximale Intensität eines schmerzhaften Reizes, welche eine Person in einer bestimmten Situation zu ertragen gewillt ist.
Hyperalgesie	Gesteigertes Schmerzempfinden. Der Begriff der Hyperalgesie umfasst sowohl eine Herabsetzung der Schmerzschwelle (Allodynie) als auch eine gesteigerte Reizantwort auf einen überschwelligen Reiz. Die Allodynie ist (nach der revidierten Nomenklatur) eine Unterart der Hyperalgesie.
Allodynie	Werden Schmerzen durch nicht-nozizeptive Reize ausgelöst, also Reize, die normalerweise nicht als schmerzhaft empfunden werden, so spricht man von Allodynie. Der Begriff sollte nur verwendet werden, wenn bekannt ist, dass der Teststimulus nicht in der Lage ist, Nozizeptoren zu aktivieren. In denjenigen Fällen, in denen unklar ist, ob der Testreiz doch Nozizeptoren aktivieren kann, sollte der Begriff der Hyperalgesie verwendet werden.
Sensibilisierung	Die gesteigerte Antwort eines Neurons auf einen adäquaten Reiz oder eine Antwort auf einen normalerweise unterschwelligen Reiz. Der Begriff der Sensibilisierung umfasst sowohl ein Absinken der Reizschwelle als auch eine Steigerung auf überschwellige Reize. Sensibilisierung ist ein neurophysiologischer Begriff und kann nur angewendet werden, wenn sowohl der Input als auch der Output des neuronalen Systems bekannt sind. Klinische Hinweise für Sensibilisierung sind Phänomene wie Allodynie und Hyperalgesie.
Terminologie in Anlehnung an die IASP – International Association for the Study of Pain – Taskforce of Taxonomy (Loeser & Treede, 2008)	

Der hier entwickelte Ansatz von Schmerz als einer unangenehmen Leibesempfindung, die auf einer nozizeptiven Wahrnehmung oder Wahrnehmungstäuschung beruht, ermöglicht die Integration zeitgemäßer neurophysiologischer Konzepte in ein modernes biopsychosoziales Schmerzmodell. Um zu verstehen, warum psychosoziale Faktoren Schmerzempfindungen induzieren und modulieren können, muss man sich nur vergegenwärtigen, dass Schmerz bereits dann entsteht, wenn ein somatosensorisches Signal aus dem Körper als nozizeptiv fehlinterpretiert wird.

Damit stellt sich die entscheidende Frage, warum unser Gehirn so häufig einen nicht-nozizeptiven Reiz als Schmerz missinterpretiert. Warum sind psychosoziale Stressoren, wie beispielsweise ein hoher emotionaler Belastungsgrad oder bereits lange zurückliegende traumatische Ereignisse, ein so bedeutender Risikofaktor für die Entstehung und Aufrechterhaltung chronischer Schmerzen? Um diese Frage angemessen beantworten zu können, sollte man sich vergegenwärtigen, warum Lebewesen überhaupt Schmerz empfinden.

Schmerz und Evolution

Wie lässt sich ein häufiges Auftreten chronischer Schmerzen – von denen weithin angenommen wird, dass sie ihre Warnfunktion verloren haben (McMahon et al., 2013) – aus einer phylogenetisch-evolutionsbiologischen Perspektive erklären? Wenn die Evolution imstande ist, ein so hochkomplexes System zu entwickeln wie es unser menschliches Gehirn darstellt, bestehend aus über 100 Milliarden Nervenzellen und mehr als 100 Billionen Synapsen, warum ist sie dann nicht auch in der Lage, unser Schmerzempfinden so anzupassen, dass es nicht so anfällig für chronische Schmerzen ist, wie es sich empirisch darstellt? Warum hat der darwinistische Prozess der natürlichen Selektion es über die Abertausende von Jahren nicht fertiggebracht, diejenigen Gene zu eliminieren, die die Entwicklung chronischer Schmerzen begünstigen?

Schmerz als ein Kompromiss der natürlichen Selektion

Das Phänomen »Schmerz« als Ausdruck einer Störung der körperlichen Integrität, sei es durch die Auseinandersetzung mit Artgenossen oder durch eine schmerzhafte Erkrankung, hat eine existentielle Bedeutung für das Überleben. In diesem Sinne ist Schmerz in erster Linie eine Abwehrreaktion des Körpers auf eine potentielle Bedrohung (als sogenannte *defense reaction*) (Nesse, 2001). Er unterscheidet sich damit ganz wesentlich von anderen körperlichen Symptomen wie beispielsweise der Ikterus im Rahmen einer Lebererkrankung oder die Dyspnoe im Rahmen einer Herzinsuffizienz, welche Ausdruck der Störungen selbst (als sogenannte *defect reaction*) darstellen. Es ist daher naheliegend, dass sich die das Schmerzempfinden betreffenden peripheren wie auch zentralnervösen Prozesse im Laufe der Evolution an die Spitze der dem Selektionsdruck unterliegenden Speziesmerkmale gestellt haben. Umso paradoxer mag es erscheinen, dass Schmerzen so häufig chronifizieren.

Versucht man das Auftreten chronischer Schmerzen aus einer phylogenetisch-evolutionsbiologischen Perspektive heraus zu verstehen, so ist zu berücksichtigen, dass natürliche Selektion vorrangig den Fortpflanzungserfolg maximiert und nicht die allgemeine Gesundheit. Falls die Neigung zur Schmerzchronifizierung in irgendeiner Weise in den vorangegangenen Generationen eine gesteigerte Reproduktivität begünstigt haben sollte, so wird die natürliche Selektion sich für sie entschieden haben, auch wenn wir dadurch zum Leiden verdammt sein sollten. Darüber hinaus ist zu beachten, dass auch die natürliche Selektion nicht omnipotent, sondern gewissen Regeln unterworfen ist. In diesem Rahmen verweisen der Psychiater Randolph Nesse und der Ökologe und Evolutionsbiologe George Williams auf zwei wesentliche Prinzipien, warum die natürliche Selektion den Körper für Krankheit und Schmerz prädisponiert hat: Zum einen vollzieht sich Evolution generationsübergreifend und ist daher ontogenetisch betrachtet relativ langsam. Zum anderen ist Evolution nicht unerschöpflich, sondern den Grenzen des Möglichen unterworfen (Nesse & Williams, 1997).

Unter den ersten Punkt fällt der häufig in Zusammenhang mit chronischen Schmerzen angeführte Aspekt, dass die evolutionäre

Anpassung gelegentlich mit der rasanten Entwicklung der Umwelt nicht mithalten kann. So sind manche technischen wie auch gesellschaftlichen Entwicklungen und die damit einhergehenden Veränderungen in den Lebensbedingungen, beispielsweise das Zuviel an Nahrungsfetten und die daher rührenden gesundheitlichen Probleme, so schnell, dass die natürliche Auslese noch keine Möglichkeit hatte, überhaupt zu greifen.

Der zweite Punkt – die Aussage, dass natürliche Selektion begrenzt ist – bezieht sich wiederum auf zwei zentrale Aspekte der natürlichen Variation. Zum einen vollziehen sich die den natürlichen Variationen zugrunde liegenden Anpassungen in kleinen Schritten, wodurch größere Umgestaltungen – hat sich ein Merkmal einmal etabliert – nur noch bedingt möglich sind; zum anderen müssen bei der phylogenetischen Ausbildung eines Merkmals oftmals Kompromisse zwischen verschiedenen miteinander in Konkurrenz stehenden Merkmale bzw. ihrem jeweiligen Nutzen gefunden werden. Der Organismus kann Opfer eines Handels werden, bei dem er sich den Vorteil aus einem Merkmal um den Preis eines gleichzeitigen Nachteils erkauft. Ein Lehrbuchbeispiel hierfür ist die menschliche Wirbelsäule: Ihre anatomisch-physiologische Komplexität ist wesentlich dem Umstand geschuldet, dass sie einen Kompromiss zwischen Flexibilität und Stabilität darstellt. Vor diese Herausforderung gestellt, hat die Natur mit der menschlichen Wirbelsäule ein nahezu perfektes System geschaffen, jedoch mit leichten Einschränkungen in Hinblick auf die Haltbarkeit. In artvergleichenden Untersuchungen konnte gezeigt werden, dass dieser Aspekt bedeutend mehr zur Anfälligkeit für degenerative Wirbelsäulenveränderungen beiträgt als der entwicklungsbiologische Schritt zum aufrechten Gang (Putz & Müller-Gerbl, 1996). Ein sich im Laufe der Evolution herausbildendes Merkmal stellt also oftmals einen Kompromiss zwischen verschiedenen Anforderungen dar – und der Nutzen eines Merkmals kann durchaus überwiegen trotz des Leids, mit welchem es unter Umständen einhergeht (Williams, 2016).

Schmerz als phylogenetisches Alarmsystem

Angesichts dieser Punkte stellt sich die entscheidende Frage: Wie lässt sich die häufige Koinzidenz von chronischen Schmerzsyndromen mit psychosozialen Belastungsfaktoren und psychosomatischen Störungen phylogenetisch-evolutionsbiologisch einordnen? Eine zunächst vielleicht naheliegende Annahme ist, dass die der Schmerzchronifizierung zugrunde liegenden Prozesse im Rahmen akuter Schmerzen, wie beispielsweise Verletzungen oder Entzündungen, sinnvoll und zweckmäßig sind, wohingegen diese Mechanismen im Rahmen psychosozialer Belastungen ihre Funktion verloren haben und dysfunktional wirken, jedoch eine unvermeidliche Nebenwirkung des nahezu ausfallsicheren Alarmsystems des Akutschmerzes darstellen, welches unser Überleben bisher gesichert hat. In diesem Zusammenhang ließe sich auch anführen, dass die Evolution ebenfalls Grenzen unterworfen ist, die zu nicht ganz optimalen Konstruktionsmerkmalen führen können. So ist sie nur zu kleinen Veränderungen in der Lage, von denen jede einen unmittelbaren Vorteil bieten muss. Große Umwälzungen sind schwer zu erreichen[12]. Hat sich ein System in eine gewisse Richtung entwickelt, so gelangt es an einen *point of no return*, an welchem ein kompletter Richtungswechsel durch genetische Variation und natürliche Selektion nicht mehr möglich ist. Entsprechend dieser Annahme wäre chronischer Schmerz ein evolutionäres Artefakt unserer Phylogenese. Daraus würde sich ableiten, dass ein Ausschalten der Mechanismen zwar einen Überlebensvorteil darstellen würde, aufgrund der Komplexität der involvierten Prozesse mit den Möglichkeiten der natürlichen Evolution aber nicht mehr machbar sei.

Gegen diese Vermutung sprechen jedoch tierexperimentelle Daten, die zeigen konnten, dass Schmerzchronifizierung und Schmerzsensibilisierung durchaus mit einem Überlebensvorteil einhergehen können (Crook et al., 2014). In einem Versuchsaufbau wurde Tintenfischen einer ihrer Arme gewaltsam entfernt. Nach solch einer traumatischen Verstümmelung bilden die Tiere in der Regel eine schwere Schmerzsensibilisierung an der betroffenen Stelle aus, was neben einem gehandikapten Schwimmverhalten auch zu einer gesteigerten Wachsamkeit führt (Crook et al., 2011 und 2013). Dem lässt sich effektiv vorbeugen, wenn man den Tieren vorher eine entsprechende Lokalanästhesie verabreicht, sodass die Abtrennung des Körperteils »schmerzfrei« und möglichst »atraumatisch« abläuft. Das Schwimmverhalten ist bei diesen im Gegensatz zu den traumatisiert-hyperalgetischen Tieren kaum beeinträchtigt. Da Raubtiere sich bevorzugt verletzte Zieltiere, d. h. Tiere mit abnormalen Bewegungsmustern, aussuchen, stellt sich die Frage, welche Tintenfische im Vorteil sind: die sensibilisierten Tiere, welche aufgrund ihres gehandikapten Schwimmverhaltens schneller Opfer werden, jedoch aufgrund ihrer größeren Wachsamkeit frühzeitiger ausweichen, oder die schmerzfreien, welche unauffälliger sind und schneller fliehen können, dafür aber weniger wachsam sind. Die Ergebnisse waren eindeutig: Dadurch, dass die sensibilisierten Tiere ihr Fluchtverhalten früher initiierten, überlebten im Vergleich zu den schmerzfreien Tieren mehr als doppelt so viele. Die Autoren der Studie kommen daher zu dem Schluss, dass die persistierende Schmerzsensibilisierung und die damit einhergehenden Änderungen im Verhalten evolutionsbiologisch sinnvolle Adaptionen zur Risikominimierung nach Verletzungen darstellen (Crook et al., 2014). In diesem Sinne scheinen die im Rahmen traumatischer Erlebnisse induzierten Prozesse der Schmerzsensibilisierung, -generalisierung und -chronifizierung trotz ihrer scheinbaren Beeinträchtigung der generellen Fitness durchaus den Fortpflanzungserfolg maximieren zu können – wenn auch scheinbar auf Kosten der allgemeinen Gesundheit.

Chronischer Schmerz und Schmerzsensibilisierung können evolutionsbiologisch die biologische Fitness erhöhen und somit – zumindest beim Tintenfisch – sinnvolle Adaptationen an ein bedrohliches Umfeld darstellen. Doch wie verhält es sich mit der Situation des Menschen? Ob die im Rahmen psychosozialer Belastungen induzierten zentralnervösen Prozesse der Schmerzchronifizierung unsere biologische Fitness erhöhen, bleibt fraglich. In diesem Zusammenhang ist jedoch zu beachten, dass der Mensch über 95 Prozent seiner Stammesgeschichte als Jäger und Sammler verbracht hat. Groben Schätzungen zufolge entspricht dies weit mehr als 100 000 Generationen; nur 500 Generationen betrieben Ackerbau und gerade einmal 10 Generationen haben sich an die Lebensbedingungen seit Beginn des Industriezeitalters anpassen müssen (Challem, 2000). Das menschliche Genom ist somit ganz wesentlich durch die Umweltbedingungen der Steinzeit (wie auch sicherlich durch die großen Kriege der letzten beiden Jahrhunderte) geprägt. Dies gilt sowohl für unser Schmerzempfinden als auch für unsere angeborenen Reaktionen auf Stress.

Während heutzutage Stress nur noch selten eine Gefahr für Leib und Leben darstellt und typische traumaassoziierte Symptome wie Wiedererleben, Nervosität, Schreckhaftigkeit und Überempfindlichkeit einen geringen Wert für das Überleben haben, waren solche primären Mechanismen der Stressantwort im Zeitalter von Säbelzahntigern und Höhlenbären sicherlich hocheffizient, um das Überleben zu sichern. Gewiss gab es auch damals Regionen, wo das Sammeln mehr im Vordergrund stand als das Jagen (und Gejagtwerden). In der Absicht einer Wiederholungsvermeidung erscheint es entwicklungsgeschichtlich durchaus zweckmäßig, dass sich eine Bedrohungssituation tief ins Gedächtnis gräbt. Das Warnsystem »Schmerz« kann so an die jeweiligen Umweltbedingungen angepasst werden (Tesarz & Eich, 2017).

Auch wenn an diesen Prozessen sicherlich eine Vielzahl unterschiedlichster Gene beteiligt sind, so lassen sich die evolutionsbiologischen Prozesse besser verdeutlichen, wenn man sich vereinfachend ein fiktives »Warn-Gen« vorstellt, das den Steinzeitmenschen vorsichtiger macht und ihn vor Bedrohungen bewahrt. Es ist anzunehmen, dass die mit solch einem Gen ausgestatteten Steinzeitmenschen relevant seltener gefressen werden, sich aber auch seltener aus ihren Höhlen wagen und daher weniger zu essen haben und seltener auf Partnersuche gehen. Solche vorsichtigen Steinzeitmenschen sind im Durchschnitt häufiger alleinstehend und besitzen weniger Winterspeck als ihre dreisteren Kollegen. Die vorsichtigen Steinzeitmenschen werden folglich weniger Kinder zeugen und in kargen Zeiten eher verhungern, während diejenigen, denen das Warn-Gen fehlt, vielleicht mehr Nachkommen zeugen können und weniger schnell verhungern. Nach einer Hungersnot wird daher nur noch ein kleiner Teil aller Steinzeitmenschen das Warn-Gen tragen – die Selektion hat gegen dieses Merkmal gearbeitet. Vielleicht bringen ein paar harte Winter es völlig zum Verschwinden. Vielleicht führen milde Winter und ein Ansteigen der Säbelzahntigerpopulation aber auch zum gegenteiligen Effekt (Nesse & Williams, 1997). Es hängt also entscheidend von den Umweltbedingungen ab, wie sensibel sich das Warnsystem »Schmerz« ausbildet.

Das »Rauchmelderprinzip«

Eine präzisere Vorhersage, warum Schmerz sich so oft verselbständigen und zu einem eigenen Störungsbild entwickeln kann als das oben genannte einfache Beispiel eines »Warn-Gens« liefert die sogenannte »Signaldetektionstheorie« (Nesse, 2001). Demnach sind emotionale Warnsysteme wie unser Schmerzsystem (aber auch andere Systeme wie unser Angst-/Paniksystem oder unser Depressions-/Rückzugssystem) auf Kosten der Spezifität durch eine hohe Sensitivität ausgestattet. Das heißt, sie sind so eingestellt, dass sie eher zu falschen Alarmen neigen als dazu, eine wirkliche Gefahr zu übersehen. Dieses Prinzip wird auch als »Rauchmelder-Prinzip« bezeichnet. Menschen dulden Fehlalarme ihrer Rauchmelder, weil die Kosten im Falle eines echten Feuers potentiell sehr hoch sind, während die Kosten eines Fehlalarms in der Regel geringer sind. Ähnlich fördert die natürliche Selektion mögliche Fehlalarme, wenn die dadurch gewonnenen reproduktiven Vorteile die damit einhergehenden Nachteile überwiegen. Mit Blick auf die Zusammenhänge zwischen psychosozialen Belastungen und dem Auftreten von chronischen Schmerzsyndromen liefern diese Überlegungen eine mögliche Erklärung für die Veränderungen im Schmerzempfinden: So ist denkbar, dass Schmerzchronifizierung, Schmerzsensibilisierung und Schmerzgeneralisierung ontogenetische Adjustierungsmechanismen darstellen, welche sich im Laufe unserer Entwicklungsgeschichte entwickelt haben, um die Sensititivät unseres Warnsystems »Schmerz« auf Kosten der Spezifität anpassen zu können.

Die Fähigkeit zur Schmerzchronifizierung sowie die damit einhergehenden biologischen (wie beispielsweise Schmerzsensibilisierung und Schmerzgeneralisierung) und psychischen Faktoren (beispielsweise Aggressivität, Angst- oder Depressionssymptome) wären dann weder pathologisch noch dysfunktional, sondern sie könnten innerhalb des gegebenen Umfeldes einen (reproduktiven) Vorteil bedeuten – auch wenn diese Merkmale insgesamt unsere Anfälligkeit für chronische Schmerzsyndrome erhöhen. Schmerzchronifizierung wäre in diesem Sinne Ausdruck eines aktivierten Warnsystems. Da Fehlalarme ebenfalls mit gewissen, wenn auch geringeren »Kosten« einhergehen (geringere reproduktive Chancen durch Einschränkung der sozialen Aktivitäten etc.), ist anzunehmen, dass sich im Laufe der Evolution auch Mechanismen herausgebildet haben, welche eine ontogenetische Anpassung von Sensitivität und Spezifität an die jeweiligen Umweltbedingungen ermöglichen. Während in einem gefahrvollen Umfeld eine gesteigerte Empfindlichkeit für bedrohliche Reize wertvoll sein kann, mag sich dies in einer sicheren Umgebung gegenteilig auswirken. Vor diesem Hintergrund wird verstehbar, dass belastende und insbesondere traumatisierende Situationen – die mit einer existentiellen Bedrohung unserer körperlichen Integrität[13] einhergehen – einen besonders nachhaltigen Einfluss auf die Adjustierungsmechanismen unseres Warnsystems »Schmerz« ausüben können. Wenn bereits die einmalige Unterschätzung einer lebensbedrohlichen Situation den Tod bedeuten kann, ist zu erwarten, dass das Alarmsystem so adjustiert werden sollte, dass Fehlalarme vorprogrammiert sind. Je verlässlicher und schneller ein Signal erkannt und beantwortet werden soll, umso häufiger und schneller wird es in der Folge zu Fehlalarmen kommen. Ist der Rauchmelder nicht sensibel genug eingestellt, nützt er uns nichts; ist er dagegen zu empfindlich, müssen wir permanent mit Fehlalarmen leben. Und das heißt in diesem Fall: mit chronischem Schmerz. Da unser Organismus maßgeblich durch die Umweltbedingungen der Steinzeit geprägt ist, liegt es aus phylogenetischer Perspektive auf der Hand, dass sich Bedrohungssituationen automatisch tief in unser Warnsystem »Schmerz« graben und dort eine nachhaltige Adjustierung bewirken, damit sich der betroffene Organismus in Zukunft besser zu schützen und einer möglichen Gefahr auszuweichen vermag.

Da sich das menschliche Genom in den letzten Jahrtausenden nicht wesentlich verändert hat, ist anzunehmen, dass dieses steinzeitliche Erbe in unseren heutigen Lebensverhältnissen zu gewissen Problemen führen kann. So sind sicherlich einige der an die Ur-Umwelt angepassten Merkmale und Verhaltenseigenschaften heute nicht mehr von Nutzen.

Unser physiologisches Bedrohungssystem reagiert auf die Konfrontation mit dem Vorgesetzten in gleicher Weise wie es auf eine Konfrontation mit einem Säbelzahntiger reagieren würde. Die vielen verschiedenen Reaktionen des Körpers auf Bedrohungen sind hochkomplex. Besonders in der Entwicklungsgeschichte des Menschen haben psychosoziale Bedrohungen die physischen abgelöst. In der Regel geht es nicht mehr um die Abwehr des attackierenden Fressfeindes, sondern um das Überleben durch den Zusammenschluss in einem Gruppenverband sowie um einen Reproduktionsvorteil generell: Für die Weitergabe der Gene spielt die soziale Stellung innerhalb der Gruppe eine wichtige Rolle. Sicherlich waren schon unsere Vorfahren gestresst, wenn die von ihnen erlebte soziale Stellung, ihr soziales Selbst, bedroht war. Unser physiologisches Stresssystem reagiert genauso auf eine Mobbingsituation durch Kollegen wie es auf den Ausschluss aus dem beschützenden Gruppenverband einer Steinzeitsiedlung reagiert.

Die Chronifizierung vergangener, eigentlich längst verheilter Schmerzzustände kann somit als ein archaisches Artefakt dieser entwicklungsgeschichtlich ursprünglich sinnvollen Selbstschutz-Mechanismen interpretiert werden. Ein Verständnis dieser Prozesse ist insofern von besonderer Relevanz, als es nicht nur verständlich macht, warum psychosoziale Faktoren einen so zentralen Einfluss auf unser Schmerzempfinden haben, sondern auch weil es wichtige Hinweise dafür liefern kann, worauf im therapeutischen Kontext der Fokus zu setzen ist – und zwar auf die Reduktion des Bedrohungslevels.

Schmerz als Störsignal mit biologischer Schutzfunktion

So ist Schmerz weder Fehler noch Folge einer evolutionsbiologischen Sackgasse, sondern ein außerordentlich potenter Abwehr- und Schutzmechanismus, der sich im Laufe der Evolution entwickelt hat, um die Integrität des Organismus zu wahren. Die Empfindung »Schmerz« repräsentiert eine Alarmanlage, die genau dann anspringt, wenn ein individuelles Level an Bedrohungspotential überschritten wird. Schmerz hat damit eine wichtige Überlebensfunktion. Er versetzt uns in einen Zustand erhöhter Bereitschaft, den potentiell bedrohlichen Reiz wieder loszuwerden und die körperliche Integrität wiederherzustellen. Eine Eigenschaft, welche auch als die Störwirkung des Schmerzes bezeichnet wird *(interruptive function of pain)* (Eccleston & Crombez, 1999). Diese Alarmfunktion hat sich im Laufe der Evolutionsgeschichte zu einem hochkomplexen System weiterentwickelt, welches den Bedrohungsgehalt eines Reizes berechnen kann und entsprechend seine Störfunktion entfaltet. Würde das Gehirn den Bedrohungsgehalt eines Reizes allein auf Basis von Signalen aus peripheren Nozizeptoren berechnen und eins zu eins in Schmerz »umwandeln«, so würden wichtige Aspekte unberücksichtigt bleiben. Denn der Bedrohungsgehalt hängt natürlich wesentlich von der Bedeutung des Reizes ab. Ein einschießender, stechender Kopfschmerz wird bei Betroffenen zu ganz unterschiedlichen Intensitäts- und Belastungsleveln führen, in Abhängigkeit davon, ob dieser Schmerz bekannt ist und beispielsweise auf das gerade gegessene Eis zurückgeführt werden kann[14] oder ob gerade die Diagnose eines Hirntumors gestellt wurde und die weitere Schmerzentwicklung ungewiss ist. Die individuelle Bedeutung eines potentiell schädlichen Reizes lässt sich nur dann optimal einschätzen, wenn neben der Ausprägung des Bedrohungsreizes auch Informationen zum aktuellen Kontext sowie alle mit diesem Reiz in Verbindung stehenden Vorerfahrungen berücksichtigt werden (siehe Box).

Relevante Faktoren für die neuronale Berechnung eines Schmerzreizes

Die individuelle Bedeutung eines Bedrohungsreizes hängt ab von:

1. der Art und Intensität des aktuellen Reizes,
2. dem aktuellen Kontext, in dem der Reiz erfahren wird,
3. den Vorerfahrungen zu dem jeweiligen Reiz und Kontext.

Art und Intensität des aktuellen Reizes

Dass die Art und Intensität eines nozizeptiven Reizes einen Einfluss darauf haben, wie ein Schmerz empfunden wird, wird wohl kaum jemand bestreiten. Dass der Zusammenhang zwischen Art und Intensität eines Reizes und der zugehörigen Schmerzempfindung jedoch gar nicht so trivial ist, wie auf den ersten Blick erscheinen mag, zeigen zahlreiche experimentelle und klinische Befunde. Wie bereits weiter oben erörtert, löst ein nozizeptiver Reiz an einer nozizeptiven Endigung elektrische Impulse aus, welche in Form von Aktionspotentialen entlang der nozizeptiven Faser in das Rückenmark weitergeleitet werden. Wie viele und wie lange elektrische Impulse durch einen Reiz ausgelöst werden, ist jedoch nicht nur vom Reiz selbst abhängig, sondern auch vom Gesamtmilieu, in dem der Reiz appliziert wird. Zirkulieren im Körper beispielsweise hohe Konzentrationen von Entzündungsstoffen (wie es bei einer Erkältung der Fall sein kann), dann wird der gleiche Reiz zu einer stärkeren Reizantwort führen (was im Übrigen auch als eine mögliche Ursache dafür angenommen wird, warum im Rahmen einer Erkältung von den Betroffenen so häufig Gliederschmerzen berichtet werden). Gleichzeitig ist jedoch auch zu bedenken, dass ein einzelnes Aktionspotential in der Regel nicht in der Lage ist, seine Information an die nächste Nervenzelle weiterzugeben. Vielmehr wird es stets unterschwellig bleiben – das Signal verebbt an der nächsten Synapse. Damit das elektrische Signal weitergegeben werden kann, muss der Reiz eine gewisse Menge (mindestens 8–10) und eine gewisse Dichte an Aktionspotentialen (mindestens 2–3 pro Sekunde) auslösen.

Gleichzeitig unterscheiden sich die peripheren Nozizeptoren in ihrem Antwortverhalten und in ihrer Effektivität, ein Signal an die nächste Nervenzelle weiterzugeben, zum Teil dramatisch voneinander. So besitzen beispielsweise die peripheren Nozizeptoren aus den Muskeln und myofaszialen Strukturen des Körpers eine deutlich stärkere Potenz, im zentralen Nervensystem nachhaltige Chronifizierungsprozesse anzustoßen, als die Nozizeptoren aus der Haut – ein Umstand, der im Übrigen auch dafür verantwortlich ist, dass es kaum chronische Hautschmerzen gibt. Der sogenannte »Tiefenschmerz« scheint intrinsisch ein höheres Bedrohungspotential zu besitzen als der Oberflächenschmerz – was zur Folge hat, dass myofasziale Strukturen a priori einen direkteren Zugang zu zentralen schmerzverarbeitenden Strukturen besitzen als andere Organe unseres Körpers. Daneben gibt es noch stumme, sogenannte »schlafende« Nozizeptoren. Diese sind im gesunden Gewebe normalerweise nicht erregbar – selbst bei Verabreichung von einzelnen schmerzhaften Reizen bleiben sie stumm. Im Rahmen von anhaltenden pathologischen Prozessen oder etwa Entzündungen werden sie jedoch durch Herabsetzung der Reizschwelle sensibel für Schmerzreize. Nach Schätzungen sind im Hautnerv etwa zehn Prozent aller Nozizeptoren stumm. In den myofaszialen Strukturen und in den inneren Organen ist es zum Teil sogar jeder dritte (Laube, 2009).

Ferner ist zu bedenken, dass die Intensität und Art des Reizes immer auch in Relation zum Hintergrundrauschen steht, in welchem der Reiz wahrgenommen wird. So kann eine sensorische Deprivation dazu führen, dass selbst schwache Signale, die zuvor in der Regel unterschwellig verebbt sind, weitergeleitet werden. Ein anschauliches Beispiel hierfür liefern Weltraumfahrer. Nach ihrer Rückkehr von mehrmonatigen Weltraumaufenthalten empfinden diese bereits das Tragen ihrer Kleidung als unangenehm: Ein Reiz, welcher unter gewöhnlichen Bedingungen gar nicht erst an die höheren Wahrnehmungszentren weitergeleitet wird, wird aufgrund der über Monate bestehenden somatosensorischen Deprivation sogar als nahezu unerträglich empfunden. Dieses Beispiel zeigt eindrücklich, wie wichtig die Umfeldbedingungen sind, unter denen ein Reiz erfahren wird, und führt uns zum nächsten Punkt: dem Kontext, in dem ein Reiz erfahren wird.

Aktueller Kontext, in dem der Reiz erfahren wird

Der Kontext, in dem ein potentiell schädlicher Reiz erfahren wird, ist nicht nur relevant, um seinen Bedrohungsgehalt einzuordnen, sondern auch um diesen zu priorisieren, d.h. um festzulegen, wie viel Aufmerksamkeit dem Reiz beigemessen werden darf und damit auch wie stark er ins Bewusstsein vorrücken darf. Diese Kontextualisierung des potentiell schädlichen Reizes ist nicht nur in der Lage,

Schmerzen hervorzurufen, selbst wenn der zugrunde liegende Reiz bereits wieder verschwunden ist; sondern sie ist auch imstande selbst den massivsten nozizeptiven Einstrom wegzufiltern. Solch eine körpereigene, durch das Nervensystem hervorgerufene Herabsetzung der Schmerzwahrnehmung kann bis zu einer vollkommenen Schmerzunempfindlichkeit führen. Es ist eine alte Beobachtung, dass trotz schwerster Verletzungen Schmerzfreiheit bestehen kann. Die alten Chirurgen bezeichneten diese Unfähigkeit zur Schmerzempfindung in extremen Situationen als »Wundstupor«. Diesen Zustand stärkster körpereigener (endogener) Schmerzhemmung kennt man auch heute noch, zum Beispiel bei schweren Unfällen. Man spricht allerdings nicht mehr von Wundstupor, sondern sagt, das Unfallopfer stehe unter Schock. In Extremsituationen wird die ganze Wahrnehmung auf das Überleben fokussiert (zum Beispiel auf die Bewegungen des sich nähernden Säbelzahntigers), wodurch ein nozizeptiver Reiz so stark abgewertet wird, dass er unter Umständen gar nicht mehr bewusst wahrgenommen wird. Doch nicht nur starker Stress, auch Schmerzen selbst können als Analgetikum wirken. So kann ein zweiter zusätzlicher Schmerzreiz zu einer Schmerzerleichterung des Ursprungsschmerzes führen. Ein Phänomen, das als *diffuse noxious inhibitory control(s)* oder im klinischen Jargon auch häufig mit dem Begriff der *counterirritation* bezeichnet wird. Auf dieser Tatsache beruhte die im Mittelalter häufig praktizierte Methode, während eines operativen Eingriffs an einer anderen Körperstelle künstlich Schmerzen hervorzurufen. Eine andere Form der Ablenkung bestand darin, durch Theaterszenen, Schreckbilder oder aufregende Erzählungen den Schmerz zu lindern. Der alleinige Anblick schmerzhafter Zustände kann die Intensität nozizeptiver Reize also überlagern, jedoch auch vortäuschen. Ein besonders eindrückliches Beispiel für den Einfluss von Kontextinformationen auf das Schmerzempfinden zeigt der im *British Medical Journal* beschriebene Fall eines 29-jährigen Bauarbeiters, welcher aufgrund stärkster Schmerzen notfallmäßig in ein Krankenhaus eingeliefert worden war, nachdem er auf einen 15 Zentimeter langen Nagel gesprungen war. Der Nagel hatte sich von unten durch den Schuh gebohrt, sodass er oben wieder zum Vorschein gekommen war. Da bereits die kleinste Bewegung so schmerzhaft war, dass es nicht möglich war, den Stiefel zu entfernen, wurde der Mann mit einem hochpotenten Opiat sowie einem starken Anxiolytikum sediert. Der Nagel wurde dann herausgezogen. Als der Stiefel entfernt war, schien eine wundersame Heilung stattgefunden zu haben: Am Fuß ließ sich nicht der geringste Hinweis auf eine Blessur finden. Der Nagel war zwischen den Zehen durchgegangen, sodass der Fuß völlig unverletzt geblieben war. Der Schmerz war nur durch den bedrohlichen Anblick getriggert worden. Dass körperliche Schmerzempfindungen auf diese Weise hervorgerufen werden können, zeigen auch experimentelle Versuchsreihen, in denen gesunden Probanden Bilder von Personen gezeigt wurden, die gerade starken Schmerzreizen (zum Beispiel ein luxiertes Knie, eine tiefe Schnittwunde etc.) ausgesetzt waren: Ungefähr jeder Dritte (etwa 32 Prozent) berichtete beim Anblick von Menschen in Schmerzen über eigene körperliche Schmerzsensationen (als eine Form der Spiegelsensation, die in den meisten Fällen genau in der Körperregion wahrgenommen wurde, die auf den Bildern zu sehen war) (Grice-Jackson et al., 2017). Hier reichte der visuelle Input aus, um dem Gehirn ein ausreichendes Bedrohungslevel vorzugaukeln, sodass Schmerz erlebt wurde.

Diese Beispiele machen deutlich, wie sehr der individuelle Bedrohungsgehalt eines potentiell schädlichen Reizes durch den Kontext bestimmt werden kann. Dies gilt umso mehr für chronische Schmerzzustände.

Ein chronischer Schmerz konkurriert in seiner Priorisierung in der Regel nicht mehr mit einer akuten Gefahr. Vielmehr wird er selbst zu einem existentiellen Bedrohungsfaktor und dadurch zum eigenen Verstärker seines Bedrohungsgehalts. Ein Phänomen, welches heute häufig auch unter dem Begriff des Schmerzgedächtnisses beschrieben wird. Ein chronischer unkontrollierbarer Schmerz kann seine eigenen Spuren bei Betroffenen hinterlassen: Während ein kleiner Eingriff für denjenigen, der bisher nur positive Erfahrungen beim Zahnarzt gemacht hat, kein großes Ereignis darstellt, kann genau der gleiche Eingriff für denjenigen, welcher bereits zahlreiche frustrane und schmerzhafte Eingriffe erlebt hat, große Angst und Kummer bedeuten. Die Bewertung des aktuellen Kontexts hängt nicht nur von den aktuellen Wahrnehmungen und damit einhergehenden kognitiven und affektiven Prozessen ab. Vielmehr wird sie ganz wesentlich auch geprägt von den Vorerfahrungen und den Erinnerungen an den entsprechenden Kontext.

Vorerfahrungen zu dem jeweiligen Reiz und Kontext

Ebenfalls bedeutsam für die Einschätzung des jeweiligen Bedrohungsgehalts eines Reizes (sowie auch für dessen konkrete Priorisierung) sind neben dem Reiz selbst und dem aktuellen Kontext die Vorerfahrungen zu dem jeweiligen Reiz und Kontext. Darunter sind in diesem Zusammenhang alle Arten von Vorinformationen zu verstehen, die jemals von unserem Nervensystem aufgenommen worden sind und die Möglichkeit hatten, darauf zu wirken. Aber auch alle anderen Formen von Lernprozessen sowie Gedächtnis und Erinnerungsprozesse fallen in diese Kategorie. Wie jedes menschliche Erleben und Verhalten unterliegt auch das Schmerzerleben und -verhalten Lernprozessen.

Einen besonders eindrucksvollen und anschaulichen Einblick in das enge Verhältnis von Schmerz und Vorerfahrungen geben die Fallbeschreibungen des amerikanischen Anästhesisten und Schmerztherapeuten Daniel Choi und seiner Kollegen von der Harvard Medical School in Boston (Choi et al., 2007). Diese beschrieben vor einigen Jahren sehr eindrucksvoll den Einfluss von Gedächtnis und Erinnerungsprozessen auf die Schmerzwahrnehmung am Beispiel von Patienten, die aus unterschiedlichen Gründen ihr Gedächtnis verloren hatten. Solche Formen des ungewollten Gedächtnisverlustes, allgemein auch als »Amnesie« (von griechisch *a,* ohne, und *mnémé,* Gedächtnis) bezeichnet, entstehen durch eine Störung zeitlicher oder inhaltlicher Erinnerungen. Eine Situation, in denen die Erinnerungen zwar meist noch existieren, der Zugang zu ihnen jedoch blockiert ist. Diese spezielle Form der Gedächtnisstörung kann sowohl nach Unfällen, zum Beispiel nach einem Schädel-Hirn-Trauma, aber auch nach Krampfanfällen, Hirnhautentzündungen oder einem Hirnschlag auftreten. Das Ausmaß der Amnesie kann im

Verlauf variieren, häufig kommen die Erinnerungen mit der Zeit langsam wieder zurück. Eine besondere Form des Gedächtnisverlusts stellt das sogenannte »amnestische Syndrom« dar, bei dem selektiv das Langzeitgedächtnis betroffen ist, das Kurzzeitgedächtnis jedoch weitgehend intakt ist. Betroffene sind durchaus in der Lage, neue Informationen aufzunehmen; auch das prozedurale Gedächtnis, in welchem Handlungsroutinen wie schwimmen, Rad fahren oder Schuhe binden hinterlegt sind, ist meist nicht betroffen. Gestört ist jedoch der Zugriff auf frühere Erinnerungen: Dieser ist in der Regel nicht oder nur noch sehr eingeschränkt möglich. Besondere Einschränkungen erleiden die Patienten daher beim episodischen Gedächtnis, in dem Details über das persönliche und das erlebte öffentliche Leben abgespeichert werden. In ihren Aufzeichnungen beschreiben Daniel Choi und Kollegen Patienten, die im Verlauf ihrer chronischen Schmerzerkrankung ein amnestisches Syndrom erlitten hatten. Ein sehr anschauliches Beispiel beschreibt den Schmerzverlauf eines 57-jährigen Architekten mit schweren, in das rechte Bein ausstrahlenden Rückenschmerzen. Die Schmerzsymptomatik bestand zum Zeitpunkt der Evaluation bereits seit mehr als zehn Jahren und hatte initial mit einem Bandscheibenvorfall begonnen, der operativ versorgt werden musste. Nach einem postoperativen Wundinfekt litt der Mann unter permanenten brennenden Schmerzen, einhergehend mit Taubheitsgefühl und Schwäche des rechten Beins. Die zahlreichen Therapieversuche hatten keinen oder nur wenig Einfluss auf die Schmerzsymptomatik gezeigt: Ein elektrisches Rückenmarksstimulationsgerät war aufgrund fehlender Wirksamkeit wieder entfernt worden; eine Morphinpumpe hatte, obwohl es initial zu einer deutlichen Schmerzreduktion gekommen war, im Verlauf an Wirkung verloren. Unter einer Medikation mit hochpotenten Opiaten sowie acht zusätzlichen zentral wirksamen Medikamenten (trizyklische Antidepressiva, Neuroleptika etc.) berichtete der Patient von einer nur geringen Schmerzlinderung. Ungefähr acht Monate nach Erstvorstellung kam es bei diesem Patienten im Rahmen eines Ohnmachtsanfalls zur Ausbildung eines ausgeprägten amnestischen Syndroms mit massivem Erinnerungsverlust. In der daraufhin veranlassten ausgiebigen neurologischen Abklärung gab es keine Hinweise auf eine zerebrale Schädigung, das Gehirn hatte keinen Schaden genommen. Dennoch bestand weiterhin eine ausgeprägte Amnesie: Der Patient konnte sich weder an seine Person, seinen Namen, noch an seine Familie erinnern. Das Bemerkenswerte ist, dass sich der Patient auch nicht mehr an seine Schmerzen erinnern konnte, noch konnte er sich daran erinnern, weshalb ihm zuvor eine Morphinpumpe ins Rückenmark implantiert worden war. Diese »Schmerzamnesie« war so umfassend, dass in der Folge alle Schmerzmedikamente rasch abgesetzt werden konnten und der Patient weiterhin vollständig schmerzfrei blieb. Der Schmerz war mehr oder weniger vergessen! Mit der Rückkehr der Erinnerungen kamen auch die Schmerzen wieder zurück (wenn auch nicht so stark wie zuvor). Im Verlauf der folgenden Jahre konnte sich der Patient allmählich wieder an die verlorenen Gedächtnisinhalte erinnern (ein Phänomen, das bei diesem Krankheitsbild nicht ungewöhnlich ist) und klagte über zunehmende Rücken- und Beinschmerzen. Dieses Fallbeispiel illustriert sehr anschaulich, welchen Einfluss Gedächtnisprozesse auf die Schmerzwahrnehmung haben können. Dabei ist hervorzuheben, dass sich die Patienten die Schmerzen weder einbilden noch simulieren. Der Schmerz entsteht jedoch nicht mehr im Rücken bzw. an der Bandscheibe, sondern im Gehirn, getriggert durch die entsprechenden Vorerfahrungen und Erinnerungen.

Schmerz als ein komplexer Berechnungsprozess

Doch wie schafft es unser Gehirn, basierend auf sensorischen, kontextspezifischen und biographischen Informationen eine reale Bedrohung der körperlichen Integrität von fälschlich amplifizierten Reizen zu unterscheiden? Ein richtungweisendes Erklärungsmodell, basiert auf der sogenannten *Bayesian-Brain*-Theorie.

Diese versucht, die Wahrnehmung unserer Welt basierend auf statistischen Prinzipien zu erklären (Friston et al., 2014). Der Ausgangspunkt der Theorie bildet das epistemologische Grundproblem, dass unser Gehirn keinen direkten Zugriff auf den Zustand unserer Außenwelt hat. Vielmehr ist unsere geistige Welt, und sind insbesondere unsere Sinneswahrnehmungen, das Ergebnis eines komplexen Berechnungsprozesses von Nervenzellen, von denen die meisten nicht einmal Kontakt mit der Außenwelt besitzen, sondern lediglich in Kontakt mit anderen Nervenzellverbünden stehen (Engelhardt, 2000). In unserem Gehirn gibt es keine Gefühle, Geräusche oder Schmerzempfindungen, sondern nur die Sprache der Nervenzellen, im Sinne von komplexen elektrischen und neurochemischen Prozessen. Die physikalische Umwelt und der Zustand des eigenen Körpers können daher nur auf Grundlage unserer Sinneseingänge probabilistisch, d.h. auf Basis von Wahrscheinlichkeiten, erschlossen werden (Stephan et al., 2017): Unser Gehirn muss sich, basierend auf allen ihm zugänglichen Informationen, ein Modell generieren, welches ihm den aktuellen Zustand der Welt erklärt. Es tut dies, indem es Voraussagen über die Zukunft macht, sie mit dem Ist-Zustand abgleicht und die Voraussagen aktualisiert. Dieses Prinzip des *predictive processing* (der voraussagenden Datenverarbeitung) begreift unser Gehirn als eine Art Vorhersagemaschine, die alles tut, um Überraschungen zu vermeiden und uns vor unerwarteten und damit potentiell bedrohlichen Umweltfaktoren zu schützen. Ähnlich wie es das subjektive Gefühl eines aufziehenden Gewitters erst generieren kann durch die komplexe Verrechnung multipler Sinnesinformationen (es wird schwül mit bedrohlichen Farben, es riecht nach Regen etc.) und unter Einbeziehung weiterer Vorinformationen (z.B. die Erfahrung, dass es um diese Jahreszeit bei diesen Lichtverhältnissen, Temperatur, Geruch etc. häufig gewittert), so führt unser Gehirn auch alle ihm zur Verfügung stehenden Informationen zusammen, um optimale Vorhersagen über den Bedrohungs- bzw. Schmerzgehalt eines Reizes zu machen[15]. Je höher der errechnete Bedrohungsgehalt, desto intensiver die subjektive Schmerzempfindung.

Schmerz als Wahrscheinlichkeitsrechnung

Es gibt inzwischen gute Evidenz dafür, dass das Nervensystem interne probabilistische Modelle unterhält, die durch neuronale Verarbeitung von sensorischen Informationen permanent aktualisiert werden. In Rahmen kognitiver Verarbeitungsprozesse wird Vorwissen (auch als *prior beliefs*, kurz Prior, bezeichnet) mit allen zur Verfügung stehenden nozizeptiven und nicht-nozizeptiven Sinneseindrücken kombiniert, um daraus optimale Schlüsse *(posterior beliefs)* über den wahrscheinlichsten Bedrohungsgehalt zu ziehen. Diese *posterior beliefs* eignen sich auch als neuer Prior, wenn neue Daten zur Verfügung stehen.

Das menschliche Gehirn besitzt also einen hochentwickelten Mechanismus, der selbst Hypothesen über den Bedrohungsgehalt eines Reizes generiert, überprüft und kontinuierlich daran arbeitet, die Fehler seiner Voraussagen[16] sowohl über die sensorischen Signale, die er aus dem Körper erhält, als auch über die Kontextinformationen, welche er durch die Außenwelt erlangt, zu minimieren. Das Gehirn erschließt sich also die wahrscheinlichste Ursache eines sensorischen Inputs, indem es die Differenz des tatsächlichen Inputs und des antizipierten Signals auf Grundlage kontinuierlich aktualisierter vorhersagender Modelle stetig minimiert und so präzise Vorhersagen treffen kann, die schließlich in der Wahrnehmung »Schmerz« resultieren.

Schmerz – ein statistischer Exkurs

Dies alles mag auf den ersten Blick vielleicht nicht besonders spektakulär klingen, aber der Kerngedanke, dass unser Gehirn keinen direkten Zugriff auf den Zustand der Außenwelt hat, sondern vollständig auf das Ergebnis komplexer neuronaler Interaktionsprozesse angewiesen ist, impliziert auch, dass wir niemals einen direkten Zugang zum Bedrohungsgehalt eines Reizes haben. Dieser stellt keine fixe Größe dar, sondern unser Gehirn kann nur versuchen, die Informationen aus dem Fluss der sensorischen Signale zu nutzen, um ihn zu berechnen. In unserer komplexen Welt gibt es allerdings keine identische Beziehung zwischen je einer Ursache und je einer Wirkung: Verschiedene Ursachen können die gleiche Wirkung erzeugen und dieselbe Ursache kann verschiedene Auswirkungen zur Folge haben. Die Reizung einer Gruppe von Nozizeptoren in der Schulter kann mit ganz unterschiedlichen Bedrohungsleveln einhergehen: Sie kann durch eine harmlose falsche Bewegung hervorgerufen werden oder aber auch durch einen Riss im Knorpel, sie kann für einen Finanzbeamten vollkommen unbedeutend sein, für den mehrfach voroperierten Profihandballer aber das Ende seiner Karriere bedeuten. Diese Tatsache macht es für das menschliche Gehirn schwierig, jedem potentiell schädlichen Reiz genau ein spezifisches Bedrohungslevel zuzuordnen. Vielmehr muss erst »berechnet« werden, welcher Bedrohungsgehalt unter Berücksichtigung von Vorerfahrungen und den aktuellen Kontextinformationen der wahrscheinlichste für den aktuellen sensorischen Input ist.

Vereinfacht gesagt, stellt das Gehirn zunächst mehrere Hypothesen hinsichtlich des Bedrohungsgehalts eines sensorischen Inputs auf und errechnet anschließend mittels zweier bereits bekannter Größen die posteriore Wahrscheinlichkeit jeder Hypothese. Die verwendeten Größen sind zum einen die sogenannte *likelihood* (die auf Vorerfahrungen über die kausalen Regularitäten der Welt basierende Wahrscheinlichkeit, in welchem Maß die in der Hypothese festgeschriebene Ursache die bestimmte Wirkung verursacht, selten auch als Mutmaßlichkeit bezeichnet) und zum anderen die vorherige Wahrscheinlichkeit (der sogenannte Prior, die subjektive Einschätzung darüber, wie wahrscheinlich eine Hypothese unabhängig von aktuell verzeichneten Effekten eintritt).

Man kann unser Schmerzempfinden mit einem Erdbebenwarnsystem vergleichen, welches die Bedrohung auf einer Skala von 0 »keine Gefahr« bis 10 »maximales Risiko für ein Erdbeben« berechnet, indem es sowohl auf einen Sensor für seismische Erdaktivität zurückgreift als auch auf einen *Likelihood*-Prozessor, der berechnet, welche seismische Aktivität am wahrscheinlichsten zu dem gemessenen Bedrohungslevel passt, sowie einem weiteren Prior-Prozessor, welcher die Wahrscheinlichkeit generell für Erdbeben berücksichtigt (in einer Region, in der Erdbeben prinzipiell nicht vorkommen, ist es deutlich wahrscheinlicher, dass eine gemessene seismische Aktivität auf einen Messfehler zurückzuführen ist als auf ein Erdbeben – der Prior wird geringer ausfallen als in einer Region, in der Erdbeben sehr häufig sind). Misst der Sensor eine seismische Aktivität, so wird der *Likelihood*-Prozessor beispielsweise unter Berücksichtigung aller zur Verfügung stehenden Informationen ein fiktives Bedrohungslevel von 5 berechnen. Nehmen wir jedoch an, dass bisher jede Messung ein Fehlalarm war, dann wird der Prior-*Likelihood*-Prozessor in diesem Fall das Bedrohungslevel zunächst einmal auf 3 abstufen. Entsprechend eines Bayesschen Ansatzes ist die Alarmanlage iterativ-selbstlernend aufgebaut: Die gemessene seismische Aktivität wird kontinuierlich mit den berechneten Bedrohungsleveln abgeglichen und bei Abweichungen präzisiert. Dauert die seismische Aktivität fort oder nimmt sogar zu, so steigt auch die Wahrscheinlichkeit für ein potentielles Erdbeben, das Bedrohungslevel wird in den neuen Berechnungen vielleicht sogar eine 7 von 10 erreichen. Dementsprechend wird die Wahrnehmung von Schmerz nicht ausschließlich durch den sensorischen Input bestimmt, sondern vielmehr von den Rückschlüssen des Gehirns im Sinne der Bayesschen Regel. Steht der sensorische Input im Widerspruch zu den internen Priors und *likelihoods*, so kann das Gehirn sogar Teilaspekte des Inputs übergehen, um die Welt besser verstehen zu können (wie das Beispiel von dem Bauarbeiter anschaulich zeigt, siehe Abbildung 1).

Jegliche Unstimmigkeit zwischen der auf diesen Modellen basierenden Voraussage über Objekte, Prozesse oder ähnliches und der tatsächlich einkommenden Information stellt einen Vorhersagefehler *(prediction error)* dar. Das Gehirn nutzt diese fehlerhaften Meldungen, um entweder die generativen Modelle zu verbessern oder um Maßnahmen durchzuführen, die die sensorischen Zustände mit den Vorhersagen in Einklang bringen. Dementsprechend wird in ersterem Fall das Modell aktualisiert, mit dem Ziel, der tatsächlichen Welt zu entsprechen, während in letzterer Option die Welt dem Modell angepasst wird. Das Ziel des Gehirns ist es, künftig genauere Vorhersagen treffen zu können.

Es ist zu beachten, dass das hier beschriebene probabilistische Prinzip in ein hierarchisches Modell eingebettet ist. So können im interaktionellen Berechnungsprozess Informationen von unterschiedlichen hierarchischen Ebenen integriert werden. Auf den niedrigeren Ebenen werden die schnellen und kurzweiligen Informationen (beispielsweise die aktuellen somatosensorischen Signale)

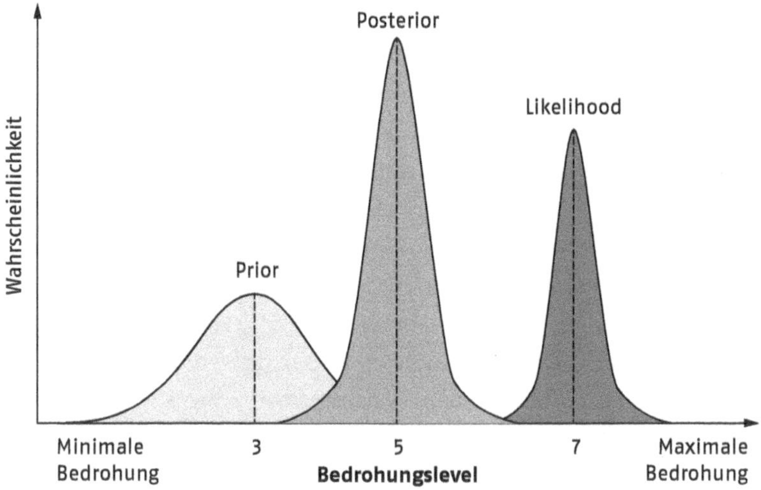

Abbildung 1: Probabilistisches Modell der Schmerzwahrnehmung. Der subjektive Bedrohungsgehalt einer spezifischen Information wird basierend auf der a priori bestehenden allgemeinen Wahrscheinlichkeit für Bedrohungen unabhängig von den gemessenen sensorischen Signalen (Prior) berechnet, sowie der Mutmaßlichkeit, welches Bedrohungslevel am ehesten zu den gemessenen sensorischen Signalen passt *(likelihood)*. Werden durch eine verspannte Rückenmuskulatur Nozizeptoren erregt, so entsteht eine nozizeptive Aktivität, welche an unser zentrales Nervensystem weitergeleitet wird. Unter Berücksichtigung aller zur Verfügung stehenden Informationen wird unser »*Likelihood*«-Prozessor ein fiktives Bedrohungslevel – in diesem Fall beispielsweise 7 von 10 auf einer Ratingskala – berechnen. Nehmen wir jedoch an, dass bisher alle Rückenschmerzepisoden relativ harmlos gewesen sind, dann wird der Prior-Prozessor ein allgemein niedrigeres Bedrohungslevel – in diesem fiktiven Fall beispielsweise mit 3 von 10 – berechnen. Die Verrechnung aller Informationen resultiert in einem subjektiven Bedrohungslevel, welche beide Informationsströme berücksichtigt – in diesem Fall beispielsweise 5 von 10.

verrechnet, während auf den höheren Ebenen auch invariante Beständigkeiten mit größerem zeitlichen Rahmen (wie längerfristige psychosoziale oder biographische Entwicklungen) Eingang finden können. Dieser Berechnungsprozess funktioniert zum einen in *bottom-up*-Richtung: Somatosensorische Signale aus dem Körper leisten einen wichtigen Beitrag dazu, den Bedrohungsgehalt eines Reizes einzuschätzen. Beispielsweise wird es für das »Alarmsystem« eines Rückenschmerzpatienten auf Grundlage der Körpersignale, der Intensität, Qualität und Lokalität und pro weiterem Aspekt immer wahrscheinlicher, dass das, was an Informationen aus dem

Körper eingeht, tatsächlich eine Art Bedrohungssignal darstellt, die es dem chronischen Rückenleiden zuzuordnen gilt. Zum anderen verläuft die Verrechnung jedoch auch in *top-down*-Richtung, sodass die langzeitlichen Erfahrungen (zum Beispiel die Erfahrung »Bückbewegungen tendieren dazu, mit Schmerz einherzugehen«) akute Fluktuationen des somatosensorischen Signals (zum Beispiel das Abklingen des nozizeptiven Einstroms bei einem Positionswechsel) ausgleichen können. Ein eindrückliches Beispiel liefern Untersuchungen mittels virtueller Realität (VR) bei Patienten mit chronisch bewegungsabhängigen Schmerzen in der oberen Halswirbelsäule nach einem Schleudertrauma. Versetzt man solche Patienten mit Hilfe einer Datenbrille in eine virtuelle Realität, in der sich ein Objekt, zum Beispiel die Erde im Weltall, bewegt, so können diese nicht mehr einschätzen, wie weit sie ihren Kopf drehen, weil sie keine realen Bezugssysteme haben. Der Umfang der Bewegung, ab dem die Drehbewegung schmerzhaft wird, hängt deutlich stärker von den subjektiv erlebten als von den objektiv durchgeführten Drehbewegungen ab: Je nachdem, ob den Patienten visuell eine stärkere oder geringere Bewegung als die wirklich durchgeführte suggeriert wurde, traten die Schmerzen früher oder später auf (Harvie et al., 2015). Bei diesen Patienten hat das Alarmsystem »Schmerz« gelernt, dass das Drehen des Kopfes ab einem bestimmten Winkel mit Schmerzen einhergeht. Die Prozessierung der somatosensorischen Information aus der oberen Halswirbelsäule wird bei diesen Patienten in *top-down*-Richtung durch die langzeitlichen Erfahrungen so moduliert, dass das eigentliche somatosensorische Signal überschrieben wird.

Diese Theorie steht nicht nur im Einklang mit einer Vielzahl klinischer Befunde, sondern kann auch alltägliche (und nur scheinbar fehlerhafte) Aspekte menschlicher Perzeption wie Wahrnehmungsverzerrung oder sensorische Illusionen umfassend erklären.

Dies liefert auch eine Erklärung, warum unser Gehirn so häufig einen nicht-nozizeptiven Reiz als Schmerz interpretiert. Demnach muss einer Schmerzempfindung nicht zwingend eine nozizeptive Wahrnehmung zugrunde liegen. Es ist auch möglich, dass eine somatosensorische Repräsentation als nozizeptiv fehlinterpretiert wird, weil der innere Berechnungsprozess unseres Gehirns die interozeptiven Signale aus unserem Körper unter Berücksichtigung der individuellen biographischen Vorerfahrungen, der Bewertung des aktuellen Kontextes sowie unter Hinzunahme des aktuellen eigenen Wissenstandes dieses Signal als bedrohlich einordnet.

Psychosomatische Schmerzen als Sammelbegriff

Die konzeptuelle Grundlage dieses Buches basiert auf der Annahme, dass Schmerz das Resultat eines komplexen zentralen Verrechnungsprozesses darstellt, der sich im Laufe der Evolution entwickelt hat, um die Integrität des Organismus zu wahren. Dieser Prozess lässt sich am angemessensten im Rahmen eines biopsychosozialen Modells verstehen, in welches Informationen auf verschiedensten Ebenen einfließen:

- Genetische und epigenetische Faktoren können über multiple Interaktionsmuster die Entwicklung chronischer Schmerzstörungen beeinflussen.
- Die Balance von frühkindlichen Bindungserfahrungen, lebensgeschichtlichen Belastungsfaktoren und protektiven Ressourcen beeinflussen die spätere Vulnerabilität.
- In späteren Lebensphasen können durch psychosoziale Belastungssituationen, innerpsychische Konflikte und psychodynamische Prozesse die zentralnervösen Prozesse der Schmerzverarbeitung beeinflusst werden.
- Durch eine Beeinträchtigung der Affektwahrnehmung, operante Lernprozesse, dysfunktionale Gedächtnisprozesse und maladaptive Bewältigungsstrategien können chronische Schmerzsyndrome entscheidend moduliert werden.

Es wird häufig postuliert, dass chronische Schmerzen ihre ursprüngliche Warnfunktion verloren haben und damit die negativ-emotionale Seite chronischer Schmerzen »sinnlos« sei. In diesem Zusammenhang wird vereinfacht angenommen, dass die im Rahmen von akuten Schmerzen ursprünglich nützlichen Verhaltensmuster (Vermeidung, Schonung, sozialer Rückzug) bei chronischen Schmerzsyndromen dysfunktional seien. Dadurch würde die Entwicklung zusätzlicher psychischer Störungen und Fehlregulationen begünstigt, was wiederum im Sinne eines Circulus vitiosus die Schmerzsymptomatik negativ beeinflussen würde. Diese Betrachtungsweise wird der Komplexität chronischer Schmerzsyndrome jedoch nicht gerecht. Denn bei diesem vereinfachten Konzept vom akuten Schmerz als »funktionalem Warnphänomen« und vom chronischen Schmerz als »dysfunktionalem Fehlalarm« wird die bedeutende kommunikative und beziehungsmodulierende Funktion von Schmerz vernachlässigt. Chronische Schmerzen besitzen ein starkes psychosomatisches Potential. Um diesem Aspekt gerecht zu werden, soll im Folgenden zunächst kurz auf einige zentrale psychologische Modelle eingegangen werden, welche bei der Entstehung und Aufrechterhaltung chronischer Schmerzen von besonderer Bedeutung sind.

Psychosomatische Dimensionen des Schmerzes

Chronische Schmerzen sind immer auch ein psychosomatisches Phänomen, in welches neben den biologischen Variablen auch psychische und soziale Faktoren einspielen. Wichtige Einflussgrößen sind all diejenigen Variablen, welche das Bedrohungslevel relevant beeinflussen können. Besonders aversive Erlebnisse, seien es traumatische Ereignisse oder unsichere Bindungserfahrungen, können zu nachhaltigen Veränderungen der inneren, dem Schmerzerleben zugrunde liegenden Berechnungsprozesse unseres Gehirns führen und das gesamte System in Richtung einer stärkeren Bedrohungsbewertung verschieben. Zusätzlich können innere Konflikte und emotionale Spannungen von Bedeutung sein. In den folgenden Abschnitten soll daher kurz auf die wichtigsten in der Literatur beschriebenen psychosozialen und psychodynamischen Aspekte eingegangen werden, welche einen nachgewiesenen Effekt auf unser Schmerzerleben haben.

Schmerz im Kontext traumatischer Vorerfahrungen

Unser Schmerzempfinden kann in Folge von psychischen Traumatisierungen und emotionalen Grenzsituationen nachhaltig verändert sein. Durch zahlreiche Studien ist inzwischen belegt, dass traumatische Erlebnisse die Entwicklung von chronischen Schmerzen begünstigen und deren Intensität verstärken können (Tesarz et al., 2015). Konzeptuell gesprochen, befindet sich das Gehirn durch das Trauma in einem anhaltenden Alarmzustand: Unsere Alarmanlage »Schmerz« ist hochsensibilisiert und schlägt bereits bei den kleinsten Ausschlägen Alarm. Diverse Fehlalarme sind die Folge und die Betroffenen leiden häufig unter chronischen Schmerzen. Das Konzept vom Schmerz als Traumafolgestörung beruht auf der Annahme, dass eine posttraumatische Schmerzpersistenz ein »ungewollter Nebeneffekt« einer traumabezogenen Selbstschutz-Sensibilisierung auf bedrohliche Reize darstellt. Entsprechend diesem nach Egloff als *Hypermnesia-Hyperarousal*-Modell (Egloff et al., 2013) bezeichneten Erklärungsansatz zeichnen sich traumatisierende Situationen dadurch aus, dass ein Individuum damit subjektiv Gefühle der Extrembedrohung und schutzlosen Auslieferung verbindet. In der Absicht einer Wiederholungsvermeidung solcher existentiell bedrohlichen Situationen mag es entwicklungsgeschichtlich durchaus zweckmäßig gewesen sein, dass sich eine Bedrohungssituation automatisch tief ins Gedächtnis gräbt *(hypermnesia)* und eine sensorische Übererregbarkeit *(hyperarousal)* hinterlässt (siehe Abbildung 2). Nach diesem Modell stellt solch eine traumaassoziierte Hypermnesie einen Schutz für den Organismus dar, da er durch die gesicherte Wiedererkennung einer potentiellen Gefahr in Zukunft besser ausweichen kann. Die traumaassoziierte Übererregbarkeit soll durch die damit einhergehende Sensitivierung optimierte Bedingungen dafür schaffen, die potentielle Gefahr in Zukunft früher wahrzunehmen. Das Hypermnesia-Hyperarousal-Modell postuliert, dass die posttraumatische Schmerzpersistenz ein »ungewollter Nebeneffekt« einer solchen traumabezogenen Selbstschutz-Hypermnesie ist. Das heißt, im Kontext der gefahreninduzierten Gedächtnisprägung werden nicht nur die äußeren, sondern auch die inneren Umstände und damit auch die traumabezogene nozizeptive Schmerzerfahrung abgespeichert, was die Basis für eine Art »Rapid-Chronifizierung« gedächtnisbasierter Schmerzen sein kann. Die allgemeine traumaassoziierte sensorische Übererregbarkeit bildet die physiologische Grundlage für eine Sensibilisierung des schmerzverarbeitenden Systems, was Hyperalgesie und Allodynie bewirkt.

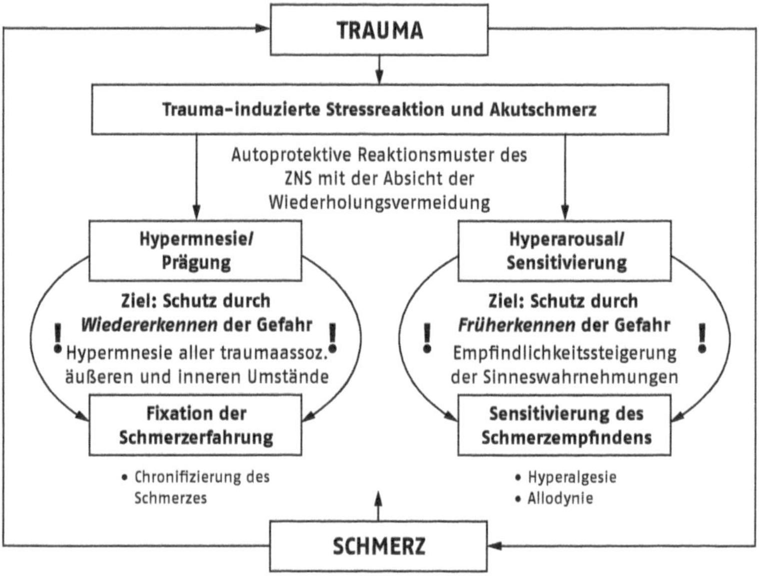

Abbildung 2: Hypermnesia-Hyperarousal-Modell nach Egloff (Tesarz et al., 2016b)

Entsprechend dem Hypermnesia-Hyperarousal-Modell erfahren Patienten im Rahmen einer Traumatisierung zusätzlich zu möglicherweise ebenfalls vorliegenden körperlichen Schädigungen oft eine nachhaltige Prägung der neuropsychischen Wahrnehmungs- und Reizverarbeitungsstrukturen. Die zentralnervösen (schmerzverarbeitenden) Strukturen unterliegen einer durch die traumatisierenden Erfahrungen geprägten Umgestaltung. Dieses Modell steht im Einklang mit dem oben beschriebenen probabilistischen Modell der Schmerzwahrnehmung, welches Schmerz als das Resultat eines komplexen zentralen Verrechnungsprozesses darstellt, der sich im Laufe der Evolution entwickelt hat, um die Integrität des Organismus zu wahren. Zur Verdeutlichung soll auf die oben genannte Analogie unseres Schmerzsystems mit einem Erdbebenwarnsystem zurückgegriffen werden: Der Prior-Prozessor, welcher die generelle Wahrscheinlichkeit für Erdbeben generiert, wird substantiell in Richtung eines höheren Bedrohungslevels verschoben und führt dazu, dass unser Gehirn dahingehend gebiased wird, dass den wahrgenommenen somatosensorischen Signalen nun dauerhaft ein stärkerer Bedrohungsgehalt zugeschrieben wird.

Die basale somatosensorische Aktivität aus dem Körper, die permanent und meist im Unterbewusstsein durch die Rezeptoren unseres Sinnessystems generiert wird, unterliegt einer nozizeptiven Fehlinterpretation: Die Betroffenen empfinden Schmerz. Diese im Rahmen des Traumas induzierten Prozesse können in der Folge zur Ausbildung eines sich selbst verstärkenden Circulus vitiosus führen: Schmerzerfahrungen können ihrerseits das Bedrohungslevel erhöhen und gleichzeitig verstärkt das gesteigerte Bedrohungslevel seinerseits das Schmerzempfinden.

Zusammenfassend lässt sich festhalten, dass traumatische und als bedrohlich erlebte Ereignisse einen relevanten Einfluss auf die schmerzverarbeitenden Strukturen unseres Nervensystems besitzen. Daraus lassen sich Implikationen für die Diagnostik und Behandlung dieser Patientengruppe ableiten. Denn gerade diese kann davon profitieren, wenn die mit den als bedrohlich erlebten Ereignissen einhergehenden Gedanken und Gefühle gezielt bearbeitet werden.

Schmerz im Kontext unsicherer Bindungserfahrungen

Ganz ähnlich wie psychische Traumatisierungen haben frühere Bindungserfahrungen einen substantiellen Einfluss auf das Alarmsystem »Schmerz«. Sie beeinflussen unser Schmerzempfinden jedoch nicht nur dadurch, dass sie – ganz ähnlich wie traumatische Erlebnisse – unser Schmerzsystem in Richtung eines höheren Bedrohungslevels verschieben, dadurch unser Schmerzempfinden sensibilisieren und die Ausbildung von »Fehlalarmen« begünstigen. Bindungsverhalten beeinflusst auch substantiell die schmerzspezifischen *Coping*- und Verhaltensmuster sowie die Therapeuten-Patientenbeziehung.

In zahlreichen Studien konnte gezeigt werden, dass Bindungserfahrungen in der frühen Kindheit die Bewertung und den Umgang mit Schmerzreizen im Erwachsenenalter nachhaltig prägen. Ein wertschätzendes und Sicherheit gebendes Reaktionsmuster der primären Bezugsperson begünstigt über die Entwicklung eines stabilen Selbstwerterlebens und eines suffizienten Vertrauens in das Gegenüber den Umgang mit bedrohlichen und potentiell gefahrvollen Reizen (Pfeifer et al., 2016). Frühe Bindungserfahrungen tragen daher zu individuellen Unterschieden in der physiologischen Stressantwort bei. Werden die Interaktionen mit den primären Bezugspersonen als riskant, unzuverlässig oder sogar bedrohlich erlebt, kann sich ein unsicheres Bindungsmuster entwickeln. Dieses begünstigt wiederum die Ausbildung einer erhöhten Stressanfälligkeit, einer verminderten Affektregulation und einer verschobenen Wahrnehmungsschwelle. Es verwundert daher nicht, dass frühe Bindungserfahrungen auch einen nachhaltigen Einfluss auf unser Schmerzempfinden haben. Es wurden in diesem Zusammenhang zwei unterschiedliche Kompensationsmuster (Hyperaktivierung versus Deaktivierung) beschrieben, welche sich in Folge ungünstiger frühkindlicher Bindungsverhältnisse herausbilden können (Pfeifer et al., 2016). So kann es kompensatorisch sowohl zu einer Hyperaktivierung als auch zu einer Deaktivierung des Bindungsverhaltens kommen: Bei einer Hyperaktivierung leben die Betroffenen in der permanenten Unsicherheit und befürchten, nicht ausreichend Schutz und Zuwendung durch ihr Umfeld zu erhalten. Sie befinden sich in einer permanenten Habt-Acht-Stellung, ihr »Alarmsystem Schmerz« ist auf ständige Bereitschaft geschaltet. Es besteht das Gefühl, permanent um die Fürsorge und Aufmerksamkeit des Gegenübers kämpfen zu müssen. Dem gegenüber steht die Deaktivierung, die durch die wiederholte Erfahrung geprägt wird, dass es nicht zielführend ist, Hilfe und Unterstützung im Gegenüber zu suchen, da keine gewünschte Gegenreaktion zu erwarten ist. In der Folge entsteht ein erhöhtes Bedürfnis nach Autonomie und Kontrolle, Bindungen werden vermieden und bagatellisiert.

Es sind drei zentrale dysfunktionale Bindungsmuster zu beobachten, welche sich in Folge von Hyperaktivierung oder Deaktivierung entwickeln können (siehe Abbildung 3):

- **Anklammernder Bindungsstil:** Besonders in Folge einer Hyperaktivierung des Bindungssystems kann es zur Ausbildung eines Bindungsstils mit anklammerndem Bindungsverhalten kommen. Im Kontext chronischer Schmerzen führt dies bei den Betroffenen zu hohen Versorgungsbedürfnissen. Solche Patienten suchen zum einen nach Unterstützung durch Arzt bzw. Therapeuten, vermeiden aber gleichzeitig zu viel Nähe und haben Schwierigkeiten, Vertrauen in Therapeut und Therapie aufzubauen. Sie sind demnach fordernd, brauchen viel Unterstützung und Zuspruch und tendieren teilweise zu dramatischen Symptomdarstellungen, um die Aufmerksamkeit der Therapeuten zu bekommen. Außerdem neigen sie zu Abhängigkeitsverhältnissen mit Therapeuten oder auch Mitpatienten.
- **Vermeidender Bindungsstil:** Führen ungünstige Bindungsverhältnisse zu einer Deaktivierung des Bindungssystems, so kann es zur Ausbildung eines vermeidenden Bindungsstils kommen. Solche Patienten streben häufig nach Autonomie und Distanz, um Verletzungen oder Enttäuschungen zu vermeiden. Im Kontext chronischer Schmerzen beeindruckt oftmals die scheinbare Selbständigkeit und Beherrschung der Betroffenen, Anzeichen von Schwäche oder Hilfsbedürftigkeit werden nur selten beschrieben und Probleme oftmals bagatellisiert. So wirken die Betroffenen im ersten Kontakt oftmals sehr kontrolliert. Beziehungsangebote von Seiten des Therapeuten werden eher distanziert und ablehnend betrachtet. Trotz der nach außen hin imponierenden Selbständigkeit und Beherrschung bedürfen gerade solche Patienten in einem therapeutischen Setting oftmals einer gesonderten Aufmerksamkeit und konkreten Hilfestellung beim Beziehungsaufbau (IJzendoorn et al., 1995).
- **Ängstlich-vermeidender Bindungsstil:** Sowohl im Kontext einer Hyper- als auch einer Deaktivierung des Bindungsverhaltens kann sich ein ängstlich-vermeidender Bindungsstil herausbilden: Patienten re-

agieren im Kontext chronischer Schmerzen häufig mit Entwertung gegenüber den Therapeuten ebenso wie auch gegenüber sich selbst. Tendenziell sind die Betroffenen Therapievorschlägen gegenüber kritisch eingestellt und strahlen häufig Hoffnungslosigkeit und Verzweiflung aus. Oftmals findet sich bei den Betroffenen eine hohe Stressanfälligkeit und geringe Resilienz gegenüber Alltagsbelastungen. Besonders bei solchen Patienten ist eine gelassene Haltung mit geduldigem Vertrauensaufbau, Anbieten von Unterstützung und dem konstanten Ermutigen, Hilfe anzunehmen, mit

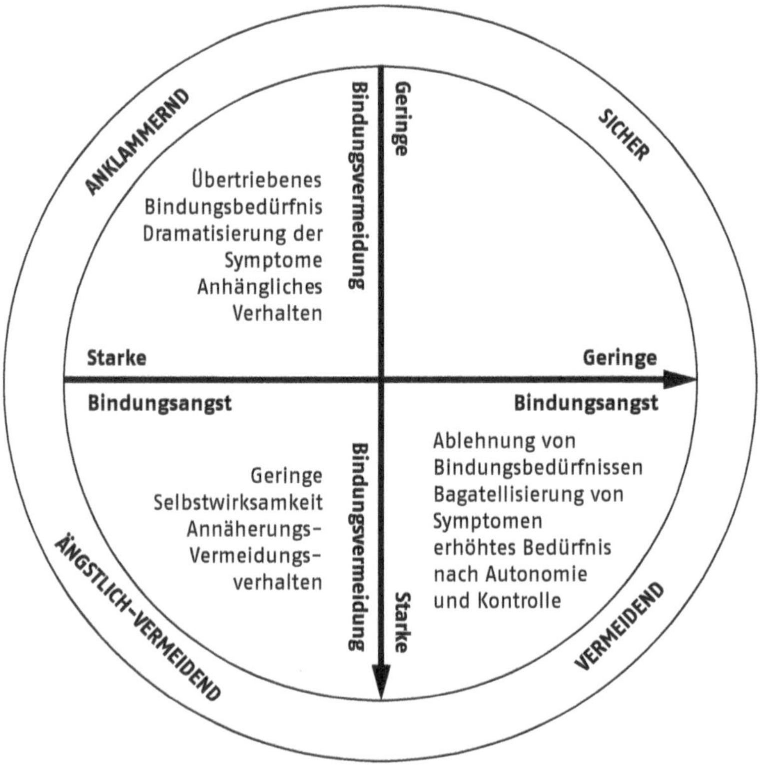

Abbildung 3: Unsichere Bindungsstile im Abhängigkeit vom Selbstbild und dem Bild von anderen (modifiziert nach Pfeifer et al., 2016). In Abhängigkeit von der Bindungsangst (negatives Selbstmodell) und Bindungsvermeidung (geringes Modell von anderen) lassen sich insgesamt vier Bindungstypen unterscheiden: sicher gebundener (geringe Bindungsangst, geringe Bindungsvermeidung), vermeidender (geringe Bindungsangst, aber starke Bindungsvermeidung), anklammernder (geringe Bindungsvermeidung, aber starke Bindungsangst) sowie ängstlich-anklammernder Bindungstyp (starke Bindungsvermeidung und starke Bindungsangst).

gleichzeitiger Wahrung der vom Patienten gesetzten Grenzen besonders grundlegend für die therapeutische Beziehung (Pfeifer et al., 2016).

Ungünstige Bindungserfahrungen können auf unterschiedlichen Ebenen das Schmerzempfinden negativ beeinflussen. Aus therapeutischer Perspektive lassen sich hierbei drei Ebenen unterscheiden:

1. **Wahrnehmung von Schmerzen:** Ungünstige Bindungserfahrungen sind mit einer gesteigerten Empfindlichkeit besonders für myofasziale Schmerzreize assoziiert. Dieser Zusammenhang scheint interessanterweise besonders stark für die Mutter-Kind-Beziehung zu sein: Geringe mütterliche Zuneigung in der Kindheit geht mit einer erhöhten Schmerzwahrnehmung im Erwachsenenalter einher (Avagianou et al., 2010). Auch gehen frühkindliche Stresserfahrungen mit einer verstärkten zentralen Sensibilisierung auf repetitive Schmerzreize einher (Tesarz et al., 2016a). Repetitive noxische Reize aus myofaszialen Geweben, beispielsweise durch Fehlhaltungen oder Überlastung, werden daher nicht nur stärker wahrgenommen, sondern besitzen auch ein höheres Risiko, zu chronifizieren und somit nachhaltige »Gedächtnisspuren« im Nervensystem zu hinterlassen.
2. **Bewertung von Schmerzen:** Im Vergleich zu sicher gebundenen Personen nehmen unsicher gebundene Patienten Schmerzen häufig als deutlich bedrohlicher war. Patienten mit unsicherem Bindungsstil neigen auch zu einer ängstlich-katastrophisierenden Verarbeitung körperlicher Beschwerden, während eine sichere Bindungsrepräsentation bevorzugt mit gesundheitserhaltenden Verhaltensweisen einhergeht (Feeney & Ryan, 1994). Sekundär kann es aufgrund der oben genannten Veränderung in der Schmerzprozessierung zusätzlich auch zur Ausbildung myofaszialer Schmerzsyndrome kommen (bspw. Rückenschmerzen, Spannungskopfschmerzen etc.). Hierbei führt chronischer Stress über Angst und verstärkte Wahrnehmung körperlicher Symptome zu einem Teufelskreis, bestehend aus muskulärer Anspannungen und Fehlsteuerungen innerer Organe, was wiederum zu körperlichen Reaktionen, Angst

und verstärkter Wahrnehmung führt. Solche sekundären myofaszialen Schmerzen (lokalisiert, wechselhaft und oftmals bewegungsabhängig) erschweren oftmals die diagnostische Einschätzung der primären Schmerzsymptomatik.

3. **Umgang mit Schmerzen:** Unsicher gebundene Patienten entwickeln zudem maladaptive Umgangsformen in Hinblick auf ihren Schmerz. Es gibt Hinweise, dass Patienten mit einem vermeidenden Bindungsstil weitaus häufiger Opioide einnehmen und Patienten mit anklammerndem Bindungsstil häufiger schmerzbezogene Arztbesuche auf sich nehmen als sicher gebundene Patienten (Andersen, 2012). Untersuchungen zum Einfluss des Bindungsstils auf die schmerzbezogene Beeinträchtigung zeigen, dass die Schmerzstärke mit ängstlicher Bindung zusammen mehr als 20 Prozent der Varianz in der Schmerzbeeinträchtigung erklären kann (Mikulincer et al., 1998).

Zusammenfassend lässt sich festhalten, dass das Bindungsverhalten sowie die damit in Zusammenhang stehenden individuellen interaktionellen Fähigkeiten und Bedürfnisse einen relevanten Einfluss sowohl auf das Schmerzempfinden als auch die therapeutische Beziehungsgestaltung haben. Während es sicher gebundenen Patienten von Anfang an deutlich leichter fällt, eine tragende therapeutische Arbeitsbeziehung einzugehen, ist der Beziehungsaufbau bei unsicher gebundenen Patienten in der Regel erschwert. Doch um gerade solche Patienten zu mehr Selbstwirksamkeit zu bewegen und deren individuelles Bedrohungslevel zu reduzieren, ist der Vertrauensaufbau innerhalb einer therapeutischen Beziehung ein entscheidender Faktor. Gerade diese Patientengruppe kann daher von Therapieansätzen profitieren, welche diese beziehungsorientierten Aspekte adäquat berücksichtigen.

Schmerz im Kontext von psychodynamischen Prozessen

Neben traumatischen Vorerfahrungen und frühen Bindungserfahrungen haben besonders auch psychodynamische Prozesse einen substantiellen Einfluss auf unsere physiologischen Stress- und Regulationssysteme. Besonders innerpsychische Konflikte können außerordentliche Stressoren darstellen. Wie weiter oben bereits ausführlich erörtert, haben in der Entwicklungsgeschichte des Menschen psychosoziale Bedrohungen zunehmend die physischen Bedrohungsfaktoren abgelöst. Heutzutage wird unsere Reproduktivität nicht mehr durch die Abwehr von attackierenden Fressfeinden bestimmt, sondern vorwiegend durch das soziale Überleben und das partnerschaftliche Werben: Der Zusammenschluss in einem Gruppenverband, die soziale Stellung, das soziale Selbst, Bedürfnisse nach Unabhängigkeit und Selbständigkeit, der Wunsch nach Versorgung, Zuneigung und Intimität haben die Bedrohungen durch Löwen, Tiger oder Bären seit Langem abgelöst. Werden diese Faktoren infrage gestellt – sei es durch soziale oder biographische Entwicklungen, sei es durch innere Werteverschiebungen oder äußere Veränderungen –, so kann dies – bewusst und unbewusst – zu existentiellen Krisen im Selbstverständnis führen. Ein Zustand, der das innere Bedrohungslevel in maximale Alarmbereitschaft versetzen kann. Es sei daran erinnert, dass unser Schmerzsystem versucht, basierend auf einem probabilistischen Ansatz den wahrscheinlichsten Grad der aktuellen Bedrohung einzuschätzen. Durch die Einbettung dieses probabilistischen Prinzips in ein hierarchisches Modell werden in diesen komplexen Berechnungsprozess auf den höheren Ebenen besonders auch invariante Beständigkeiten mit größerem zeitlichen Rahmen einbezogen, wie beispielsweise innere Konflikte und emotionale Spannungen. Da jedoch davon ausgegangen werden muss, dass diese Berechnungsprozesse auch unabhängig von der Versprachlichung bzw. Bewusstwerdung vonstattengehen, kann dies die Identifikation der für die Betroffenen jeweils relevanten Stressoren deutlich erschweren. So wird das Gesamtbedrohungslevel einer Person, deren Identität und Selbstwert sich substantiell durch die berufliche Anerkennung definiert, durch die Neueinstellung eines konkurrierenden, kompetenten Kollegen eine Heraufstufung erfahren, ohne dass diese es unbedingt bewusst wahrnimmt, geschweige denn benennen könnte. Auch äußere Veränderungen, wie beispielsweise der Tod eines Angehörigen, Heirat, ein Umzug, Trennungen oder die Geburt eines Kindes, implizieren stets eine gewisse Ungewissheit und können das innere Bedrohungssystem dadurch negativ beeinflussen. Wie oben bereits genannt, können Schmerzerfahrungen ihrerseits das Bedrohungslevel erhöhen und dadurch das Schmerzempfinden negativ beeinflussen. Aus psychodynamischer Perspektive kann eine chronische Schmerzsymptomatik jedoch auch dazu führen, dass das Gesamtbedrohungslevel eine gewisse Stabilisierung erfährt. So kann in Einzelfällen die plötzliche Genesung von einer seit Jahren bestehenden chronischen Schmerzsymptomatik (und die damit einhergehenden Konsequenzen auf die berufliche, soziale und private Rollenfunktion) einen solch bedrohlichen Unsicherheitsfaktor darstellen, dass das Alarmsignal Schmerz beibehalten wird, weil eine Ausschaltung das individuelle Bedrohungslevel mehr strapazieren würde, als das System durch ein Ausschalten an Bedrohungsreduktion erfahren würde. Hier verhält es sich ähnlich wie ein Seiltänzer, der während der Überquerung einer tiefen Schlucht bemerkt, dass sein Schuh aufgegangen ist. Das Binden der Schnürsenkel auf dem Seil würde für die Balance ein deutlich höheres Risiko bedeuten als das, über seine Schnürsenkel zu stolpern.

Aus psychodynamischer Sicht ist die Funktion von Schmerz daher weit vielschichtiger als die eines einfachen Warnsystems, welches das Individuum vor körperlichem Schaden schützen soll. Vielmehr stellt Schmerz auch ein umfassendes seelisches Regulationssystem dar und besitzt eine zentrale Funktion für das innerpsychische Gleichgewicht: Als »bellender Wachhund der Gesundheit« schützt Schmerz vor körperlichem Schaden und unterstützt das Subjekt bei der Abgrenzung von Umwelt und Körper. Gleichzeitig spielt Schmerz eine entscheidende Rolle bei der Stabilisierung unserer emotionalen Homöostase und bei der Bildung von Wertkonzepten wie Gut/Böse, Belohnung/Bestrafung, Erfolg/Misserfolg. Vor diesem Hintergrund kann das Wissen um die Existenz psychodynamischer Prozesse entscheidend dazu beitragen, die relevanten Einflussgrößen zu verstehen, welche die Ausbildung und Aufrechterhaltung chronischer Schmerzen im Einzelfall begünstigen.

Die Relevanz psychodynamischer Prozesse sollte jedoch nicht in der Form missverstanden werden, als dass ein innerer Konflikt der

Form X oder eine unterdrückte Emotion Y zu der Ausbildung des Schmerzsyndroms Z führt. Obwohl dies in Einzelfällen zumindest theoretisch der Fall sein könnte, so gibt es bisher keinerlei Evidenz für solch eine Annahme[17]. Vielmehr sollten psychodynamische Prozesse stets im Kontext des Gesamtsystems gesehen werden, welches versucht, sich zu stabilisieren und Bedrohungen zu minimieren. In diesem Kontext spielen psychodynamische Prozesse insofern eine wichtige Rolle, als sie als zusätzliche Stressoren einen relevanten Einfluss auf das Gesamtbedrohungslevel besitzen, ohne zwingend in einer kausalen Beziehung zur eigentlichen Schmerzsymptomatik zu stehen. Im Folgenden soll daher kurz auf einige zentrale psychodynamische Grundmuster eingegangen werden, welche bei der Entstehung und Aufrechterhaltung chronischer Schmerzsyndrome diskutiert werden (Egle, 2003):

Schmerz als Folge einer depressiven Somatisierung

Zentrales Element der depressiven Somatisierung ist nach Rudolf (Rudolf, 1993) das innerpsychische Spannungsfeld zwischen frühkindlich prägenden Enttäuschungserfahrungen durch die primären Bezugspersonen einerseits und einer fortbestehenden unerfüllten Sehnsucht nach der idealisierten, Sicherheit gebenden Person andererseits. Dies führt bei den Betroffenen zu Wut, Traurigkeit und Selbstzweifeln. Die unzureichende Berücksichtigung von Wünschen und Emotionen in der frühen Kindheit kann zur Ausbildung einer inneren Konfliktsituation führen, welche Rudolf als den »depressiven Grundkonflikt« bezeichnet hat, bestehend aus dem inneren Gegensatz von Sehnsucht nach einem Sicherheit und Geborgenheit gebenden Objekt und dem verzweifelten Hass gegen das enttäuschende Objekt. Die frühkindliche Erfahrung von Vernachlässigung und mangelnde Geborgenheitserfahrungen können zur Ausbildung einer Beziehungsstörung führen, in welcher die früheren Erlebnisse von nicht ausreichender Versorgung und Wertschätzung die weitere Beziehungsgestaltung dominieren und kompensatorisch bei den Betroffenen zu einem forcierten Streben nach Unabhängigkeit (Autarkie) oder hoher Leistungs- und Erfolgsorientierung (Selbstwert) führen. Der früher erlebte Mangel an Versorgt- und Beachtetwerden führt dazu, dass sich Betroffene übermäßig bemühen und eigene Wünsche zurückstellen. Altruistische und narzisstische Abwehrmodi dominieren *(»Ich helfe dir, statt dass du mir hilfst.« und »Ich bin nicht bedürftig, ich bin stark.«)*. Es erscheint aussichtslos, an die Bezugspersonen durch Signale von Wut oder Trauer zu appellieren, diese Affekte müssen massiv abgewehrt werden (was im psychodynamischen Verständnis häufig auch als depressiver Grundkonflikt bezeichnet wird). Die verstärkte eigenverantwortliche Aktivität und Leistungsorientierung birgt das Risiko von Überforderung und Burnout-Entwicklung. Ein typischer Bewältigungsversuch des depressiven Grundkonflikts ist die Ausbildung einer altruistischen Haltung (Selbstverleugnung), welche zugleich narzisstische Züge (Selbstüberforderung) aufweist. Die Betroffenen widmen sich aufopfernd den Interessen anderer Menschen. Dadurch können sie ihre Position der Unabhängigkeit und Stärke stabilisieren, da sie für sich nichts beanspruchen und zugleich eine Position der Überlegenheit für sich beanspruchen können, weil die anderen von ihnen abhängig sind oder – aufgrund ihrer Selbstbezogenheit – als moralisch unterlegen wahrgenommen werden können. Häufig kommt es auf dem Boden einer Erschöpfungssymptomatik erstmals zum Ausbruch von Schmerzen.

Schmerz im Kontext einer narzisstischen Somatisierung

»Narzisstisch« unterhaltene Schmerzzustände beschreiben Schmerzsyndrome, welche sich im Rahmen einer existentiellen Selbstwertkrise ausbilden, um ein bedrohtes Selbstwertgefühl zu stabilisieren. Die Schmerzsymptomatik spielt dabei psychodynamisch eine wichtige Rolle in der Regulation des Selbstwerterlebens infolge einer nicht zu kompensierenden Kränkung und Verletzung. Der Schmerz übernimmt dabei eine Entlastungsfunktion (Entlastung aus Verantwortung) und wird zu einem Ventil der Selbstregulation, indem der Schmerz psychoprothetisch das intrapsychisch wahrgenommene Defizit ausfüllt. Statt mit dem eigenen Selbstbild nicht vereinbare eigene Schwächen oder Defizite eingestehen zu müssen, kann das

Versagen auf den Schmerz ausgelagert werden (*»Wenn ich den Schmerz nicht hätte, dann würde ich Karriere machen/meine Kollegen überholen/meine Familie besser versorgen ...!«*). Durch den Schmerz kann das psychische Gleichgewicht aufrechterhalten und ein psychischer Zusammenbruch vermieden werden.

Schmerz im Kontext einer Konversionsstörung

Als »konversionsneurotisch« unterhaltene Schmerzzustände werden im Allgemeinen Schmerzsyndrome bezeichnet, bei welchen der körperliche Schmerz stellvertretend für seelische Schmerzen steht. Das Prinzip der Konversion beruht auf der Annahme unbewusster innerer Konflikte, welche durch das körperliche Schmerzsymptom entlastet werden. Konversion bedeutet die Umwandlung eines verdrängten seelischen Konfliktes in ein körperliches Symptom. Dieses drückt den Wunsch symbolisch aus, weshalb im psychoanalytischen Kontext von Ausdruckskrankheit gesprochen wird. (*»Woraus ein seelischer Schmerz hätte werden können und werden sollen, verwandelt sich in einen körperlichen Schmerz.«* Freud, 1895) Der seelische Schmerz wird in einem körperlichen Symptom ausgedrückt: »Rückenschmerz, weil einem innerlich das Kreuz gebrochen wurde.« Die Art und Lokalisation der sich entwickelnden Schmerzsymptomatik (Organwahl) kann sehr vielfältig sein (durch Analogie, durch assoziative Verknüpfung von Szenen und Organen, durch Funktionsmöglichkeiten, durch Konditionierung etc.), aber auch einfach im Bereich vorgeschädigter Körperbereiche (im Sinne eines »somatischen Anlasses«, beispielsweise in Form von Rückenschmerzen) entstehen, was eine eindeutige psychodynamische Zuordnung unter Umständen deutlich erschweren kann. Die Abgrenzung der Konversion von anderen psychodynamischen Prozessen kann sich als sehr schwierig erweisen. Nach dem aktuellen Verständnis tiefenpsychologisch fundierter und psychoanalytischer Konzepte stellen Konversion und Somatisierung zwei unterschiedliche Pole im Spektrum möglicher Verarbeitungsmodi von Konflikten, Belastungen und Entwicklungsdefiziten dar. Ursprünglich stellte das Vorhandensein oder Fehlen eines Ausdrucksgehaltes der körperlichen Symptomatik ein zentrales Unterscheidungskriterium dar: Drückte das Symptom (z.B. die Lähmung der Hand) einen zentralen innerlichen Konflikt aus (z.B. den Wunsch, dem Chef die Faust ins Gesicht zu schlagen), so sprach man von Konversion, während bei diffusen Symptomen (zum Beispiel bei Magen-Darm-Beschwerden) eher von Somatisierung gesprochen wurde. Es hat sich jedoch gezeigt, dass sich insbesondere für das konversionsneurotische Symptom »Schmerz« der symbolische Ausdrucksgehalt oftmals nicht eindeutig zuordnen lässt und somit dem diagnostischen Stellenwert des symbolischen Ausdrucksgehalts konversionsneurotischer Schmerzsyndrome wohl eher ein untergeordneter Stellenwert beizumessen ist. Dennoch hat das Konzept vom Ausdruckscharakter konversionsneurotischer Störungen Konsequenzen für die Behandlungsstrategie. Während die Behandlung einer Konversionssymptomatik darauf basiert, die verdrängten seelischen Konflikte, welche durch das körperliche Schmerzsymptom entlastet werden, anhand der im Schmerz enthaltenen Symbolik aufzudecken, orientiert sich die Behandlung von Somatisierungsstörungen primär am ursprünglichen Affekt und versucht, den zugrunde liegenden Konflikt aufzudecken und durchzuarbeiten (Resomatisierung der Affekte). Eine strikte Unterscheidung ist aber nicht in jedem Falle möglich und in der Praxis oftmals nicht immer leicht zu treffen. Einschränkend ist darauf hinzuweisen, dass derzeit die Pathogenese der Konversionsstörung noch weitgehend unverstanden ist. Insbesondere ist vollkommen unklar, welche zentralnervösen Prozesse der Ausbildung dieses Störungsbildes zugrunde liegen.

Schmerz als Symptom einer Affektsomatisierung

Der Vollständigkeit halber sei noch auf ein weiteres Konzept psychodynamischer Schmerzsyndrome hingewiesen: Schmerz als Ausdruck einer Affektsomatisierung.

Hiermit werden in der Literatur Schmerzsyndrome beschrieben, welche infolge eingeschränkter Wahrnehmungsmöglichkeiten für Gefühle und Gemütsbewegungen entstehen. Diese auch mit dem Begriff der Alexithymie (Sifneos, 1973) bezeichnete Unfähigkeit, eigene Gefühle adäquat wahrzunehmen und in Worten zu auszudrücken, kann dazu führen, dass im Rahmen interpersoneller oder intrapsychischer Konflikte die entstehenden Affekte als ein primär körperliches Phänomen wahrgenommen werden. Der Schmerz ist somit die Folge eines (somatisierten) Affekts und entspricht damit stets einem Gefühlsäquivalent des Betroffenen (z.B. einem Angstanfall).

Das klinische Erscheinungsbild dieser Patienten ist geprägt von

- der Schwierigkeit, eigene Gefühle adäquat zu benennen und auszudrücken;
- der Schwierigkeit, Stress- bzw. seelische Belastungssituationen zu unterscheiden von den körperlichen Folgen von Stress- bzw. Belastungssituationen;
- einer kaum spürbaren inneren Beteiligung bei der Schilderung belastender Lebenssituationen; die Sprache ist häufig affektarm.

Das Konzept der Alexithymie und Affektsomatisierung beruht auf der Annahme, dass affektive Zustände in unterschiedlichem Ausmaß immer auch von vegetativen und muskulären Korrelaten (Anstieg der Herzfrequenz, Durchfälle, erhöhter Muskeltonus etc.) begleitet werden. Sie stellen normale physiologische körperliche Begleitreaktionen des psychischen Affekterlebens dar.

In einer Reihe von Studien konnten Störungen der Affektwahrnehmung und des Affektausdrucks bei Patienten mit somatoformen Störungsbildern gefunden werden (Kellner, 1990). So scheint es eine inverse Beziehung zwischen einem verminderten Affektausdruck und einer erhöhten psychophysiologischen Erregung in Belastungssituationen zu geben. Die körperlichen Beschwerden (wie Schwitzen, Schwindel und Durchfall) stellen somit »Äquivalente« von Affekten (etwa eines Angstanfalls) dar, was diese zumindest theoretisch deutlich von Konversionssymptomen abgrenzt. Im Unterschied zur Konversionsstörung entsteht bei der alexithymen Affektsomatisierung der Schmerz nicht aufgrund eines seelischen Konflikts mithilfe psychischer Verdrängungsarbeit. Vielmehr wird im Rahmen einer Affektsomatisierung der Affekt direkt in ein Körpersymptom überführt, ohne dass überhaupt eine seelische Verarbeitung stattgefunden hat (Freud 1917: *»... die Symptome der [damals so genannten] Aktualneurosen ... haben keinen Sinn, keine psychische Bedeutung«*). Häufig geht solch eine gestörte psychophysiologische Reaktionsbereitschaft zusätzlich mit einer kognitiven Fehlbewertung der Bedeutung körpereigener physiologischer Prozesse einher. Begünstigt durch einen interozeptiv geprägten Wahrnehmungsstil[18] werden körperliche Empfindungen verstärkt wahrgenommen und als Zeichen einer Störung interpretiert, was zu einer zusätzlichen Fokussierung der Aufmerksamkeit auf diese Prozesse führt.

Zusammenfassend lässt sich festhalten, dass Schmerz einen außerordentlich potenten Schutzmechanismus darstellt, der sich im Laufe der Evolution entwickelt hat, um die Integrität des Organismus zu wahren und den Betroffen in einen Zustand erhöhter Alarmbereitschaft zu versetzen. Schmerz ist dabei das Resultat eines komplexen zentralen Verrechnungsprozesses zur Abschätzung des Bedrohungsgehalts eines Reizes. Der Begriff der Nozizeption als Bezeichnung für die zugrunde liegenden zellulären somatosensorischen Prozesse ist somit klar abzugrenzen vom Schmerzerlebnis als dem Ergebnis einer subjektiven Interpretation der dem Schmerz zugrunde liegenden zellulären Prozesse. Die Nozizeption ist zwar der Kern vieler schmerzhafter Zustände, aber Schmerz kann auch ohne (periphere) Nozizeption auftreten und umgekehrt. Dies gilt besonders im Kontext psychosozialer Belastungen und psychosomatischer Störungen. Aus psychodynamischer Sicht ist die Funktion von Schmerz daher weit vielschichtiger als die eines einfachen Warnsystems, welche das Individuum vor körperlichem Schaden schützen soll. Vielmehr stellt Schmerz auch ein umfassendes seelisches Regulationssystem dar und besitzt eine zentrale Rolle bei der Stabilisierung unserer emotionalen Homöostase. Da Schmerz vereinfacht auch als Ausdruck für das generelle innere Bedrohungslevel verstanden werden kann, ist das Erkennen und Bearbeiten derjenigen Faktoren, welche den Patienten belasten und entlasten, eine der zentralen Herausforderungen einer Schmerztherapie. Das Wissen um die Existenz psychodynamischer Prozesse kann entscheidend dazu beitragen, die relevanten Einflussgrößen besser zu verstehen. Daraus lassen sich weitreichende Implikationen für die Diagnostik und Behandlung ableiten, auf die in den folgenden Abschnitten näher eingegangen werden soll.

Chronischer Schmerz im Kontext von ICD: Eine Kodierungshilfe

Neben den konzeptuellen und pathophysiologischen Überlegungen zur Genese und Aufrechterhaltung chronischer Schmerzsyndrome stellt sich auf der anderen Seite die ganz pragmatische Frage, wie chronische Schmerzstörungen im klinischen Alltag zu kodieren sind. Vor diesem Hintergrund soll im Folgenden ein kurzer Überblick über die unterschiedlichen Möglichkeiten gegeben werden, wie chronische Schmerzen im Klinikalltag angemessen verschlüsselt werden können. Denn obwohl für das Phänomen »Schmerz« in den Kodierrichtlinien der internationalen Klassifikation für Krankheiten (ICD-10, International Classification of Diseases) ein spezifischer Kriterienkatalog formuliert worden ist (siehe Kapitel 18 des ICD-10, *»Symptome und abnorme klinische und Laborbefunde, die andernorts nicht klassifiziert sind«*), können darin die psychosomatischen Aspekte chronischer Schmerzsyndrome oftmals nur unzureichend abgebildet werden.

Gerade das Wesen psychosomatischer Schmerzsyndrome, nicht notwendigerweise mit einer nozizeptiven Wahrnehmung einherzugehen, sowie die Tatsache, dass nahezu jede Schmerzempfindung unter dem ständigen Einfluss nicht-nozizeptiver, insbesondere psychosozialer Faktoren steht, ist in der aktuellen Version der international gültigen Krankheitsklassifikation nicht angemessen berücksichtigt. Während sich rein somatisch bedingte Schmerzen in der Regel gut und inhaltlich konsistent durch die ICD abdecken lassen, ist dies für psychosomatische Schmerzsyndrome oftmals nicht möglich. Sie sind meist schwer operationalisierbar und es fehlen valide neurobiologische Testparameter, anhand derer sich eindeutige Positivkriterien formulieren lassen. Umgekehrt finden sich in der aktuellen Version des diagnostischen und statistischen Leitfadens psychischer Störungen (DSM-IV, *Diagnostic and Statistical Manual of Mental Disorders, 4th edition*), dem Standardwerk zur Erfassung psychischer Krankheitsbilder, zwar umfassende Vorgaben zur Klassifikation psychischer Störungsbilder, welche mit körperlichen Symptomen einhergehen, die Komplexität psychosomatischer Schmerzsyndrome bleibt in der Regel jedoch unberücksichtigt. In Anbetracht dieser Situation verwundert es nicht, dass für die aktuellen und geplanten Neuauflagen einige substantielle Veränderungen vorgeschlagen worden sind. Im Folgenden soll kurz auf die unterschiedlichen Schmerzdiagnosen im ICD-10 eingegangen werden, um im Anschluss ein Ausblick auf die vorgeschlagenen Klassifikationssysteme im ICD-11 zu geben.

Psychosomatische Schmerzsyndrome im Rahmen von ICD-10

Die aktuellen Klassifikationsempfehlungen zur Kodierung von Schmerz im ICD-10 empfehlen, wenn »*... ein Patient speziell zur Schmerzbehandlung aufgenommen*« wird und wenn »*ausschließlich der Schmerz behandelt wird, der Kode für die Lokalisation des Schmerzes als Hauptdiagnose anzugeben ist*«. Allein die Schmerzlokalisation als Hauptdiagnose zu kodieren ist jedoch nicht nur problematisch, da mehr als 75 Prozent der Patienten mehr als eine Schmerzregion angeben, sondern auch weil dies der Heterogenität der unterschiedlichen psychosomatischen Schmerzsyndrome in vielerlei Hinsicht nicht gerecht wird. Vor diesem Hintergrund lohnt es sich, sich ein wenig differenzierter mit den unterschiedlichen im ICD-10 beschriebenen Krankheitsbildern auseinanderzusetzen, bei denen das Phänomen »Schmerz« als ein zentrales Element angesehen werden kann (Nilges & Rief, 2010; Tabelle 4):

Schmerzsyndrome ohne Krankheitswert

Vorneweg ist zu betonen, dass Schmerz ein allgegenwärtiges Symptom darstellt und als e physiologisches Signal nicht zwingend krankhaft ist. So erfüllen mehr als zwei Drittel aller Leistungssportler die Kriterien für eine chronische Schmerzstörung, meist ohne dass dies zu einer relevanten Einschränkung im Alltag führen würde. Viele Schmerzsyndrome sind zwar unangenehm, erreichen jedoch keinen relevanten Beeinträchtigungsgrad, der eine medizinische Diagnose mit Krankheitswert rechtfertigen würde. In solchen Fällen sollte von einer Kodierung abgesehen werden.

Isoliert somatisch-nozizeptiv bedingte Schmerzsyndrome

Angenommen, es liegt ein Schmerzsyndrom mit chronisch somatischem Trigger vor (beispielsweise eine nicht kontrollierte rheumatoide Arthritis oder eine chronische Osteomyelitis) und es sind keine relevanten psychosozialen Faktoren feststellbar. In solchen Fällen wird empfohlen, das Schmerzsyndrom unter der entsprechenden somatischen Erkrankung einzuordnen.

Gleichzeitig sei jedoch auch angemerkt, dass jeder chronische Schmerzzustand per se zu substantiellen Veränderungen in der zentralnervösen Prozessierung nozizeptiver Informationen führt, mit nachhaltigem Einfluss auf die kognitiven, affektiven und behavioralen Elemente der Schmerzverarbeitung.

Chronische Schmerzstörung mit somatischen und psychischen Faktoren (F45.41)

Im Jahr 2009 wurde in der deutschen Ausgabe des ICD-10 erstmals die Diagnose »Chronische Schmerzstörung mit somatischen und psychischen Faktoren« (F45.41) eingeführt, um dem komplexen Wechselspiel zwischen somatischen, psychischen und sozialen Faktoren besser gerecht werden zu können. Eine chronische Schmerzstörung mit somatischen und psychischen Faktoren liegt vor, wenn seit mindestens sechs Monaten Schmerzen in einer oder mehreren Körperregionen bestehen, die ihren Ausgangspunkt in einem physiologischen Prozess oder einer körperlichen Störung haben. Der Schmerz verursacht in bedeutsamer Weise Leiden und Beeinträchtigungen in sozialen, beruflichen oder anderen wichtigen Funktionsbereichen. Psychosoziale Faktoren spielen eine wichtige Rolle für Schweregrad, Exazerbation oder Aufrechterhaltung der Schmerzen, sind jedoch *nicht ursächlich* für deren Beginn, anders als bei der *anhaltenden somatoformen Schmerzstörung* (F45.40), auf die weiter unten näher eingegangen werden soll. In der Praxis ist diese Unterscheidung jedoch häufig schwierig zu treffen, sodass die Diagnose einer chronischen Schmerzstörung mit somatischen und psychischen Faktoren in der Regel dann vergeben wird, wenn den Schmerzen trotz hoher psychischer Überlagerung auch eine relevante somatische Komponente zugeschrieben werden kann.

Nilges und Rief (Nilges & Rief, 2010) empfehlen vor diesem Hintergrund, eine chronische Schmerzstörung mit somatischen und psychischen Faktoren insbesondere dann zu diagnostizieren, wenn ein ursprünglich auslösender somatischer Faktor (zum Beispiel ein Herpes zoster, ein Bandscheibenvorfall mit passender Schmerzlokalisation oder eine manifeste Arthrose) aufgrund von Anamnese und Untersuchungen eindeutig identifiziert und diagnostiziert werden kann und wenn mindestens zwei aufrechterhaltende psychische Faktoren vorliegen. Hierzu zählen unter anderem:

- **Maladaptive Verhaltensmuster:** Dies beinhaltet sowohl dysfunktionale Vermeidungsverhaltensweisen als auch Durchhaltestrategien. Übermäßiges Vermeidungsverhalten, beispielsweise aufgrund starker schmerzbezogener Ängste und einer daraus resultierenden körperlichen Dekonditionierung mit Schon- und Fehlhaltungen, kann genauso relevant zur Aufrechterhaltung chronischer Schmerzzustände beitragen wie dysfunktionale Durchhaltestrategien mit Überschreiten der eigenen körperlichen und mentalen Belastbarkeit und daraus resultierenden Überlastungsreaktionen (Hasenbring, 1993) des Bewegungsapparates und muskulären Verspannungen.
- **Dysfunktionale Kognitionen:** Maladaptive Kognitionen in Form von gedanklicher Einengung auf das Schmerzerleben, Katastrophisie-

ren von Körperempfindungen und Krankheitsfolgen, Grübeln und gedankliche Einengung auf schmerzassoziierte Inhalte und rigide Attribution der Ursachen auf somatische Faktoren können ebenfalls zu einer relevanten negativen Beeinflussung des Schmerzerlebens führen.

- **Emotionaler Distress:**[19] Ausgeprägte emotionale Belastungen, wie beispielsweise Verzweiflung oder Demoralisierung, gelten ebenfalls als relevante Chronifizierungsfaktoren.
- **Psychosoziale Konsequenzen:** Schmerzbedingte Veränderungen im Selbst- und Rollenverständnis (beispielsweise die Überzeugung, körperlich nicht mehr belastbar zu sein), können zu sozialer Isolation und zunehmenden finanziellen Problemen (Krankschreibung, Kündigung, vorzeitige Berentung) führen.

Anhaltende somatoforme Schmerzstörung (F45.40)

Als anhaltende somatoforme Schmerzstörung bezeichnet man somatoforme Störungen mit dem Leitsymptom Schmerz. Im Mittelpunkt des klinischen Bildes steht ein andauernder schwerer Schmerz, der in einer zeitlichen (!) Verbindung mit einem emotionalen Konflikt oder psychosozialen Belastungen auftritt und der sich durch organisch-strukturelle Ursachen nicht hinreichend erklären lässt.

Die zeitliche Verbindung mit emotionalen Konflikten oder psychosozialen Belastungen ist per definitionem eine Grundvoraussetzung für die Diagnose. Chronische Schmerzerkrankungen, bei denen psychosoziale Faktoren nicht wesentlich für Beginn, Schweregrad oder Aufrechterhaltung der Schmerzen verantwortlich sind, stellen somit *keine* somatoformen Schmerzstörungen dar. Schmerzzustände mit vermutlich psychogenem Ursprung, die beispielsweise im Verlauf einer depressiven Störung auftreten, sollten gemäß ICD-10 nicht als somatoforme Schmerzstörungen klassifiziert werden. Auch sind Schmerzsyndrome, welche primär auf Grundlage von Muskelverspannung entstehen, nicht den somatoformen Schmerzstörungen zuzurechnen. Sind an der Auslösung neben psychosozialen Einflüssen auch körperliche Faktoren substantiell beteiligt, so wird empfohlen, die Diagnose »Chronische Schmerzstörung mit somatischen und psychischen Faktoren« (F45.41) zu vergeben.

Somatisierungsstörung/undifferenzierte Somatisierungsstörung (F45.0/F45.1)

Von der somatoformen Schmerzstörung zu unterscheiden ist die Somatisierungsstörung. Auch bei diesen Störungen (F45.0 bzw. F45.1) treten häufig Schmerzen auf. Charakteristisch sind multiple, wiederholt auftretende und häufig wechselnde körperliche Symptome, die – gemäß ICD-10 – über einen Zeitraum von mehr als zwei Jahren bestehen müssen. Die Schmerzen sind Teil einer im zeitlichen Verlauf und in der Lokalisation *wechselnden Beschwerdesymptomatik*, die neben dem Schmerz auch Sensibilitätsstörungen, vegetative Störungen und sexuelle Funktionsstörungen einschließen kann. Die Gemeinsamkeit aller Symptome ist 1.) der Körperbezug und 2.) der aversive-ängstigende Charakter der Beschwerden – die Beschwerden werden als potentielle Gefahr der körperlichen Integrität interpretiert. Die meisten Patienten mit Somatisierungsstörung haben definitionsgemäß bereits eine lange und komplizierte Patientenkarriere hinter sich. Die Symptome können auf jedes Körperteil und Organ bezogen sein und sind häufig mit einer Störung des psychosozialen Umfeldes verbunden. Eine Somatisierungsstörung ist keine Simulation (bewusste Vortäuschung von Symptomen). Von einer »undifferenzierten Somatisierungsstörung« spricht man, wenn das klinische Bild einer Somatisierungsstörung nicht vollständig erfüllt ist oder die Symptomatik erst kürzer als zwei Jahre besteht. Auch bei bestehender Somatisierungsstörung kann zusätzlich eine chronische Schmerzstörung mit somatischen und psychischen Faktoren (F45.41) vorliegen, die zusätzlich codiert werden kann.

Es sei an dieser Stelle angemerkt, dass sich nach Meinung des Autors die Somatisierungsstörung sowohl in der Pathophysiologie als auch in der Behandlung grundlegend von den anderen chronischen Schmerzstörungen unterscheidet. Da sich eine Somatisierungsstörung primär durch ein wechselndes (!) Beschwerdebild auszeichnet, ist es in der Regel nicht zielführend, sich auf das jeweils führende Symptom zu konzentrieren, bis dieses »gelöscht« worden ist (um Platz für das nächste Feuer zu machen). Vielmehr gilt es herauszufinden, was die Alarmanlage »Schmerz« so verstellt hat, dass sie die unterschiedlichsten Körpersignale als Bedrohung wahrnimmt. Auch wenn es hierfür unterschiedlichste Ursachen geben kann und die Somatisierungsstörung damit ein genauso heterogenes Krankheitsbild darstellt wie die meisten anderen Schmerzsyndrome, so zeichnen sich vielen Patienten durch eine hohe Selbstunsicherheit aus.

Andauernde Persönlichkeitsänderung bei chronischem Schmerzsyndrom (F62.80)

Dieser diagnostische Kode soll Persönlichkeits- und Verhaltensstörungen abdecken, welche sich im Rahmen von starken, anhaltenden Schmerzen entwickeln. Um diese Diagnose vergeben zu können, muss sich im Zuge starker chronischer Schmerzen eine grundsätzliche Veränderung von Persönlichkeitszügen entwickelt haben, welche vor Beginn der Schmerzsymptomatik noch nicht bestanden hat. Fremdanamnestische Hinweise sind hier wichtig. Häufig ist zu erfahren, dass über den Verlauf der Schmerzerkrankung bei dem Betroffenen ein grundlegender Wandel in der Wahrnehmung sowie im Verhalten und Denken stattgefunden hat. Angemerkt sei, dass diese Diagnose bisher noch keinen Eingang in die internationale ICD-Klassifikation gefunden hat und daher häufig als »deutsche Reservediagnose« kritisiert wird: Es ist schwer nachvollziehbar, warum eine Verhaltensänderung wie etwa ein depressiver Rückzug in Folge einer Schmerzsymptomatik nicht auch als ein solcher diagnostiziert werden kann.

Schmerzen im Rahmen einer somatoformen autonomen Funktionsstörung (F45.3)

Beziehen sich die vom Patienten geschilderten Beschwerden auf Organe des Vegetativums (kardiovaskuläre, gastrointestinale, respiratorische oder urogenitale Beschwerden), so spricht man von einer somatoformen autonomen Funktionsstörung (Tesarz & Eich, 2018). Solche funktionellen Syndrome im Bereich der autonom innervierten Organe können mit Schmerzen einhergehen. In Abgrenzung zur somatoformen Schmerzstörung steht jedoch die Dysfunktion des betroffenen Organsystems im Vordergrund und die Schmerzen sind in der Regel die Folge dieser autonomen Störung. Diagnostisch lassen sich hierbei oftmals »objektivierbare« Beschwerden, die auf Symptomen der vegetativen Stimulation beruhen (bspw. Herzklopfen, Schwitzen, Erröten, Zittern), von eher unspezifischen subjektiven Beschwerden (flüchtige Schmerzen, Brennen, Schweregefühl, Brustenge) unterscheiden. Somatoforme autonome Funktionsstörungen umfassen Krankheitsbilder wie das Da-Costa-Syndrom (Herzneurose) oder funktionelle gastrointestinale Störungen wie der Reizmagen oder das Reizdarmsyndrom. Funktionelle gastrointestinale Störungen können international noch einmal spezifisch nach der sogenannten Rom-Klassifikation eingeteilt werden. Die aktuelle Fassung (ROM-IV) unterscheidet systematisch in Erkrankungen des Ösophagus, des Gastroduodenums, des Darms, in funktionelle abdominelle Schmerzen, funktionelle Störungen der Gallenwege und des Anorektums (Palsson et al., 2016).

Schmerzen im Rahmen einer hypochondrischen Störung (F45.2)

Bei der hypochondrischen Störung sind es nicht die Beschwerden selbst, die den Patienten belasten, sondern die *Angst vor* einer schweren körperlichen Erkrankung (Tesarz & Eich, 2018). Charakteristisch ist die beharrliche Beschäftigung mit der Möglichkeit, an einer schweren und fortschreitenden körperlichen Krankheit zu leiden. Allgemeine Körperwahrnehmungen werden oft als abnorm und belastend interpretiert. Hypochondrische Störungen stehen in keinem direkten Zusammenhang mit Schmerzsymptomen. Angstbedingt kann es sekundär jedoch zu Muskelverspannungen und dadurch zu myofaszialen Schmerzen kommen. Bei hypochondrischen Störungen ist im Gegensatz zur Somatisierungsstörung die Aufmerksamkeit der Patienten meist nur auf ein oder zwei Organe (oder Organsysteme) fokussiert. Zu berücksichtigen ist, dass bei Personen mit chronischen Schmerzen auch häufiger Angststörungen (insbesondere generalisierte Angststörungen (F41.1), Panikstörungen (F41.0) und die soziale Phobie (F40.1) anzutreffen sind. Sind die Ängste ausschließlich auf Schmerzsituationen bezogen und lässt sich ein zumindest vordergründiger somatischer Auslöser identifizieren (auch wenn dieser in der Regel in keinem Verhältnis zum Leidensdruck des Patienten steht), so ist dies vom Vorliegen dysfunktionaler Kognitionen, maladaptiver Verhaltensmuster und eines hohe emotionalen Belastungsgrades nach Nilges und Rief durch die Diagnose F45.41 ausreichend abgedeckt (Nilges & Rief, 2010). Umgekehrt gilt jedoch, dass die Angstdiagnose ausreichend ist, wenn die Schmerzsymptomatik nur während der Angstphasen auftritt (beispielsweise ein nur während Panikattacken auftretender Brustschmerz). Nilges und Rief weisen darauf hin, dass beim Vorliegen einer posttraumatischen Belastungsstörung (F43.1) auch diese zusätzlich zu diagnostizieren ist.

Schmerzen im Rahmen einer Neurasthenie (F48.0)

Neurasthenie (Nervenschwäche, von τὸ νεῦρόν *neuron*, Nerv, und ἀσθενὴς *asthenès*, schwach) ist eine psychische Diagnosekategorie, welche große Überschneidungsbereiche mit der depressiven Störung (im Sinne einer »Erschöpfungsdepression«) zeigt und nur noch selten diagnostiziert wird. Hauptsymptome der Neurasthenie sind eine stark gesteigerte sowohl körperliche als auch geistige Erschöpfbarkeit, begleitet von muskulären und anderen Schmerzen. Oftmals finden sich darüber hinaus eine ganze Reihe weiterer unangenehmer körperlicher Empfindungen wie Schwindelgefühl, Spannungskopfschmerz und allgemeine Unsicherheit. Sorge über abnehmendes geistiges und körperliches Wohlbefinden, Impotenz bei Männern und Frigidität bei Frauen, Freudlosigkeit, Depression und Angst werden ebenfalls häufig berichtet, ebenso eine Unfähigkeit zu entspannen sowie eine erhöhte Reizbarkeit. Sie wurde daher früher oft als »reizbare Schwäche« bezeichnet. Es bestehen bedeutende kulturelle Unterschiede in der jeweiligen Symptomausgestaltung. Nach ICD-10 lassen sich zwei Hauptformen unterscheiden:

- **Mentaler Typ:** Bei dieser Form ist das Hauptcharakteristikum die Klage über vermehrte Müdigkeit nach geistigen Anstrengungen, welche häufig mit abnehmender Arbeitsleistung oder Effektivität bei der Bewältigung täglicher Aufgaben verbunden ist. Die geistige Ermüdbarkeit wird typischerweise als unangenehmes Eindringen ablenkender Assoziationen oder Erinnerungen beschrieben, als Konzentrationsschwäche und allgemein ineffektives Denken.
- **Somatischer Typ:** Bei der anderen Form liegt das Schwergewicht auf Gefühlen körperlicher Schwäche und Erschöpfung nach nur geringer Anstrengung, begleitet von muskulären und anderen Schmerzen und der Unfähigkeit, sich zu entspannen.

Heute geht man mehrheitlich davon aus, dass die Neurasthenie als eine Sonderform der Depression zu betrachten ist. In der psychotherapeutischen sowie psychiatrischen Praxis spielt diese Diagnose kaum noch eine Rolle, da inzwischen andere Krankheitsbilder (u.a. Depression, Erschöpfungsdepression, Burn-out) beschrieben wurden, welche die Symptome der Neurasthenie umfassen bzw. einschließen. Auch wenn ein klarer Konsens fehlt, so wird die Neurasthenie voraussichtlich in der überarbeiteten Version des ICD-11 nicht mehr aufgeführt werden.

Schmerzen im Rahmen einer Depression

Liegt zusätzlich zur Schmerzsymptomatik das Vollbild einer depressiven Erkrankung vor, so ist die Depression bzw. affektive Störung zusätzlich zu klassifizieren (s. F31–F34). Epidemiologische Untersuchungen zeigen, dass bis zu jede dritte Person mit chronischen Schmerzen zusätzlich die Kriterien einer komorbiden Depression erfüllt. Etwa gleich häufig berichten Patienten mit depressiven Störungen über Schmerzen und andere funktionelle Beschwerden als somatische Begleitsymptomatik ihrer Depression. Dieses gehäufte gemeinsame Auftreten von Depression und chronischem Schmerz lassen auf einen engen Zusammenhang zwischen diesen beiden Störungsbildern schließen.

Aus theoretisch-diagnostischer Perspektive lassen sich drei mögliche Zusammenhänge postulieren:

- **Schmerz als Ausdruck einer zugrunde liegenden Depression:** Treten Schmerzsymptome ausschließlich während depressiver Phasen auf, kann dies ausschließlich als Depression diagnostiziert werden. Man spricht in solchen Fällen auch von einer »larvierten« (bzw. »maskierten«) oder »somatisierten« Depression, bei der sich die Depression »in der Larve« von Schmerzen zeigt. Während das Konzept der »larvierten Depression« seit seiner Einführung kontrovers diskutiert wird, ist empirisch inzwischen gut belegt, dass eine Depression durchaus zu Schmerzen führen bzw. diese verstärken und aufrechterhalten kann.
- **Schmerz und Depression als zwei unterschiedliche Symptome einer gemeinsamen Basisstörung:** Es sind einige neurologische bzw. systemische Erkrankungen beschrieben (wie multiple Sklerose, systemischer Lupus erythematodes), welche sowohl zu chronischen Schmerzen als auch zu depressiven Symptomen führen können.
- **Depression sekundär als Folge chronischer Schmerzen:** Schmerzen und die damit einhergehenden Folgeerscheinungen (z. B. sozialer Rückzug, Schlafstörungen, Gereiztheit, Inaktivität etc.) sind ein relevanter und empirisch gut belegter Risikofaktor für die Entwicklung depressiver Störungen.

An dieser Stelle sei darauf hingewiesen, dass es auf pathophysiologischer Ebene eine starke Verbindung zwischen der Wahrnehmung von Körpersignalen einerseits und der Ausbildung von depressiven Symptomen andererseits gibt. Neuere Depressionstheorien (Stephan et al., 2016) sehen daher zumindest für eine Untergruppe der Patienten die Ursache für die Entwicklung einer depressiven Symptomatik in der mangelhaften Verarbeitung von interozeptiven Signalen. Danach führen Störungen der Interozeption bzw. allostatischer Kontrolle zu mangelhafter Erfüllung von a priori bestehenden Erwartungen über Körperzustände *(homeostatic beliefs)*. Die resultierende chronische Dyshomöostase wird auf einer metakognitiven Ebene als mangelnde Selbstwirksamkeit auf der fundamentalen

Ebene der Selbsterhaltung erlebt, mit anschließender Generalisierung in depressive Erschöpfung und Antriebsmangel (Stephan et al., 2016).

Sowohl Schmerz als auch Depression sind in dieser Hinsicht das Ergebnis komplexer zentralnervöser Berechnungsprozesse von interozeptiven Signalen. Während Schmerz jedoch als »Output«-Variable für die Berechnung des Bedrohungslevels fungiert, sind depressive Erschöpfung und Antriebsmangel das metakognitive Resultat der zugrunde liegenden chronischen Dyshomöostase. Vor diesem Hintergrund verwundert es nicht, dass chronische Schmerzen und depressive Störungen eine so hohe Koinzidenz zeigen. Entsprechend dieser Theorie ist zu vermuten, dass bei solchen Patienten körperorientierte Psychotherapieverfahren, welche auf eine Verbesserung der interozeptiven Wahrnehmung und kognitiven Verarbeitung abzielen, von Bedeutung sind.

Psychische Faktoren oder Verhaltenseinflüsse bei anderenorts klassifizierten Krankheiten (F54)

Viele medizinische Erkrankungen werden durch psychische Faktoren beeinflusst. Sind diese jedoch zu gering ausgeprägt, um die Vergabe einer manifesten Diagnose zu rechtfertigen (z. B. im Sinne einer komorbiden Angst- bzw. depressiven Störung), und besitzen sie keine ausreichende Bedeutung in der Chronifizierung, sodass die Vergabe einer F45.41 gerechtfertigt wäre, so können solche psychischen Faktoren durch den Diagnosekode »Psychische Faktoren oder Verhaltenseinflüsse bei anderenorts klassifizierten Krankheiten« (F54) berücksichtigt werden. So kann eine Schmerzverstärkung bei Belastungen (z. B. Kopfschmerzzunahme unter Stress) mit der Diagnose F54 kodiert werden.

Schmerzen im Rahmen von psychotischen Störungen (F20.8)

Im Rahmen von psychotischen Störungen (z. B. zoenästhetische Schizophrenien (F20.8), schizophreniformen Störungen und Wahnstörungen) kann gelegentlich Schmerz als eine Form von zoenästhetischem Symptom auftreten. Zoenästhesien sind Leibhalluzinationen, d.h. Wahrnehmungstäuschungen, die sich auf die Körperwahrnehmung beziehen. Differentialdiagnostisch sind diese Leibhalluzinationen mitunter schwer abzugrenzen von körperlichen Missempfindungen oder körperlichen Beschwerden anderer Ursache. Charakteristisch für Zoenästhesien ist neben der auffallenden gedanklichen Einengung auf das Symptom die häufige Verknüpfung mit bizarren, zum Teil wahnhaft anmutenden Interpretationen (»Jemand dringt von außen in meinen Körper und tut mir weh.«) sowie die hartnäckige Forderung nach medizinischen Untersuchungen trotz wiederholter negativer Untersuchungsergebnisse und trotz der Versicherung der Ärzte, dass die Symptome organisch nicht begründbar sind. Es kann sich bei den Schmerzen um umschriebene, von den Patienten stets in gleicher Weise beschriebene und lokalisierte Beschwerden handeln oder um multiple, ihrer Lokalisation und ihrem Beschwerdecharakter nach wechselnde körperliche Symptome. Die beharrliche Beschäftigung mit den Körperstörungen ist ein vorherrschendes Kennzeichen. Um Schmerzen als zoenästhetisches Phänomen im Rahmen einer psychotischen Störung zu klassifizieren, muss die Schmerzsymptomatik in engem Zusammenhang

Tabelle 4: Somatoforme Schmerzsyndrome

Schmerzsyndrome	ICD-10
Somatisierungsstörung (Undifferenzierte Somatisierungsstörung)	F45.0 (F45.1)
Hypochondrische Störung	F45.2
Somatoforme autonome Funktionsstörung	F45.3
Anhaltende Schmerzstörung Somatoforme Schmerzstörungen Chronische Schmerzstörung mit somatischen und psychischen Faktoren	F45.4 F45.40 F45.41
Neurasthenie	F48.0
Psychische Faktoren oder Verhaltenseinflüsse bei anderenorts klassifizierten Krankheiten	F54
Schmerzen im Rahmen von psychotischen Störungen	F20.8

mit der psychotischen Symptomatik stehen und nicht ausreichend durch organische Ursachen erklärbar sein.

Assoziierte funktionelle Störungen mit dem Leitsymptom Schmerz

Im weiteren Sinne zählen zu den psychosomatischen Schmerzstörungen auch diverse funktionelle Syndrome. Diese sind im Kapitel V (F) der psychischen und Verhaltensstörungen der ICD-10 jedoch nicht explizit definiert. Zu Klassifikationszwecken können sie dort entweder einer der spezifischen Diagnosen somatoformer Störungen oder der Restkategorie »nicht näher bezeichnet« zugeordnet werden. In der somatischen Medizin werden funktionelle Syndrome vielfach mit einer ICD-10-Diagnose aus einem anderen Kapitel und nicht aus dem Kapitel der psychischen und Verhaltensstörungen kodiert. Eine Auswahl klinisch relevanter, schmerz-assoziierter funktioneller Syndrome ist in Tabelle 5 aufgeführt.

Tabelle 5: Funktionelle Schmerzsyndrome

Funktionelle Störungsbilder im ICD-10	ICD-10
Fibromyalgiesyndrom (*fibromyalgia syndrom*, FMS)	M79.70
Reizdarmsyndrom (*irritable bowel syndrom*, IBS) ▪ Reizdarmsyndrom mit Diarrhoe ▪ Reizdarmsyndrom ohne Diarrhoe	K58. – K58.0 K58.9
Kraniomandibuläre Dysfunktion (*craniomandibular dysfunction*, CMD):	K07.6
Atypischer Gesichtsschmerz	G50.1
Chronische Spannungskopfschmerzen	G44.2
Chronischer Unterleibsschmerz (*chronic pelvic pain syndrome*, CPPS)	R10.2

Das Konzept funktioneller somatischer Syndrome vermeidet eine bindende ätiologische/pathophysiologische Annahme bezüglich des Beschwerdebildes. Vielmehr werden funktionelle somatische Syndrome in der Regel durch einen typischen Symptomkomplex unterschiedlicher körperlicher Symptome definiert sowie durch das Fehlen eines die Symptome ursächlich erklärenden somatischen Krankheitsfaktors (z. B. strukturelle Gewebsschädigung, biochemische Störung, spezifische Laborbefunde). Für die meisten funktionellen Syndrome liegen weder international verbindliche Diagnosekriterien vor, noch sind sie in rationaler Form in den Kontext der bisherigen somatoformen Störungen eingegliedert. Vielmehr definieren einzelne Fachgesellschaften die verschiedenen funktionellen Syndrome anhand der jeweils ihrem Fachgebiet zugeordneten Symptome ohne zusätzliche, anderen Fachgebieten zugeordnete körperliche und seelische Beschwerden zu berücksichtigen. Aufgrund von häufigen konzeptionellen Überlappungen sowohl innerhalb der funktionellen Syndrome als auch zwischen funktionellen Syndromen und somatoformen Störungen existieren daher eine Reihe diagnostisch unklarer Fälle (Wessely et al., 1999).

Aufgrund der hohen klinischen Relevanz als einer Sonderform primärer Schmerzstörungen sollen im Folgenden kurz die Diagnosekriterien für das Fibromyalgiesyndrom erläutert werden.

Fibromyalgiesyndrom (M79.70)

Das Fibromyalgiesyndrom stellt eine spezielle Form chronisch generalisierter Ganzkörperschmerzen mit erhöhter Druckempfindlichkeit dar. Kernsymptome sind neben chronischen Schmerzen in mehreren Körperregionen Schlafstörungen (bzw. nichterholsamer Schlaf) und Erschöpfungsneigung (körperlich und/oder geistig). Nachdem die Diagnosestellung über Jahrzehnte hinweg auf der generalisierten Druckschmerzhaftigkeit (mindestens 11 von 18 möglichen Tenderpoints, siehe Tabelle 6) basierte, sind in den letzten Jahren weitere Kernsymptome in den Vordergrund gerückt. Diese Neukonzeptualisierung hat leider dazu geführt, dass aktuell unterschiedliche Diagnosekriterien gleichwertig nebeneinander existieren. Die neuen Kriterien ersetzen den klinischen Befund der Tenderness bei Daumenpalpation durch die Symptome »körperliche und/oder geistige Erschöpfungsneigung« (z. B. Konzentrationsstörungen) und »nichterholsamer Schlaf«. Besteht der Verdacht auf das Vor-

Tabelle 6: Anatomische Lokalisation der Tenderpoints (Wolfe et al., 2010)

		Anatomische Lokalisation
1 & 2	**untere HWS**	vorderer Anteil der Proc. transversaria auf Höhe C5 – C7
3 & 4	**2. Rippe**	im Bereich des 2. kostochondralen Übergangs, direkt lateral des Sternokostalgelenks im oberen Anteil
5 & 6	**Ellenbogen**	ca. 2 cm distal der Epikondylen
7 & 8	**Knie**	im Bereich des medialen Fettkörpers direkt proximal der Gelenklinie
9 & 10	**okzipital**	Ansatz der Subokzipitalmuskulatur
11 & 12	**Trapezius**	mittig am oberen Rand des Pars ascendens
13 & 14	**Supraspinatus**	direkt oberhalb der Spina scapula medial im Bereich des Margo medialis scapulae
15 & 16	**gluteal**	im oberen äußeren Quadranten der Gesäßregion in der vorderen »Muskelvertiefung«

Bei der Untersuchung der Tenderpoints soll mit der Fingerbeere mit einem Gewichtsäquivalent von etwa 4 kg gedrückt werden. Dieser Auflagedruck wird z. B. mit dem Daumen erreicht, wenn sich am Daumennagel des Untersuchers etwa ein halber Zentimeter weiß färbt. Wenn der Patient Schmerz angibt, ist der Befund positiv.

liegen eines Fibromyalgiesyndroms, so kann gemäß der aktuellen Empfehlungen die klinische Diagnose sowohl klassisch unter Anwendung der sogenannten Tenderpoints (nach den ACR-1990-Klassifikationskriterien) als auch unabhängig von deren Anzahl und Ausmaß anhand der symptombasierten Kriterien gemäß den (vorläufigen) ACR 2010 Kriterien (siehe Tabelle 7) gestellt werden. Die Diagnose beruht auf der Anamnese eines typischen Symptomkomplexes, klinischer Untersuchung und dem Ausschluss körperlicher Erkrankungen, welche diesen Symptomkomplex ausreichend erklären könnten.

Tabelle 7: ACR-1990 Kriterien des Fibromyalgiesyndroms

Vorläufige Diagnosekriterien nach AWMF 2017

Ein Patient erfüllt die diagnostischen Kriterien der Fibromyalgie, wenn die folgenden drei Bedingungen erfüllt sind:

1) Chronische (> 3 Monate) Schmerzen in mehreren Körperregionen (CWP)

- **entweder nach den ACR-1990-Kriterien*:**
  Achsenskelett (HWS oder vorderer Brustkorb oder BWS oder LWS)
  und rechte Körperhälfte und linke Körperhälfte
  und oberhalb der Taille und unterhalb der Taille
  und ≥ 11 von 18 Tenderpoints sind druckschmerzhaft
- **oder in Kombination mit weiteren Symptomen nach den vorläufigen ACR-2010-Kriterien#:**
  Regionaler Schmerzindex (WPI)** ≥ 7/19 Schmerzorte und ein Symptom-schwere-Score (SS-Skala)*** ≥ 5

2) Die Symptome bestehen seit mindestens 3 Monaten in ähnlicher Stärke.

3) Der Patient bietet keine Hinweise auf eine Erkrankung, die die Schmerzen anderweitig erklären könnte.

Erläuterung:

* Schmerzen in mehreren Körperregionen (CWP) nach den ACR-1990-Kriterien: In dieser Definition werden Schmerzen in der rechten oder linken Schulter oder im unteren Rücken als der jeweiligen Körperseite zugehörig eingeordnet. Schmerzen des unteren Rückens werden der unteren Körperhälfte zugeordnet. Das bedeutet, dass Schmerzen an drei Stellen des Körpers (beispielsweise rechte Schulter, linkes Gesäß und Brustwirbelsäule) die ACR-1990-Kriterien erfüllen.

** WPI (*Widespread-Pain-Index* = Regionaler Schmerzindex):
Bestimmung der Zahl der Areale, in denen der Patient in der letzten Woche Schmerzen hatte. Der Wert liegt zwischen 0 und 19.

Schultergürtel links	Hüfte (Gesäß, Trochanter) links	Kiefer links	oberer Rücken
Schultergürtel rechts	Hüfte (Gesäß, Trochanter) rechts	Kiefer rechts	unterer Rücken
Oberarm links	Oberschenkel links	Brustkorb	Nacken
Oberarm rechts	Oberschenkel rechts	Abdomen	
Unterarm links	Unterschenkel links		
Unterarm rechts	Unterschenkel rechts		

Nach der Originalpublikation der vorläufigen ACR-2010-Diagnosekriterien konnte ein FMS auch bei drei bis sechs Schmerzorten auf der regionalen Schmerzskala und einem Symptomschwerescore ≥ 9 diagnostiziert werden. Dieses Kriterium ist nicht vereinbar mit dem Hauptsymptom des FMS, nämlich chronische Schmerzen in mehreren Körperregionen. Bei drei Schmerzlokalisationen in der regionalen Schmerzskala kann auch ein regionaler Schmerz (z. B. Nacken, Oberarm, Unterarm) vorliegen. Daher wird die Verwendung dieses diagnostischen Kriteriums nicht empfohlen.

*** SS-Skala (Symptomschwere-Score):
Der SS-Skala-Wert ist die Summe der Schwere der drei Leitsymptome (Müdigkeit, nichterholsamer Schlaf, kognitive Probleme) plus Ausmaß (Schwere) somatischer Symptome allgemein. Der Endwert liegt zwischen 0 und 12.

Müdigkeit	(Wert 0 – 3) in der vergangenen Woche
nichterholsamer Schlaf	(Wert 0 – 3) in der vergangenen Woche
kognitive Probleme	(Wert 0 – 3) in der vergangenen Woche
somatische/depressive Symptome	(Wert 0 – 3) in der vergangenen Woche

Die Punktevergabe erfolgt für Müdigkeit, nichterholsamen Schlaf und kognitive Probleme jeweils von 0 = nicht vorhanden bis 3 = extrem ausgeprägt; für die somatischen/depressiven Symptome wird für die drei Symptome Kopfschmerzen, Bauchschmerzen, Depression jeweils 0 = nicht vorhanden oder 1 = vorhanden vergeben.

Die Summe des Symptomschwere-Scores und des Regionalen Schmerzindex ergibt gleichzeitig auch den Gesamtscore des sogenannten Fibroymalgiesymptom-Fragebogens, welcher zur Beurteilung des Schweregrads herangezogen werden kann (leichtere Form des FMS: Gesamtscore 12 – 19, schwerere Form des Gesamtscore 20 – 31; Wolfe et al., 2015).
Angemerkt sei, dass bis vor Kurzem noch eine drittes Diagnostikkriterium in den Leitlinien genannt wurde (die »AWMF (2012)-Kriterien«); der Gebrauch dieser symptombasierten Kriterien wird nicht mehr empfohlen, da sie international nicht verwendet werden.

Das Fibromyalgiesyndrom wird im ICD-10 unter dem Kapitel »Sonstige Krankheiten des Weichteilgewebes, anderenorts nicht klassifiziert« unter dem Diagnosekode M79.70 aufgeführt. Auch Kinder und Jugendliche erkranken. Zur Abgrenzung der prognostisch deutlich ungünstiger verlaufenden FMS des Erwachsenen wird das juvenile FMS jedoch nach der amerikanischen Terminologie auch als »generalisiertes Schmerzverstärkungssyndrom« bezeichnet *(amplified musculoskeletal pain syndrome)*. In den Leitlinien wird explizit darauf hingewiesen, dass das Fibromyalgiesyndrom nicht pauschal mit einer anhaltenden somatoformen bzw. einer chronischen Schmerzstörung mit psychischen und somatischen Faktoren gleichzusetzen ist.

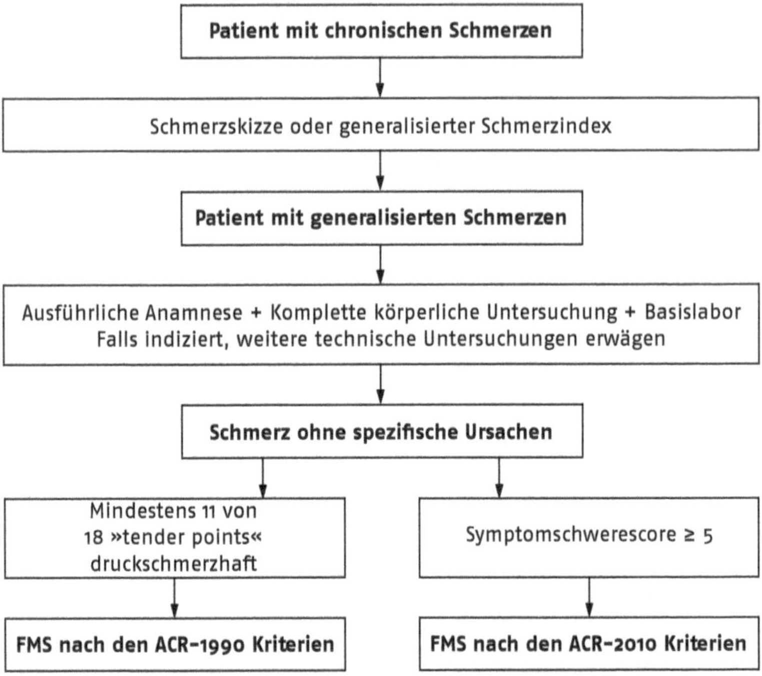

Abbildung 4: Algorithmus zur Diagnose des FMS. Die Diagnose eines Fibromyalgiesyndroms setzt das Vorliegen von generalisierten Schmerzen (definiert entweder anhand einer Schmerzskizze oder anhand des Index für generalisierte Schmerzen (WPI)) voraus. Die Diagnosesicherung erfolgt entweder über die Evaluation von Tenderpoints oder durch den Symptomsschwerescore.

Klassifikation chronischer Schmerzen im ICD-11: Ausblick und Entwicklungen

Seit einigen Jahren gibt es von Seiten der Internationalen Gesellschaft zum Studium des Schmerzes (IASP) die Bestrebung, in Kooperation mit der Weltgesundheitsorganisation (WHO) die aktuelle Klassifikation chronischer Schmerzen grundlegend zu reformieren. Dahinter steht das Anliegen, im ICD-11 eine eigene Kategorie für chronische Schmerzen einzuführen. Dies geschieht nicht nur, um bisher unberücksichtigte Schmerzsyndrome ausreichend abzubilden, sondern auch um das biopsychosoziale Verständnis chronischer Schmerzen in der ICD zu verankern und dafür ein Klassifikationssystem zur Verfügung zu stellen, das dem interdisziplinären Charakter des Phänomens »Schmerz« gerecht wird. Eine der größten Herausforderungen in diesem Prozess war die Suche nach einem rationalen Klassifikationsprinzip, das sich einerseits in die allgemeinen Vorgaben der ICD einfügt und andererseits dem interdisziplinären Charakter sowie der Heterogenität chronischer Schmerzen gerecht wird. Gelungen ist dies der eigens dafür eingerichteten IASP-Task Force durch die Einführung des sogenannten »Prinzips der multiplen Elternschaft«, das erlaubt, dass die gleiche Diagnose unter mehr als einer diagnostischen Kategorie subsumiert wird. Jede Diagnose kann einer primären (»Eltern«-) Kategorie zugeordnet werden, gleichzeitig jedoch auf andere Kategorien, die als sekundäre Eltern fungieren, referenzieren. Eine Schmerzentität kann also prinzipiell mehr als einen »Elternteil« haben. Beispielsweise kann die diagnostische Entität »chronisch nicht-spezifischer muskuloskelettaler Schmerz« sowohl unter der Kategorie »chronisch muskuloskelettaler Schmerz« als auch unter der Kategorie »chronisch primärer Schmerz« eingeordnet werden. Die verschiedenen diagnostischen Entitäten sind in der geplanten ICD-11-Klassifikation in einer hierarchischen Reihenfolge angeordnet, mit einer darüberliegenden diagnostischen Oberkategorie (der »Eltern-Entität«) und mehreren darunterliegenden diagnostischen Unterkategorien (den »Kind-Entitäten«). Die Unterkategorien können jedoch wiederum »Eltern« sein für die diagnostischen Entitäten des darunterliegenden Levels: Zum Beispiel kann die diagnostische Unterkategorie »chronisch primärer Schmerz« der darüberliegenden Kategorie »chronischer Schmerz« ein Elternteil sein zu »chronisch primärer generalisierter Schmerz«. Einer von ihnen wird dann je nach Priorität des Diagnostikers als der primäre Elternteil bezeichnet werden, die Entität kann unter dieser Diagnosekategorie gefunden werden. Das Prinzip der multiplen Elternschaft erlaubt es, dass eine Schmerzentität gleichzeitig in zwei oder mehr Diagnosekategorien eingebunden wird.

Nüchtern betrachtet, wird durch die Einführung einer globalen ICD-Kategorie für chronische Schmerzen die Kodierung für spezifische somatoforme Schmerzstörungen überflüssig. In diesem Sinne ist es schlüssig, dass die oben genannten ICD-10-Kategorien für somatoforme Schmerzstörungen nicht mehr als spezifische Diagnosekategorien aufgeführt werden. Stattdessen soll zusätzlich eine weitere globale und vielfach vereinfachte Kategorie der körperlichen Belastungsstörung *(disorders of bodily distress or bodily experience)* eingeführt werden. Diese Kategorie ist nicht auf das Symptom »Schmerz« beschränkt, sondern bezieht sich auf jegliche Formen körperlicher Beschwerden, welche mit einer übermäßigen Beschäftigung mit der Symptomatik einhergehen. Diese neue Kategorie der körperlichen Belastungsstörung soll die alten ICD-10-Kategorien innerhalb der Gruppe der somatoformen Störungen (F45.0) sowie weitgehend auch die Neurasthenie ersetzen.

Doch was umfasst das neue Klassifikationssystem und wie sehen die neuen ICD-11-Diagnosen für chronische Schmerzen aus? In den folgenden Abschnitten soll auf das neue Klassifikationssystem eingegangen werden und sollen die wichtigsten Diagnosekategorien kurz dargestellt werden.

Chronischer Schmerz nach ICD-11

Chronische Schmerzen werden in der Klassifikation operational definiert als Schmerzen, die länger als drei Monate anhalten oder wiederkehren. Dies bedeutet eine Halbierung des bisher gültigen Zeitkriteriums. In dieser neuen Kategorie können ferner, basierend auf der Schmerzätiologie, den zugrunde liegenden pathophysiologischen Mechanismen sowie den primär betroffenen anatomischen Systemen insgesamt sieben diagnostische Grundkategorien mit jeweils verschiedenen Subkategorien unterschieden werden (siehe auch Tabelle 8):

1. chronische primäre Schmerzen,
2. chronische krebsassoziierte Schmerzen,
3. chronische postoperative und posttraumatische Schmerzen,
4. chronische neuropathische Schmerzen,
5. chronische sekundäre Kopf- und orofaziale Schmerzen,
6. chronische viszerale Schmerzen,
7. chronische muskuloskelettale Schmerzen.

Tabelle 8: Struktur der Schmerzdiagnosen[20]

Struktur der Schmerzdiagnosen[20]*	ICD-11
Chronische primäre Schmerzen** Schmerzen an einer oder mehreren Körperstellen, die mit bedeutsamen emotionalen Leiden (wie Ärger, Angst, depressive Stimmung) oder ausgeprägten funktionellen Beeinträchtigungen (wie Interferenz mit alltäglichen Aktivitäten oder verminderter sozialer Teilnahme) einhergehen. Chronische primäre Schmerzen sind multifaktoriell: Biologische, psychologische und soziale Faktoren tragen zum Schmerzsyndrom bei. Die Diagnose ist unabhängig vom Vorliegen biologischer oder psychosozialer Faktoren zu vergeben, es sei denn, eine andere Diagnose kann die Symptomatik besser erklären. Kriterien A–C sind erfüllt: A Chronische Schmerzen (anhaltend oder wiederkehrend) sind vorhanden. B Die Schmerzen stehen mit mindestens einem der folgenden Symptome in Verbindung: – B1 Die Schmerzen verursachen emotionales Leiden. – B2 Die Schmerzen interferieren mit alltäglichen Aktivitäten oder sozialer Teilhabe. C Die Schmerzen werden nicht besser durch eine andere Form chronischer Schmerzen erklärt. Folgende Subkategorien werden unterschieden:	1
▪ chronisches ausgedehntes Schmerzsyndrom (CWP),	1.1
▪ komplexes regionales Schmerzsyndrom (CRPS),	1.2
▪ chronische primäre Kopfschmerzen oder orofaziale Schmerzen,	1.3
▪ chronische primäre viszerale Schmerzen,	1.4
▪ chronische primäre muskuloskelettale Schmerzen (außer orofazialen).	1.5
Chronische krebsassoziierte Schmerzen Schmerzen, die durch den Krebs selbst (den primären Tumor oder Metastasen) oder seine Behandlung verursacht werden. Sie sind abzugrenzen gegenüber Schmerzen, die durch komorbide Erkrankungen verursacht werden. Es sollte daher wahrscheinlich sein, dass die Schmerzen durch den Krebs oder seine Behandlung verursacht wurden. Bei vager Genese sollte eine Diagnose aus dem Bereich primärer chronischer Schmerzen vergeben werden. Kriterien A–C sind erfüllt: A Chronische Schmerzen sind vorhanden. B Mindestens eines der folgenden Kriterien ist erfüllt: – B1 Die Schmerzen werden durch einen aktiven Tumor verursacht (einschließlich Metastasen). – B2 Die Schmerzen werden durch die Krebsbehandlung verursacht (einschließlich, aber nicht ausschließlich Operationen, Chemotherapie, Radiotherapie).	2

Tabelle 8: Struktur der Schmerzdiagnosen *(Fortsetzung)*

Struktur der Schmerzdiagnosen[20]*	ICD-11
C Die Schmerzen werden nicht besser durch eine andere Form chronischer Schmerzen erklärt. Folgende Subkategorien werden unterschieden: ■ chronische Krebsschmerzen, ■ chronische schmerzhafte chemotherapieinduzierte Polyneuropathie, ■ chronische radiotherapieinduzierte Schmerzen.	 2.1 2.2 2.3
Chronische postoperative und posttraumatische Schmerzen Schmerzen, die sich nach einem chirurgischen Eingriff oder einer Gewebsverletzung entwickeln oder in ihrer Intensität zunehmen. Die Lokalisation der Schmerzen ist im Bereich des Eingriffs oder der Gewebsverletzung und projiziert in das Innervationsgebiet eines Nervs in diesem Bereich oder strahlt in das betreffende Dermatom aus. Andere Ursachen der Schmerzen wie Infektionen, Neoplasmen etc. müssen ebenso ausgeschlossen werden wie Schmerzen, die von einem vorangegangenen Schmerzproblem fortbestehen. Je nach der Art des Eingriffs sind chronische postoperative Schmerzen oft neuropathische Schmerzen. Kriterien A – D sind erfüllt: A Es werden Schmerzen erlebt, die nach einer Operation oder Gewebsverletzung begonnen haben. B Die Schmerzen werden in dem Areal der Operation oder der Verletzung empfunden. C Die Schmerzen bestehen über mindestens drei Monate nach der Operation oder der Verletzung. D Die Schmerzen werden nicht besser durch eine andere Form chronischer Schmerzen, eine Infektion, einen Tumor, eine vorbestehende Schmerzproblematik oder eine andere alternative Ursache erklärt. Folgende Subkategorien werden unterschieden: ■ chronische postoperative Schmerzen, ■ chronische posttraumatische Schmerzen.	**3** 3.1 3.2
Chronische neuropathische Schmerzen Schmerzen, die durch eine Läsion oder Erkrankung des somatosensorischen Systems verursacht werden. Die Diagnose chronischer neuropathischer Schmerzen setzt eine Verletzung des Nervensystems in der Vorgeschichte sowie eine anatomisch plausible Verteilung der Schmerzen voraus. Negative (z. B. Verminderung oder Verlust der Sinnesempfindungen) und positive sensorische Symptome (z. B. Allodynie oder Hyperalgesie), die auf eine Beteiligung des somatosensorischen Nervensystems hinweisen, müssen mit dem innervierten Bereich der betroffenen Nervenstruktur übereinstimmen.	**4**

Struktur der Schmerzdiagnosen[20]*	ICD-11
Kriterien A und D sind erfüllt. Kriterien B und C erhöhen die Diagnosesicherheit: A Die Schmerzen sind durch beide der folgenden Merkmale gekennzeichnet: – A1 Relevante neurologische Läsion oder Erkrankung in der Vorgeschichte. – A2 Die Verteilung der Schmerzen ist neuroanatomisch plausibel. B Die Schmerzen sind verbunden mit sensorischen Symptomen mit der gleichen neuroanatomisch plausiblen Verteilung. C Diagnostische Testverfahren bestätigen eine Läsion oder Erkrankung des somatosensorischen Nervensystems, welche die Schmerzen erklärt. D Die Schmerzen werden nicht besser durch eine andere Form chronischer Schmerzen erklärt. Folgende Subkategorien werden unterschieden: ▪ chronische periphere neuropathische Schmerzen, ▪ chronische zentrale neuropathische Schmerzen.	 ▪ 4.1 ▪ 4.2
Chronische sekundäre Kopfschmerzen und orofaziale Schmerzen Sie umfassen alle Kopfschmerz- und orofazialen Schmerzsyndrome mit zugrunde liegender Ursache, die innerhalb eines Zeitraums von mindestens drei Monaten an mindestens 50 Prozent der Tage auftreten. Die Schmerzdauer beträgt mindestens vier Stunden pro Tag (unbehandelt) oder es treten mehrere kürzere Schmerzattacken pro Tag auf. Kriterien A–D sind erfüllt: A Kopfschmerzen oder orofaziale Schmerzen treten an ≥ 15 Tagen pro Monat seit > 3 Monaten auf. B Eine andere Krankheit, für die wissenschaftlich nachgewiesen ist, dass sie Kopfschmerzen oder orofaziale Schmerzen verursachen kann, wurde diagnostiziert. C Kausalitätsnachweise wurden durch mindestens zwei der folgenden Kriterien erbracht: – C1 Die Kopfschmerzen oder orofazialen Schmerzen haben sich in zeitlichem Zusammenhang mit dem Beginn der angenommenen verursachenden Erkrankung entwickelt. – C2 Eines oder beide der folgenden Kriterien trifft zu: 1. Die Kopfschmerzen oder orofazialen Schmerzen haben sich parallel zur Verschlechterung der angenommenen verursachenden Erkrankung auch signifikant verschlechtert. 2. Die Kopfschmerzen oder orofazialen Schmerzen haben sich parallel zur Verbesserung der angenommenen verursachenden Erkrankung auch signifikant verbessert. ▪ C3 Die Kopfschmerzen oder orofazialen Schmerzen weisen Eigenschaften auf, die typisch für die auslösende Erkrankung sind. ▪ C4 Weitere Kausalitätsnachweise liegen vor.	**5**

Tabelle 8: Struktur der Schmerzdiagnosen *(Fortsetzung)*

Struktur der Schmerzdiagnosen[20]*	ICD-11
D Die Schmerzen werden nicht besser durch eine andere Form chronischer Schmerzen erklärt. Folgende Subkategorien werden unterschieden: ■ chronische Kopfschmerzen/orofaziale Schmerzen [diverse Ursachen], ■ chronische Zahnschmerzen, ■ chronische neuropathische Kopfschmerzen/orofaziale Schmerzen, ■ chronische Kopfschmerzen/orofaziale Schmerzen wg. temporomandibulärer Störungen.	 5.1 – 5.8 5.9 5.10 5.11
Chronische sekundäre viszerale Schmerzen Anhaltende oder wiederkehrende Schmerzen, die in den inneren Organen der Kopf-/Nackenregion sowie der Brusthöhle, der Bauchhöhle und der Beckenhöhle entstehen. Die Schmerzen werden im somatischen Gewebe der Körperwand (Haut, Subkutis, Muskeln) wahrgenommen, und zwar in den Arealen, welche dieselbe Innervation aufweisen wie das innere Organ, das die Symptome auslöst (weitergeleitete Schmerzen, *referred pain*). Chronische sekundäre viszerale Schmerzen können durch anhaltende Entzündungen, vaskuläre Mechanismen oder mechanische Faktoren verursacht werden. Kriterien A – D sind erfüllt: A Die wahrgenommenen chronischen Schmerzen sind durch beide der folgenden Kriterien gekennzeichnet: – A1 Die eindeutige anatomische Lokalisation der Schmerzen ist kompatibel mit dem Muster der Schmerzweiterleitung der spezifischen inneren Organe. – A2 Die Vorgeschichte deutet auf eine relevante Störung oder Erkrankung eines oder mehrerer innerer Organe hin. B Mindestens ein diagnostischer Test belegt eine anatomische Lokalisation, welche mit einem spezifischen Muster der Schmerzweiterleitung kompatibel ist. C Mindestens ein diagnostischer Test belegt eine relevante Störung/Erkrankung. D Die Schmerzen werden nicht besser durch eine andere Form chronischer Schmerzen erklärt. Folgende Subkategorien werden unterschieden: ■ chronische viszerale Schmerzen durch andauernde Entzündung, ■ chronische viszerale Schmerzen durch vaskuläre Mechanismen, ■ chronische viszerale Schmerzen durch mechanische Faktoren.	6 6.1 6.2 6.3

Struktur der Schmerzdiagnosen[20]*	ICD-11
Chronische sekundäre muskuloskelettale Schmerzen Schmerzen, die in den Knochen, Gelenken, in der Wirbelsäule oder in zugehörigem Weichgewebe auftreten. Sie sind häufig durch eine anhaltende lokale oder systemische Entzündung gekennzeichnet, welche auf Infektionen oder auto-immunologische Prozesse zurückzuführen ist, oder strukturellen Veränderungen zuzuordnen.	7
Kriterien A – C sind erfüllt: A Chronische Schmerzen in Muskeln, Knochen, Gelenken, Sehnen oder zugehörigem Weichgewebe. B Mindestens ein Kriterium aus B1 und B2 ist erfüllt: – B1 Eine muskuloskelettale Erkrankung mit Entzündungsprozessen durch eine Infektion, Autoimmunprozesse, autoinflammatorische Prozesse oder eine metabolische Erkrankung (Kristalle) liegt vor (durch geeignete Testverfahren nachweisbar) und verursacht die lokale Aktivierung von Nozizeptoren. – B2 Eine muskuloskelettale Erkrankung mit strukturellen/biomechanischen Faktoren (durch geeignete Testverfahren nachweisbar) liegt vor und verursacht die lokale Aktivierung von Nozizeptoren. C Die Schmerzen werden nicht besser durch eine andere Form chronischer Schmerzen erklärt.	
Folgende Subkategorien werden unterschieden:	
▪ chronische muskuloskelettale Schmerzen durch andauernde Entzündung,	7.1
▪ chronische muskuloskelettale Schmerzen mit strukturellen Veränderungen,	7.2
▪ chronische muskuloskelettale Schmerzen durch Erkrankungen des Nervensystems.	7.3
* Merke: Für einige Diagnosen, z. B. CRPS Typ 2 oder nicht-spezifischer Rückenschmerz ist mehr als eine Kategorie anwendbar (primäre chronische Schmerzen und chronische Schmerzen nach peripherer Nervenverletzung bzw. chronisch muskuloskelettale Schmerzen). ** Merke: Chronische primäre Schmerzen sind durch starkes emotionales Leiden oder funktionelle Beeinträchtigungen gekennzeichnet. Sie sind multifaktoriell.	

Durch die Einführung von optionalen Zusatzkodes, den *Specifiern*, kann jedes Schmerzsyndrom darüber hinaus inhaltlich im Sinne eines biopsychosozialen Ansatzes erfasst werden (siehe Tabelle 9). Diese Spezifizierung erfasst neben der Beschreibung des Zeitverlaufs auch das Vorliegen von psychosozialen Faktoren und die Beschreibung der Schmerzschwere. Die Schmerzschwere wird wiederum beurteilt in Hinblick auf die Dimensionen Schmerzintensität, funktionelle Beeinträchtigung und emotionale Belastung. Deren Quantifizierung erfolgt mittels einer numerischen oder visuellen Ratingskala und wird eingeteilt in »leicht«, »moderat« oder »stark« und entsprechend kodiert mit drei Ziffern (siehe Tabelle 9).

Tabelle 9: *Specifier* chronischer Schmerzsyndrome

Specifier	Dimensionen
Beschreibung des Zeitverlaufs	Unterscheidung zwischen: ■ kontinuierlich, ■ episodisch, ■ kontinuierlich mit Schmerzattacken.
Vorliegen von psychosozialen Faktoren	Hier wird ausdrücklich eine positive Evidenz gefordert.
Beschreibung der Schmerzschwere* ■ Schmerzintensität,** ■ funktionelle Beeinträchtigung, ■ emotionale Beeinträchtigung durch die Schmerzen.	Die Schmerzschwere wird beurteilt in Hinblick auf drei Dimensionen und für jede dieser Dimensionen quantifiziert mittels numerischer Ratingskala oder visueller Analogskala.

* Die Quantifizierung dieser drei Dimensionen erfolgt mittels einer numerischen oder visuellen Ratingskala und wird eingeteilt in »leicht«, »moderat« oder »stark« und mit drei Ziffern kodiert. Zum Beispiel: Schmerzschwere 3.2.2 entspricht einer starken Intensität (= 3), einer mittleren funktionellen (= 2) und mittleren emotionalen Beeinträchtigung (= 2).
** Die Quantifizierung der Schmerzintensität wird auf einer Ratingskala (NRS) von 0 bis 10 angegeben: Ziffer 1 = leichter Schmerz entsprechend einer Intensität von 1 – 3 von 10 auf der NRS, Ziffer 2 = moderater Schmerz entsprechend einer Intensität von 4 – 6 von 10 auf der NRS, und Ziffer 1 = starker Schmerz entsprechend einer Intensität von 7 – 10 von 10 auf der NRS).

Psychosomatische Schmerzsyndrome im ICD-11

In der geplanten Neuklassifikation im Rahmen der ICD-11 stellt die Abbildung der psychosomatischen Dimension chronischer Schmerzen ein führendes Element dar. Durch die oben beschriebene Möglichkeit, anhand von *Specifiern* prinzipiell die einhergehenden funktionellen und emotionalen Beeinträchtigungen abzubilden, können nun für jede Art von chronischen Schmerzsyndromen – insbesondere auch für diejenigen, welche primär im Rahmen somatisch-struktureller Pathologien auftreten – psychosomatische Aspekte berücksichtigt werden. Damit wird erstmals das biopsychosoziale Verständnis chronischer Schmerzen auch in der Kodierung verankert, sodass im ICD-11 eine verbesserte diagnostische Abbildbarkeit psychosozialer Aspekte chronischer Schmerzen gegeben ist. Darüber hinaus wird durch die Einführung der Diagnosegruppe »chronisch primärer Schmerzen« erstmals eine eigene Diagnosegruppe geschaffen, in welcher der emotionalen Belastung und den sozialen Konsequenzen durch den Schmerz eine führende Rolle zugeschrieben wird. Es ist zu erwarten, dass die diagnostische Entität der »chronisch primären Schmerzen« die Leitkategorie darstellen wird, mit welcher die chronischen Schmerzsyndrome aus dem psychosomatischen Formenkreis am besten erfasst werden können.

Chronische primäre Schmerzen

Diese sind definiert als chronische Schmerzen an einer oder mehreren Körperstellen, die mit bedeutsamen emotionalen Leiden (wie Ärger, Angst, depressive Stimmung) und/oder (!) funktionellen Beeinträchtigungen (wie Interferenz mit alltäglichen Aktivitäten oder verminderter sozialer Teilnahme) einhergehen.

Sie sind in der Regel multifaktoriell bedingt, und sowohl biologische als auch psychologische und soziale Faktoren sind für die Entstehung und Aufrechterhaltung verantwortlich. Erfüllen chronische Schmerzen die oben genannten Eigenschaften eines primären Schmerzsyndroms, so kann die Diagnose unabhängig von den identifizierbaren zugrunde liegenden somatischen und psychischen Faktoren gestellt werden. Damit wird die erforderliche Unterscheidung hinsichtlich der als kausal angenommenen Beschwerdeursache sekundär, und es ist nicht notwendig, dass es sich bei dem Schmerz um ein medizinisch nicht ausreichend erklärtes Symptom handeln muss. Zentral für die diagnostische Einordnung ist vielmehr die Identifikation von psychosozialen Positivkriterien: Patienten mit chronischen primären Schmerzen berichten vermehrt über eine depressive und ängstliche Stimmung sowie Wut und Frustration.

Darüber hinaus führt der Schmerz zu einer relevanten Beeinträchtigung im Alltag und interferiert erheblich mit der Teilhabe an sozialen Rollen im täglichen Leben.

Entsprechend der vorherrschenden anatomischen Lokalisation der Schmerzen können primäre Schmerzstörungen weiter spezifiziert werden in:

- chronisches ausgedehntes Schmerzsyndrom (CWP, ICD-11: 1.1),
- komplexes regionales Schmerzsyndrom (CRPS, ICD-11: 1.2),
- chronische primäre Kopfschmerzen oder orofaziale Schmerzen (ICD-11: 1.3),
- chronische primäre viszerale Schmerzen (ICD-11: 1.4),
- chronische primäre muskuloskelettale Schmerzen (ICD-11: 1.5).

Schmerz im Rahmen einer körperlichen Belastungsstörung *(bodily distress disorder)*

Abschließend sei noch auf die im ICD-11 neu eingeführte Diagnosekategorie der »körperlichen Belastungsstörung« hingewiesen. Nachdem der ICD-10 in seinen klinisch-diagnostisch orientierten Kriterien die körperlich mitbedingten Störungen aus der Gruppe der somatoformen Störungen weitgehend ausgeschlossen hatte, tendiert die Neuauflage des diagnostischen und statistischen Leitfadens psychischer Störungen (DSM-5) hingegen dazu, mehr oder weniger bedingungslos nahezu alle primär körperlichen Erkrankungen einzuschließen. Dies birgt jedoch das Risiko, aus jeder körperlichen Störung eine psychische Diagnose im Sinne einer körperlichen Belastungsstörung zu machen (auch wenn nur wenige psychologische Faktoren wie beispielsweise eine anhaltende ängstliche Besorgtheit vorliegen). Der ICD-11 versucht mit der Einführung der Diagnosekategorie der »körperlichen Belastungsstörung« einen Mittelweg zu finden. Eine entscheidende Änderung liegt unter anderem darin, dass die Bedeutung des Kriteriums »fehlende somatische Erklärbarkeit« abgewertet wurde, um eine somatoforme Störung im Zusammenhang mit einer somatisch definierten Erkrankung besser diagnostizierbar zu machen.

Die körperliche Belastungsstörung ist geprägt durch das Vorliegen von körperlichen Symptomen, die von den Betroffenen als sehr belastend wahrgenommen werden und typischerweise mit einer unverhältnismäßigen Aufmerksamkeit auf die Symptomatik einhergehen. Dies ist häufig durch wiederholte Kontakte mit Gesundheitsdienstleistern gekennzeichnet. Wenn ein anderer Gesundheitszustand die Symptome verursacht oder dazu beiträgt, ist der Grad der Aufmerksamkeit in Bezug auf Ausprägung und Verlauf der Symptomatik deutlich übertrieben. Die übermäßige Aufmerksamkeit auf die Beschwerden kann in der Regel nicht durch klinische Untersuchungen und eine angemessene Beruhigung gelindert werden. Körperliche Symptome und damit einhergehende Belastung bestehen an den meisten Tagen über mindestens mehrere Monate und führen zu erheblichen Beeinträchtigungen in persönlichen, familiären, sozialen, pädagogischen, beruflichen oder anderen wichtigen Bereichen. Typischerweise schildern die Betroffenen mehrere körperliche Symptome, die im Laufe der Zeit variieren können. Gelegentlich kann auch nur ein einziges Symptom im Vordergrund stehen – meist Schmerzen oder Müdigkeit –, das mit den oben genannten Faktoren verbunden ist.

Diagnostische Fallstricke und therapeutische Gelegenheiten

Die Diagnostik chronischer Schmerzen kann man sich als einen mehrstufigen Prozess vorstellen, mit dem Ziel, die individuelle Bedeutung des Schmerzes für den Betroffenen zu verstehen und potentiell bedrohliche Krankheitsverläufe abzuwenden. Mit mehrstufig ist gemeint, dass eine Informationsgewinnung auf vielen Ebenen – biologisch, funktionell, psychosozial, interpersonell und biographisch – angestrebt wird. Ziel ist es, den individuellen Bedrohungsgehalt des Schmerzes zu verstehen. Dies kann nur gelingen, wenn neben dem durch das schmerzende Gewebe verursachte somatosensorische Signal auch die aktuellen Stressoren sowie die relevanten biographischen Erfahrungen berücksichtigt werden.

Warum gerade diese drei Bereiche von so substantieller Bedeutung sind, wird ersichtlich, wenn man berücksichtigt, wie unser Gehirn den Bedrohungsgehalt eines Reizes berechnet. In diesem Zusammenhang sei noch einmal auf den Vergleich unseres Schmerzsystems mit einem Erdbebenwarnsystem verwiesen: Zur Vorhersageoptimierung wird sowohl auf das durch den Sensor für die seismische Erdaktivität gemessene Signal zurückgegriffen (somatosensorisches Signal) als auch auf die Wahrscheinlichkeit, welche seismische Aktivität am wahrscheinlichsten zu dem gemessenen Bedrohungslevel passt (die *Likelihoods*), sowie die generelle Wahrscheinlichkeit für Erdbeben in dieser Region (den Prior). Entsprechend dieser Überlegungen ist es die Aufgabe der Anamnese, sowohl die aktuelle »seismische Aktivität«, d.h. die durch den Körper generierten somatosensorischen Signale zu identifizieren, als auch die Kontextfaktoren zu erfassen, welche das aktuelle Bedrohungslevel des Patienten modulieren, sowie den relevanten Prior, d.h. die biographische Last, welche das individuelle Bedrohungslevel des Patienten bisher geprägt haben.

Neben dieser spezifischen Einschätzung müssen im Rahmen der Anamnese selbstverständlich potentiell bedrohliche Differentialdiagnosen erkannt bzw. ausgeschlossen werden. Dies sollte geschehen, ohne dass das Belastungslevel des Patienten durch unnötige Diagnostik oder irreführende Nebenbefunde zusätzlich verstärkt wird. Das Erkennen bedrohlicher Krankheitsverläufe beinhaltet die Kenntnis spezifischer *red flags*, um eine weiterführende Diagnostik und gegebenenfalls Therapie einleiten zu können. Die differentialdiagnostische Einordnung chronischer Schmerzsyndrome lässt die Diagnostik oftmals zu einer interdisziplinären Herausforderung werden. Das Stichwort »interdisziplinäre Kooperation« sollte in diesem Zusammenhang keine leere Worthülse bleiben. Vielmehr sollte es als Ermutigung für alle in der Schmerztherapie Tätigen betrachtet werden, das eigene therapeutische Netzwerk ernst zu nehmen, zu optimieren und zu einem individuell auf die eigene Tätigkeit abgestimmten Werkzeug weiterzuentwickeln. Besonders hilfreich können erfahrene Kollegen aus den Bereichen der Orthopädie, Sportmedizin, Unfall-/Wirbelsäulenchirurgie und der Inneren Medizin sein, die um die Komplexität chronischer und funktioneller Störungen wissen und gemeinsam an einem Strang – dem Strang der »Entängstigung« und »Entpathologisierung« – ziehen[21].

Gleichzeitig bietet die Anamnese einen wichtigen Raum, um therapeutische Prozesse anzustoßen (Price, 2000). Die Anamneseführung chronischer Schmerzen unterscheidet sich ganz wesentlich von der Anamnese und Diagnostik herkömmlicher Krankheitsbilder, da sie eine wichtige therapeutische Funktion besitzt: *die Reduktion des individuellen Bedrohungsgehalts.*

Der Schwerpunkt der folgenden Abschnitte soll vorwiegend auf die Gestaltung und Strukturierung des Anamnesegesprächs und der therapeutischen Beziehung sowie auf einige wichtige Punkte in der somatischen Differentialdiagnostik gelegt werden. Parallel wird auf mögliche therapeutische Interventionen in dieser Phase des Patientenkontaktes eingegangen.

Gestaltung und Strukturierung des Anamnesegesprächs

Die Gestaltung des Anamnesegesprächs lässt sich zur individuellen Strukturierung in unterschiedliche Phasen unterteilen. Angelehnt an das sogenannte *Four-habits*-Modell (Frankel & Stein, 2001) der ärztlichen Gesprächsführung hat sich bei chronischen Schmerzpatienten ein sechsstufiges Schema bewährt. Die sechs Verhaltensstrategien stehen in einer sequenziellen Beziehung zueinander und sind in mehr oder weniger starker Weise voneinander abhängig. Die sechs Stufen lauten:

1.) Investiere in den Anfang, 2.) erkunde die Perspektive des Patienten, 3.) erzeuge Empathie, 4.) vermeide unreflektiertes Reagieren, 5.) reduziere Ängste und Unsicherheiten, und 6.) investiere in das Ende. Jede dieser sechs Verhaltensstrategien umfasst eine Gruppe von Prinzipien und Fertigkeiten mit unterschiedlicher Zielsetzung (siehe Tabelle 10). Dieser Ansatz bietet einen praktischen Rahmen für die Strukturierung des Anamnesegesprächs. In den folgenden Abschnitten soll daher näher auf die einzelnen Stufen eingegangen werden.

Investiere in den Anfang

Die Erwartungen, mit denen ein Patient eine Therapie beginnt, und die ersten Eindrücke, die er von seinem Therapeuten und dem therapeutischen Setting gewinnt, können den gesamten weiteren Behandlungsverlauf beeinflussen.

Menschen fällt es leicht, innerhalb weniger Sekunden eine Einschätzung über ihr Gegenüber abzugeben. Zwar sind sie in der Lage, ihren ersten Eindruck zu revidieren und durch neue Informationen zu ergänzen, dennoch konnte durch zahlreiche Studien eindrucksvoll gezeigt werden, dass besonders die ersten Minuten den besten Prädiktor für die spätere Entscheidungsbildung darstellen (Sliwinski & Elkins, 2013). Es konnte beispielsweise gezeigt werden, dass der Eindruck, den Studenten sich von ihren Professoren in den ers-

Tabelle 10: Das 6-Stufen-Modell psychosomatischer Gesprächsführung in der Schmerztherapie

	Anliegen	Techniken und Beispiele	Effekte
Investiere in den Anfang.	Sorge für eine angenehme Gesprächsatmosphäre.	▪ Stellen Sie sich allen im Raum vor. ▪ Sprechen Sie Wartezeiten oder sonstige Unannehmlichkeiten kurz an. ▪ Machen Sie einen sozialen Kommentar oder stellen Sie eine nicht medizinische Frage, um den Beziehungsaufbau zu fördern. ▪ Vermitteln Sie Vertrautheit, indem Sie einen früheren Besuch oder ein Problem kommentieren. ▪ Berücksichtigen Sie den kulturellen Hintergrund des Patienten und verwenden Sie geeignete Gesten, Augenkontakt und Körpersprache.	▪ Fördert eine einladende Atmosphäre. ▪ Ermöglicht einen schnelleren Zugriff auf den tatsächlichen Grund für den Besuch. ▪ Erhöht die Diagnosegenauigkeit. ▪ Benötigt weniger Arbeit. ▪ Minimiert »Oh übrigens ...« am Ende des Besuchs. ▪ Erleichtert das Aushandeln einer Agenda. ▪ Verringert das Konfliktpotential.
	Finde einen angemessenen Einstieg in die Thematik.	▪ Beginnen Sie mit offenen Fragen: *»Was kann ich heute für Sie tun?«* oder *»Ich verstehe, dass Sie wegen ... hier sind. Können Sie mir mehr darüber erzählen?«* ▪ Vermeiden Sie direktive und geschlossene Fragen. ▪ Wiederholen Sie die wichtigsten Punkte, um Missverständnissen vorzubeugen.	
	Plane das Gespräch gemeinsam mit dem Patienten.	▪ Lassen Sie den Patienten wissen, was er zu erwarten hat: *»Wie wäre es, wenn wir anfangen, mehr über ... zu reden, daran im Anschluss werde ich dann noch eine körperliche Untersuchung durchführen, bevor wir dann über die möglichen therapeutischen Optionen sprechen – wäre das für Sie in Ordnung?«* ▪ Priorisieren und strukturieren Sie das Gespräch, wenn nötig und sprechen Sie dies frühzeitig an: *»Ich glaube, es wäre wichtig, dass wir heute über ... und ... sprechen. Es kann daher sein, dass ich Sie an der einen oder anderen Stelle im Gespräch einmal unterbrechen muss. Wir können*	

Tabelle 10: Das 6-Stufen-Modell psychosomatischer Gesprächsführung in der Schmerztherapie *(Fortsetzung)*

	Anliegen	Techniken und Beispiele	Effekte
		diese Punkte aber dann gerne am Ende des Gesprächs noch einmal aufgreifen!« Oder: *»Es hört sich aber auch so an, als wollten Sie auch sicherstellen, dass wir über … sprechen. Falls wir dazu aber in Anbetracht der anderen Punkte heute nicht kommen, lassen Sie uns …«*	
Erkunde die Perspektive des Patienten.	Erkunde das individuelle Krankheitsmodell des Patienten.	■ Versuchen Sie sich ein genaues Bild davon zu machen, wie sich der Schmerz für den Patienten anfühlt. ■ Versuchen Sie zu verstehen, welche (emotionale, berufliche, interpersonelle …) Bedeutung der Schmerz für den Patienten hat. ■ Explorieren Sie die Perspektive des Patienten: *»Was könnte Ihrer Meinung nach Ihre Symptome verursachen?« »Was beschäftigt Sie am meisten bei diesem Problem?« »Was haben Sie bisher unternommen, um Ihre Krankheit zu behandeln?«* ■ Fragen Sie nach Ideen von Angehörigen oder aus dem sozialen Umfeld. ■ Drücken Sie Respekt gegenüber alternativen Heilmethoden und eigenen Therapieversuchen aus.	■ Erzeugt eine Kommunikation auf Augenhöhe. ■ Ermöglicht dem Patienten, wichtige diagnostische Hinweise zu geben. ■ Hilft verdeckte Probleme zu erkennen. ■ Verbessert das Erkennen psychosozialer Belastungsfaktoren.
	Erkunde die Auswirkungen auf das Leben des Patienten	■ Überprüfen Sie den Kontext: *»Wie haben sich Ihre Symptome auf Ihre täglichen Aktivitäten/Arbeit/Familie ausgewirkt?«*	
	Erkunde spezifische Anliegen.	■ Verbalisieren Sie das explizite Anliegen des Patienten: *»Wie haben Sie gehofft, dass ich helfen könnte?«*	

Erzeuge Empathie.	Sei offen für die Gefühle des Patienten.	▪ Achten Sie auf empathische Angebote *(empathetic opportunities)* des Patienten. ▪ Nehmen Sie die Gefühle des Patienten zur Kenntnis und spiegeln Sie diese, wenn angemessen.	▪ Fügt dem Besuch Tiefe und Bedeutung hinzu. ▪ Aufbau von Vertrauen, das zu besseren diagnostischen
	Mache empathische Angebote.	▪ Suchen Sie nach Möglichkeiten, kurze empathische Kommentare zu verwenden: *»Sie scheinen wirklich besorgt zu sein.«* ▪ Stärken und fördern Sie den Patienten bei seinen Bemühungen, Probleme zu lösen bzw. Problemverhalten zu ändern.	▪ Informationen, *Adherence* und Ergebnissen führt. ▪ Erleichtert das Neinsagen, aber auch Begrenzung.
	Vermittle Empathie nonverbal.	▪ Setzen Sie Pausen, Berührungen, Ihr Mienenspiel, etc. ein.	
Vermeide unreflektiertes Reagieren.	Nehme Irritationen wahr.	▪ Achten Sie auf die Gefühle und Handlungsimpulse, welche der Patient bei Ihnen hervorruft. ▪ Seien Sie sensibel für eigene Handlungsimpulse..	▪ Patient fühlt sich ernst genommen. ▪ Reduziert Enttäuschungen beim Patienten. ▪ Patient fühlt sich angenommen und akzeptiert auch bei Symptompersistenz.
	Bewahre eine gelassene Haltung.	▪ Sehen Sie Idealisierungen, Entwertungen, forderndes Verhalten und andere schwierigen Verhaltensmuster als ein Teil des Symptoms des Patienten und nicht als persönlichen Angriff.	
	Vermeide unreflektiertes Agieren.	▪ Relativieren Sie frühzeitig hohe Erwartungen und Idealisierungen von Seiten des Patienten. ▪ Übernehmen Sie nicht unreflektiert Aufgaben und Verantwortungsbereiche, die der Patient selbständig bewältigen kann. ▪ Vermeiden Sie redundante Untersuchungen, auf die der Patient drängt.	
Reduziere Ängste und Unsicherheiten.	Erzeuge Hoffnung.	▪ Vermitteln Sie dem Patienten Hoffnung und Glauben an die Veränderbarkeit seiner aktuellen Situation.	

Tabelle 10: Das 6-Stufen-Modell psychosomatischer Gesprächsführung in der Schmerztherapie *(Fortsetzung)*

	Anliegen	Techniken und Beispiele	Effekte
	Fördere die Selbstwirksamkeit.	■ Fördern Sie die Selbstwirksamkeit des Patienten. ■ Bestärken Sie den Patienten in seinen Stärken und in der Akzeptanz seines Körpers. ■ Der Patient, nicht der Therapeut, ist für die Entscheidung zur Veränderung und deren Umsetzung verantwortlich. ■ Der Glaube des Therapeuten an die Veränderungsfähigkeit des Patienten ist als eine »selbsterfüllende Prophezeiung« zu betrachten. ■ Erarbeiten Sie mit dem Patienten individuelle Schmerzkontrolltechniken sowie einen Notfallplan.	
	Desensibilisiere Ängste.	■ Fördern Sie die innere Sicherheit und Stabilität des Patienten. ■ Desensibilisieren Sie gezielt schmerzbezogene Ängste *(»Wenn ich mich zu sehr bücke, dann reißt meine Bandscheibe.«)* durch Information und Exposition.	
Investiere in das Ende.	Gebe angemessene Informationen zur Diagnose.	■ Verorten Sie Ihre Diagnose in ein an den Patienten individuell angepasstes Krankheitsmodell. ■ Gehen Sie auf den zu erwartenden Krankheits- und Genesungsverlauf ein. ■ Passen Sie Ihre Erklärungen an die ursprünglichen Anliegen des Patienten an.	■ Erhöht die Bereitschaft zur Zusammenarbeit ■ Beeinflusst den Behandlungserfolg. ■ Fördert die Selbständigkeit und das Selbstmanagement des Patienten. ■ Erhöht das Vertrauen und die Zuversicht.
	Stelle Erklärungen zur Verfügung.	■ Erläutern Sie Gründe für diagnostische Tests und Behandlungsempfehlungen in einer für den Patienten klar verständlichen Art. ■ Sprechen Sie mögliche Nebenwirkungen an (und überprüfen Sie auch mögliche Nebenwirkungen der von Ihnen gegebenen Informationen).	

		■ Diskutieren Sie Optionen, die mit dem Lebensstil, den kulturellen Werten und Überzeugungen des Patienten übereinstimmen. ■ Bieten Sie nach Möglichkeit schriftliche Materialien in der bevorzugten Sprache des Patienten an.	
	Beziehe den Patienten in Entscheidungen ein.	■ Besprechen Sie die Behandlungsziele, um gegenseitiges Verständnis und Übereinstimmung zu gewährleisten. ■ Bewerten Sie die Veränderungsbereitschaft (Fähigkeit und Motivation) des Patienten, einen Plan durchzuführen. ■ Erkunden Sie Barrieren: *»Was würde Ihrer Meinung nach helfen, Hürden zu überwinden, die dem Behandlungsplan möglicherweise entgegenstehen?«*	
	Schließe den Besuch angemessen ab.	■ Fassen Sie den Besuch zusammen und überprüfen Sie die nächsten Schritte. ■ Geben Sie – wenn möglich – noch Raum für unabgesprochen Themen: *»Gibt es etwas, das Sie gerne noch ansprechen würden, was bisher noch nicht zur Sprache gekommen ist?«* ■ Überprüfen Sie das Verständnis, indem Sie den Patienten auffordern, das Gesagte kurz zusammenzufassen. ■ Fragen Sie: *»Gibt es von Ihrer Seite noch Fragen zu dem, was wir heute besprochen haben?«* ■ Geben Sie dem Patienten wenn nötig eine schriftliche Zusammenfassung des Besuchs einschließlich relevanter Websites. ■ Schließen Sie den Besuch positiv: *»Es war schön, Sie zu sehen. Danke für Ihr Kommen!«*	

ten Minuten der ersten Vorlesung bilden, ausreicht, um die Bewertung nach Abschluss des Semesters vorherzusagen. Ein Grund dafür ist, dass das menschliche Gehirn von Natur aus zu Wahrnehmungsvereinfachungen und Stereotypisierungen neigt, da dies – zumindest in gewissem Umfang – notwendig ist, um angesichts einer drohenden Reizüberflutung entscheidungsfähig zu bleiben. Dieser in der Wahrnehmungspsychologie auch als *Primary*-Effekt bekannte Phänomen beschreibt, dass die zu Beginn erhaltenen Informationen die spätere Beurteilung übermäßig stark beeinflussen und der erste Eindruck daher im Sinne eines Vorrangeffekts *(primary)* für Bewertungen oft entscheidend ist. Diese zeigt, dass Gesprächseinstieg eine relevante Bedeutung für den weiteren Therapieprozess hat.

Erwartungshaltung und der Glaube an die Therapie

Der erste Eindruck, welcher sich beim Patienten zu Beginn eines Gesprächs entwickelt, ist von zahlreichen Faktoren abhängig. Eine wichtige Rolle spielen sicherlich die Vorstellungen, Wünsche, Hoffnungen und Vorbehalte, die er mit in ein Gespräch bringt, selbst wenn er den Arzt oder Therapeuten noch niemals gesehen hat. Solche Erwartungen liefern den individuellen Bewertungsrahmen für die weitere Beurteilung von Therapie und Therapeuten. Besonders diejenigen Annahmen, die sich ein Patient über den Ausgang einer Therapie aneignet, das heißt, die individuelle Einstellung über das zu erwartende Ergebnis einer Behandlung (z. B. die Einstellung *»Das bringt alles sowieso nichts!«* im Gegensatz zu der Einstellung *»Diese Therapie ist genau das Richtige für mich und die brauche ich unbedingt!«*), haben entscheidenden Einfluss auf das Therapieergebnis. Sie werden unter anderem durch verbale Instruktionen vom behandelnden Arzt, aber auch durch vorangegangene Erfahrungen und den psychosozialen Kontext der Intervention beeinflusst. So kann schon der Preis eines Medikamentes Erwartungen an dessen Wirksamkeit auslösen und seine schmerzlindernde Wirkung relevant beeinflussen.

Nachdem der Einfluss solcher Erwartungen über Jahrzehnte hinweg als unspezifischer und zu vernachlässigender Placebo-Effekt abgetan wurde, hat man in den letzten Jahren einsehen müssen, dass gerade diese Placebo-Mechanismen in Hinblick auf mentale und physische Beschwerden wirksamer sind als die meisten zugelassenen Medikamente. So ergab eine Meta-Analyse von 19 Studien an über 2300 Depressionspatienten, dass der Placeboeffekt zwei Drittel der Wirkung eines Antidepressivums ausmacht. Dies entspricht, nach Ausklammerung des natürlichen Krankheitsverlaufs, einer in etwa doppelt (!) so starken Wirkung wie der von medikamentösen antidepressiven Standardtherapien (Kirsch, 1998). Ähnlich starke Wirkungen konnten inzwischen für eine Vielzahl chronischer Schmerzsyndrome nachgewiesen werden (Marchant, 2016). Als psychologische Hauptmechanismen der Placebo- und Noceboantworten konnten sowohl die Erwartungshaltung als auch assoziative Lernprozesse identifiziert werden.

Es gibt daher die Bestrebung, die psychologischen Mechanismen von Erwartungshaltung und Lernprozessen systematisch in ein biopsychosoziales Behandlungskonzept zu integrieren. Angestrebt wird die Schaffung einer positiven, zurückhaltend-optimistischen Erwartungshaltung beim Patienten. Das heißt, Patienten sollten möglichst bereits vor Beginn der Therapie eine positive Haltung gegenüber der Therapie, dem Therapeuten und dem therapeutischen Setting entwickeln. Die folgenden drei Aspekte sind hier hervorzuheben:

1. **Der Glaube an die dargebotene Therapie:** Ein Patient sollte das Gefühl entwickeln, dass die Therapie, die Umgebung und das ganze Setting angemessen sind, um seine Schmerzen erfolgreich zu lindern.
2. **Der Glaube an sich selbst in Hinblick auf die dargebotene Therapie:** Ein Patient sollte das Gefühl haben, dass er angemessen auf die Therapie reagiert.
3. **Der Glaube an die eigene Therapierbarkeit durch die angebotene Therapie:** Die Patienten sollten daran glauben, dass sie therapierbar sind (insbesondere sollten sie überzeugt sein, dass die angebotene Therapie für sie geeignet ist).

Eine gezielte Berücksichtigung dieser drei Schlüsselbereiche kann ganz wesentlich dazu beitragen, die therapeutische Wirkung einer Behandlung zu verbessern, ganz unabhängig davon, welche Therapie im Einzelfall durchgeführt wird. Auch wenn es keine allgemeingültige Strategie gibt, diese drei Bereiche am effektivsten in das therapeutische Setting zu integrieren, gibt es doch vielversprechende Ansätze aus dem Bereich der Hypnotherapie. Auf diese soll im Folgenden eingegangen werden:

Eine Technik, welche eingesetzt werden kann, um Erwartungshaltung indirekt zu modifizieren, umfasst das sogenannte *Priming*. Dies beschreibt die positive Beeinflussung von Erwartungen und Verhaltenstendenzen durch die Exposition gegenüber einem vorbereitenden Reiz. Die Wirkung von *Priming* konnte in zahlreichen Studien eindrucksvoll belegt werden. Beispielsweise kann das Verhalten von Personen allein durch die Verwendung von Adjektiven während eines Satzabschlusstests beeinflusst werden. Werden Probanden gebeten, Sätze zu vervollständigen mit entweder neutralen Wörtern oder mit Wörtern, die stereotypisch mit älteren Menschen assoziiert sind (z. B. »Rollator«, »grau«, »alt« etc.), so tendieren diejenigen Probanden, die mit den alter-assoziierten Wörtern *geprimt* wurden, dazu, im Anschluss an die Aufgaben sich langsamer zu bewegen und sich mehr Zeit zu lassen, den Raum zu verlassen. Basierend auf solchen Studien wurde vorgeschlagen, Priming-Effekte gezielt therapeutisch einzusetzen, um den Glauben von Patienten an die Therapie sowie an sich selbst positiv zu beeinflussen und dadurch Therapieeffekte zu stärken. So kann der Glaube des Patienten an die dargebotene Therapie sowie seine eigene Therapierbarkeit bereits im Vorfeld durch den Überweiser (in dem dieser z. B. positive Informationen zur geplanten Therapie und zur Kompetenz und bisherigen Erfahrungen mit dem Therapeuten gegeben werden) sowie durch gezieltes Setzen von positiven Informationen über die Therapie (beispielsweise indem die Homepage, der Wartebereich, die Therapieräumlichkeiten etc. so gestaltet werden, dass positive Erwartungen induziert werden) positiv *geprimt* werden. Darüber hinaus hängt der Glaube an die Therapie und den Therapeuten ebenfalls stark davon ab, wie dieser vom Patienten wahrgenommen wird: Wichtig sind insbesondere das Ausmaß, in dem der Patient den Therapeuten als sympathisch empfindet und ihn als einen Experten ansieht (Evans-Jones et al., 2009).

Einschränkend sei jedoch darauf hingewiesen, dass Primingeffekte wie andere Beeinflussungen der Erwartungen und Einstellungen stets zu hundert Prozent im Interesse des Patienten ausgerichtet sein müssen. Werden solche Techniken dazu genutzt, die Bedürfnisse des Therapeuten gegen die Interessen des Patienten durchzusetzen (zum Beispiel indem diese Techniken eingesetzt werden, um überflüssige Igel-Leistungen zu verkaufen), so hat dies in der Regel nicht nur das Scheitern der Therapie zur Folge, sondern verstößt auch gegen das Gebot der therapeutischen Abstinenz und kann daher als grober »Kunstfehler« betrachtet werden.

Darüber hinaus kann die therapeutische Wirkung maximiert werden, indem die Einstellung des Patienten zu seiner Therapierbarkeit positiv modifiziert wird. Wenn ein Patient mit negativen oder ambivalenten Erwartungen eine Therapie beginnt, so sollte zunächst versucht werden, persönliche, soziale und kontextbezogene Überzeugungen so zu modifizieren, dass sie eine positive Einstellung gegenüber der dargebotenen Therapie begünstigen. Es konnte gezeigt werden, dass die Aufklärung von Patienten über die Behandlungseffektivität signifikant mit positiven Erwartungen in Bezug auf die Behandlung sowie mit einer erhöhten Therapieadhärenz und besserem Therapieergebnis korreliert (Sun et al., 2011). Im Gegensatz dazu kann eine kritische Haltung im sozialen Umfeld des Patienten gegenüber einer angebotenen Therapie (beispielsweise durch Vorbehalte gegenüber Psychotherapie oder Psychopharmaka) Therapieadhärenz und Therapieergebnis substantiell vermindern.

Aufbau einer angenehmen Gesprächsatmosphäre

Neben der Schaffung einer günstigen Erwartungshaltung ist der Aufbau einer empathischen und tragfähigen therapeutischen Beziehung von Bedeutung. Wie bereits genannt spielt der Gesprächseinstieg eine wichtige Rolle. Das gute Anamnesegespräch beginnt nach Möglichkeit bereits bevor der Patient das Zimmer betreten hat.

Zunächst sollte das Schaffen einer angenehmen und einladenden Atmosphäre im Vordergrund stehen, zu der neben einer ausreichenden Privatsphäre auch das Minimieren potentieller äußerer Störfaktoren gehört (beispielsweise indem das Handy auf lautlos gestellt wird). Sollten sich Anrufe oder Unterbrechungen nicht ganz verhindern lassen, so kann ein kurzes Ansprechen zu Gesprächsbeginn zu einer Entspannung solcher Stressoren beitragen. Vor allem ist aber an eine kurze »innere« Vorbereitung zu denken: Was ist mein Ziel für dieses Gespräch? Habe ich alle hierfür notwendigen Vorinformationen? Wie viel Zeit habe ich für das Gespräch? Wie möchte ich den Verlauf strukturieren? Gibt es Besonderheiten, die ich berücksichtigen sollte?

Zur Schaffung einer angenehmen Gesprächsatmosphäre hat es sich bewährt, dass man dem Patienten nicht nur mit Respekt, sondern vor allem mit ehrlichem Interesse gegenübertritt. Dieses sollte weniger auf der »spannenden Erkrankung« liegen, sondern auf dem Patienten und dessen Geschichte selbst: Um was für einen Menschen handelt es sich hier? Was kann ich von ihm lernen? Was beeindruckt mich an ihm? Was berührt mich an seiner Geschichte? Solch ein ehrliches Interesse fördert nicht nur eine wertschätzende und gleichwertige Gesprächsatmosphäre, sondern fördert beim Gegenüber auch die Fähigkeit zu selbständigem bzw. selbstbestimmtem Handeln. Diese Form des *Empowerments*[22] ist wichtig, da die Stärkung der Selbstkompetenz eine effiziente Strategie ist, das individuelle Bedrohungslevel des Patienten zu reduzieren.

Ein weiterer nicht zu vernachlässigender Aspekt sind mögliche innere Widerstände beim Patienten. Diese können entstehen durch negative Vorerfahrungen, durch Vorurteile gegenüber Ärzten und Therapeuten, aber auch durch alltägliche Unannehmlichkeiten. Solche inneren Widerstände sind gerade zu Beginn eines Gesprächs meist schnell spürbar. Gefühle von Unnahbarkeit, unausgesprochenem Ärger oder latenter Aggressivität sollten ernst genommen und frühzeitig angesprochen werden, nach möglichen Ursachen sollte gefahndet werden. Sollte der Patient im Vorfeld einer längeren Wartezeit oder sonstigen Ärgernissen ausgesetzt gewesen sein, so kann ein kurzes Ansprechen solcher Punkte zur Entspannung beitragen. Werden Unannehmlichkeiten ignoriert, so kann dies die inneren Widerstände des Patienten erheblich verstärken. Eine kurze Kenntnisnahme hingegen führt zu einer angemessenen Honorierung und trägt dazu bei, die entstandenen inneren Widerstände abzubauen. Dagegen sind sowohl übermäßiges Entschuldigen als auch ein Festhaken oder Rechtfertigen tunlichst zu vermeiden.

Des Weiteren hat es sich bewährt, den Gesprächsbeginn zunächst über einen sozialen Kommentar bzw. eine nichtmedizinische Frage zu gestalten. Wird die Anamnese mit einem medizinischen »Fragebombardement« begonnen, so wird der Patient automatisch in eine hierarchisch untergeordnete (Verhör-)Position geführt. Dies läuft nicht nur einer angenehmen Gesprächsatmosphäre zuwider, sondern bringt den Patienten zwangsläufig in eine Abwehrposition mit der Tendenz, sich zu verteidigen, oder dem Gefühl, etwas falsch machen zu können bzw. etwas richtig machen zu müssen. Er wird so nicht zum Partner, sondern zum Gegner. Dies geht unweigerlich mit dem Risiko einher, das subjektive Bedrohungserleben des Patienten zu verstärken, was dem primären Therapieziel direkt entgegensteht: dem Patienten Sicherheit und Zuversicht zu vermitteln und sein individuelles Bedrohungslevel zu reduzieren. Gerade in der Anfangsphase sollte daher darin investiert werden, den Beziehungsaufbau zu fördern und Empathie zu vermitteln (zum Beispiel indem man einen früheren Besuch aufgreift oder ein Problem kommentiert).

Einstieg in die Thematik

Neben diesem Beziehungsaufbau ist es wichtig, den richtigen Einstieg in die Problematik des Patienten zu finden. Da es deutlich einfacher ist, über Nebensächliches zu sprechen als über belastende Themen, kann es schnell geschehen, dass man sich auf unwichtigen »Nebenschauplätzen« zu verlieren droht. Ferner bergen – wie bereits weiter oben angesprochen – direktive und geschlossene medizinische Fachfragen stets das Risiko, den Patienten in eine hierarchisch untergeordnete Position zu dirigieren. Daher empfiehlt es sich, den Einstieg in die eigentliche Anamnese mit einer offenen Frage zu beginnen (zum Beispiel »*Was kann ich heute für Sie tun?*« oder »*Ich verstehe, dass Sie wegen … hier sind. Können Sie mir mehr darüber erzählen?*«). Um den weiteren Gesprächsverlauf zu fokussieren und um möglichen Missverständnissen vorzubeugen, kann es günstig sein, die wichtigsten Ziele für das Gespräch zu Beginn kurz zu benennen und das weitere Gespräch gemeinsam mit dem Patienten zu planen. Lassen Sie den Patienten wissen, was er zu erwarten hat (beispielsweise: »*Wie wäre es, wenn wir anfangen, mehr über … zu reden, daran im Anschluss werde ich dann noch eine körperliche Untersuchung durchführen, bevor wir über die möglichen therapeutischen Optionen sprechen – wäre das für Sie in Ordnung?*«).

Bei Patienten mit einer langen Krankenvorgeschichte oder multiplen Beschwerden kann es schwierig sein, das Gespräch effizient zu strukturieren. Dies gilt besonders für Gespräche, in denen der Patientenrapport das – in der Regel begrenzte – Gesprächssetting durch seinen Umfang und seine Komplexität zu sprengen droht. In solchen Fällen besteht das Risiko, dass sich auf Seiten des Therapeuten ein Widerwille und Übersättigungsgefühl gegenüber dem Patienten und seiner Geschichte entwickelt, was beim Patienten wiederum zu dem Gefühl führen kann, nicht ernst genommen zu werden. Oft kommt es im Gesprächsverlauf zu einer Ermüdung bis hin zu dem latenten Wunsch, den Patienten schnellstmöglich wieder loszuwerden. Gerade hier ist es wichtig, das Gespräch von Beginn an klar zu strukturieren. Es ist durchaus erlaubt, den Patienten zu unterbrechen, solange dies auf angemessene Art und Weise erfolgt. Hierfür kann es hilfreich sein, zu Beginn kurz die Ziele für das geplante Gespräch zu benennen und den Patienten darauf vorzubereiten, dass man ihn an der einen oder anderen Stelle kurz unterbrechen wird, um das Gespräch wieder auf die wesentlichen Punkte zurückzuführen.

Intervention zur Strukturierung des Gesprächsverlaufs

»Ich glaube, es wäre wichtig, dass wir heute über … und … sprechen. Es kann daher sein, dass ich Sie an der einen oder anderen Stelle unterbrechen muss. Das ist wichtig, damit keine relevanten Informationen bezüglich … verloren gehen. Wir können diese Punkte aber dann gerne am Ende des Gesprächs noch einmal aufgreifen!« Oder: »Es hört sich so an, als wollten Sie sicherstellen, dass wir auch über … sprechen. Falls wir dazu aber in Anbetracht der anderen Punkte heute nicht kommen, lassen Sie uns …«

In der Regel ist ein solch dominanter Gesprächsstil nur selten notwendig. Wichtig ist jedoch zu wissen, dass es durchaus möglich ist, den Patienten zu unterbrechen – dies spricht nicht gegen einen empathischen Gesprächsstil (vielmehr ist es gelegentlich sogar eine Voraussetzung dafür) – wichtig ist nur, wie dies eingeleitet und vorbereitet wird.

Erkunde die Perspektive des Patienten

In der Behandlung von Schmerzpatienten ist der Schmerz das zentrale Element. Der Therapeut sollte daher eine gezielte Schmerzanamnese durchführen, um sich eine möglichst exakte Vorstellung davon zu verschaffen, wie der Schmerz subjektiv erlebt wird, und welche subjektive Bedeutung der Schmerz für den Patienten hat. Zwei Grundfragen, die der Therapeut sich gleich zu Beginn stellen sollte, lauten:

1. Wie fühlt sich der Schmerz für den Patienten an?
2. Was bedeutet der Schmerz für den Patienten?

Wie fühlt sich der Schmerz für den Patienten an?

Der Therapeut sollte versuchen, sich durch gezieltes Fragen ein möglichst genaues Bild über den individuellen Charakter des Schmerzes zu machen. Neben Informationen zu Qualität *(»Ist der Schmerz stechend/dumpf/brennend …?«)*, Intensität *(»Wie stark ist der Schmerz?«)*, Lokalität *(»Wo ist der Schmerz?«)* und Ausbreitung *(»Wie ausgedehnt ist der Schmerz? Gibt es neben dem Hauptschmerz noch weitere schmerzhafte Körperregionen?«)* sind der zeitliche Verlauf (beispielsweise durch Erstellen einer *Painline* und eines »Pathobiogramms«, siehe auch Abbildung 5) und mögliche Modulatoren *(»Was kann den Schmerz beeinflussen?«)* zu erfragen. Der Therapeut sollte sich ein Bild sowohl vom »Hauptschmerz« als auch von allen weiteren unangenehmen Körperempfindungen machen, die den Patienten belasten. Er sollte seine anamnestischen Fragen so ausrichten, dass bei ihm innerlich ein möglichst exaktes Bild davon entsteht, wie es sich für den Patienten in seinem Körper anfühlt. Eine hilfreiche Technik kann es sein, sich kurz in den Patienten hineinzuversetzen und zu versuchen, den Schmerz nachzufühlen, wie der Patient ihn schildert, und seine anamnestischen Fragen über den Schmerz dann so zu ergänzen, dass ein möglichst konkretes Bild vom Schmerz entsteht.

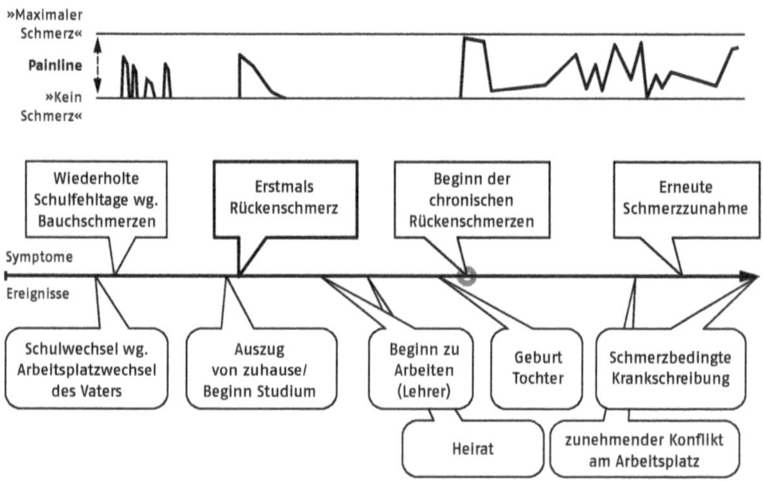

Abbildung 5: Pathobiogramm und *Painline*. Die Entwicklung der Beschwerden werden durch die gemeinsame Darstellung von soziobiographischen Ereignissen (unterhalb des Pfeils), der allgemeinen Schmerzbiographie (bisherige Schmerzerfahrungen und Entwicklung der aktuellen Schmerzsymptomatik, oberhalb des Pfeils) und zur Schwere der Schmerzsymptomatik (Painline, obere Linien) dargestellt.

Die Frage nach weiteren Schmerzorten ist nicht unerheblich, da oftmals vernachlässigt wird, dass Menschen mit chronischen Schmerzen häufig unter mehr als einer Schmerzsymptomatik leiden. So konnte in epidemiologischen Studien gezeigt werden, dass (wenn gezielt danach gefragt wird) beinahe 40 Prozent aller Schmerzpatienten mit Rückenschmerzen eine generalisierte Schmerzsymptomatik aufweisen. Dieser Anteil ist noch deutlich höher bei denjenigen Schmerzpatienten, die über traumatische oder bedrohliche Erlebnisse in ihrer Vorgeschichte berichten (Tesarz et al., 2015).

Eine detaillierte Schmerzanamnese ist nicht nur eine wichtige Voraussetzung für die differentialdiagnostische Einordnung und die weitere Behandlungsplanung, sondern sie dient auch dem Aufbau einer tragfähigen Therapeuten-Patienten-Beziehung. Viele Patienten mit chronischen Schmerzen haben bereits eine Odyssee hinter sich, geprägt durch das Erleben von Enttäuschung, Ablehnung und dem Gefühl, im Stich gelassen zu werden. Sie fühlen dadurch häufig ihren Schmerz generell infrage gestellt. Dies gilt insbesondere dann, wenn im Rahmen der Folgekontakte nur noch oberflächlich auf die Schmerzsymptomatik eingegangen wird. Erst die exakte Schmerzanamnese ermöglicht es dem Therapeuten nachzuvollziehen, was der Patient durch seinen Schmerz erlebt und erleidet. Dies wiederum ist eine wesentliche Voraussetzung dafür, dass er die Leistungen seines Patienten im Umgang mit dem Schmerz anerkennen kann.

Schmerz aus einer distanzierten Perspektive betrachten

In Hinblick auf die Schmerzanamnese sei ergänzend erwähnt, dass es sich bewährt hat, Schmerzpatienten von Beginn an anzuleiten, ihren Schmerz aus einer »abgelösten« und distanzierten Perspektive zu betrachten. Aus der Hypnotherapie weiß man, dass das Leiden am Schmerz nachweislich geringer wird, wenn es dem Betroffenen gelingt, innerlich eine Distanz zum Schmerz aufzubauen. Statt ihn als einen »inerten« (unveränderbaren) Anteil seiner Persönlichkeit wahrzunehmen, sollte der Patient angeleitet werden, ihn aus einer Beobachterposition zu betrachten (und auch so zu beschreiben). Durch diesen im Englischen auch als *detachment* bezeichneten Vorgang kann die Separation zwischen dem Patienten und seinem Schmerz begünstigt werden, was dem Patienten einen besseren Umgang mit seinen schmerzassoziierten negativen Gedanken und Verhaltensmustern erlaubt. Der Sprache des Patienten, aber auch der des Therapeuten, kommt hierbei eine wichtige Funktion zu. In der sprachlichen Beschreibung spiegelt sich die innere Haltung zum Schmerz wider. In diesem Sinne sollte dieser stets als eine vom Patienten gelöste und eigenständig existierende Entität behandelt und beschrieben werden. Eine Entität, der sich Patient und Therapeut im Rahmen des therapeutischen Prozesses neugierig und achtsam zuwenden können –von der sie sich aber auch abwenden können.

Intervention zur Verbesserung der Distanzierungsfähigkeit
Anstelle der Frage, wie sich der Patient fühlt oder wie es ihm heute geht, haben sich für uns folgende Formulierungen bewährt: *»Wie fühlt sich der Schmerz heute bei Ihnen an?«* oder *»Welches Befinden verursacht der Schmerz heute bei Ihnen?«*

Ferner ist zu beachten, dass die Reduktion des subjektiv erlebten Bedrohungsgehaltes des Schmerzes eine wichtige Rolle spielt: Um den Schmerz zu überwinden, muss es dem Patienten gelingen, das als Schmerz imponierende Körpersignal nicht weiter als bedrohlich zu erleben. Der Therapeut wird dem Patienten hierbei jedoch nur effektiv helfen können, wenn der Patient ihm ausreichend vertrauen kann. Und hierfür ist es notwendig, dass der Therapeut selbst davon überzeugt ist, dass der Schmerz keine Bedrohung darstellt. Dies kann er aber nur, wenn er sich selbst ein angemessenes Bild gemacht hat.

Visualisierung des Schmerzes

Eine wertvolle Ergänzung, um den Schmerz des Patienten besser nachvollziehen zu können, stellt die Visualisierung des Schmerzes dar, also die Übersetzung in ein Phantasiebild. Hierfür lässt der Therapeut den Patienten ein »imaginäres Bild« von seinem Schmerz entwickeln. Die Visualisierung dient unterschiedlichen Aufgaben. Zum einen unterstützt sie die Patienten in der Entwicklung einer differenzierteren Wahrnehmung ihrer Schmerzsymptomatik, zum anderen eröffnet sie eine für die meisten gut zugängliche Technik, sich vom Schmerz zu distanzieren. Dieser wird handhabbarer: Wenn man sich eine Vorstellung von etwas machen kann, so ist dieses »Etwas« nicht mehr ganz so bedrohlich! Häufig muss der Patient erst lernen, seine Schmerzen zu visualisieren und zu verbalisieren. Durch das Entwickeln eines imaginären Schmerzbildes lernt der Patient, seine Sprache angemessen einzusetzen, um den Schmerz umfassend zu beschreiben. Patienten sind es oft nicht gewohnt, auf diese Art und Weise über ihren Schmerz zu sprechen.

Intervention zur Visualisierung des Schmerzes

Ein wichtiger Aspekt in der Prozessierung von Schmerzerinnerung ist die sogenannte Visualisierung und Verbalisierung des Schmerzes. Oft ist es nicht einfach, den Schmerz mit eigenen Worten zu beschreiben. In wissenschaftlichen Studien konnte gezeigt werden, dass die Visualisierung dazu beitragen kann, den Heilungsprozess zu beschleunigen. Zudem ist es natürlich auch für mich als Therapeuten hilfreich, da ich dem Verlauf des Prozesses besser folgen kann. Hierfür ist es wichtig, dass Sie mir den Schmerz in Worten und Bildern möglichst so beschreiben, wie dieser sich für Sie anfühlt.

- Wenn Ihr Schmerz eine Farbe hätte, welche Farbe hätte er? Ist er eher dunkel oder hell? Welche Farbe genau hat Ihr Schmerz?
- Wenn Ihr Schmerz eine Form hätte, welche Form hätte er? Ist Ihr Schmerz eher glatt begrenzt wie ein Stein oder diffus auslaufend wie Dampf oder eine Nebelschwade?
- Wenn Ihr Schmerz eine Konsistenz hätte, welche Konsistenz hätte er? Ist er eher weich und rau, oder eher glatt und hart?
- Wenn Ihr Schmerz einen Klang hätte, welchen Klang hätte er?
- Wenn Ihr Schmerz einen Geruch hätte, welchen Geruch hätte er?
- Wenn Ihr Schmerz sprechen könnte, was würde er zu Ihnen sagen?
- …

Neben diesen pragmatischen Aspekten fördert die Visualisierung auch den oben genannten Prozess des *Detachments*, der inneren Lösung und Distanzierung des Patienten von seinem Schmerz. Ist der Schmerz bereits ein Teil der Identität des Patienten und mit diesem ichsynton verflochten, so kann dies die Heilung und Auflösung der Symptomatik deutlich erschweren. Manche Schmerzpatienten müssen ähnlich wie in der Behandlung einer posttraumatischen Belastungsstörung erst Schritt für Schritt »ausgebildet« werden, ihren Schmerz aus einer abgelösten und stärker distanzierten Perspektive zu betrachten.

Die Sprache des Schmerzes

Die Schilderungen des Patienten können dem aufmerksamen Therapeuten nützliche Hinweise zur individuellen Bedeutung des Schmerzes für den Patienten geben. An dieser Stelle sei ein kurzer Exkurs in die linguistischen Grundlagen der »Schmerzsprache« eingebracht. In der gegenwärtigen deutschen Sprache sind die Begriffe »schmerzen« und »wehtun« die am häufigsten verwendeten Schmerzausdrücke (Overlach, 2008). Daneben existiert jedoch eine Vielzahl an metaphorischen Schmerzausdrücken wie etwa »brennen«, »stechen«, »ziehen« etc. Die Menge und Variabilität dieser Ausdrücke erscheint auf den ersten Blick beeindruckend und vielleicht ordnungslos, es lässt sich aber ein Muster in ihren unterschiedlichen Bedeutungsfeldern erkennen. Auch wenn man die pathophysiologische Relevanz nicht überschätzen darf, so können sie doch gelegentlich wertvolle Hinweise geben, welche inneren »Bedrohungsmodelle« bei einem Patienten vorliegen. Vor diesem Hintergrund sei erwähnt, dass sich auf semantischer Ebene metaphorische Schmerzausdrücke in Hinblick auf ihr Bezugsobjekt in zwei große Gruppen unterteilen lassen (Tesarz et al., 2016b):

- *deduktive* Schmerzausdrücke, die sich auf potentielle Schmerzauswirkungen beziehen, und
- *induktive* Schmerzausdrücke, die auf potentielle Schmerzauslöser verweisen.

Charakteristisch für *deduktive* Schmerzausdrücke ist ihr Bezug auf mögliche Auswirkungen oder Folgen des Schmerzes auf Gefühle und emotionale Bewertungen. Typische Beispiele sind »erschöpfend«, »quälend«, »elend«, »unerträglich« oder »schauderhaft«.

Induktive Schmerzausdrücke sind beispielsweise *»es fühlt sich an, als träfe mich ein Hammer«*, *»als durchbohre mich ein Pfeil«* (bzw. »hämmernd«, »bohrend«, »zerreißend«, »brechend«). Solche Ausdrücke beziehen sich auf einen möglichen (oder fiktiven) Schmerzauslöser. Betrachtet man das Sprechen über den Schmerz und die Verwendung von Schmerzausdrücken genauer, so stellt man fest, dass – sofern man nicht deduktiv die Folgen des Schmerzes beschreibt, dies unweigerlich auch gleichzeitig mit einer (zumindest metaphorisch-symbolischen) Zuschreibung der Schmerzen zu einer Ursache einhergeht. Diese Bindung des Schmerzerlebens an das Erleben eines Schmerzauslösers wird von der amerikanischen Linguistin Elaine Scarry in ihrem Buch *Der Körper im Schmerz* folgendermaßen formuliert (Scarry, 1985): *»Zur Schmerzempfindung gehört das Gefühl, einer Einwirkung ausgesetzt zu sein, wobei die Wirkung entweder von der Außenwelt ausgeht (»Es fühlt sich an, als träfe mich ein Hammer …«) oder vom eigenen Körper (»Es fühlt sich an, als drängen die Knochen durch die Haut …«)«*. Elaine Scarry sieht in der sprachlichen Bindung des Schmerzes an einen Schmerzauslöser ein zentrales Merkmal nicht nur des schwierigen Sprechens über das ungreifbare Phänomen Schmerz, sondern auch des Erlebens von Schmerz selbst. So lässt sich Schmerz nicht vorstellen, ohne dabei gleichzeitig an eine Ursache zu denken. Das Schmerzerleben verweist auf ein verursachendes Objekt, wenn es versprachlicht wird. Allerdings geht es hier um einen symbolisch-intentionalen Gehalt: Schmerzbetroffene können nicht anders als eine Ursache mit dem Schmerz mitzudenken. Der Charakter solcher assoziierter Ursachen kann daher Ausdruck in der gewählten Sprache über den Schmerz finden, und wertvolle Hinweise über die individuelle Schmerzbedeutung für den Betroffenen geben. Elaine Scarry hat in ihren sprachlichen Analysen festgestellt, dass sich prinzipiell zwei Arten von (induktiven) Schmerzausdrücken unterscheiden lassen: solche mit Referenz auf einen Agenten (»Bild der Waffe«, wie beispielsweise »hämmernd«, »schneidend«, »stechend« oder »durchstoßend«), und solche mit Referenz auf den eigenen Körper (»Bild der Wunde«, wie beispielsweise entnervend«, »zerfetzend«, »zerreißend« oder »brechend«). Diese Unterscheidung beruht auf der Beobachtung, dass man bei der Beschreibung von Schmerz immer wieder auf zwei typische Metaphern stößt: »Die erste Metapher benennt einen Agenten oder Urheber für den Schmerz, eine Waffe, die den Schmerz erzeugen soll; die zweite beruft sich auf eine körperliche Verletzung, die für den körperlichen Schmerz verantwortlich gemacht wird.« (Scarry, 1985: 28).

Egle et al. (2007) weisen darauf hin, dass die Wahl der vom Patienten verwendeten Ausdrücke auch erste Hinweise auf darunterliegende Affekte geben. So kann die Beschreibung des Schmerzes als »stechend, marternd und martialisch« einen Hinweis auf Wut als einen möglichen Leitaffekt geben, wohingegen ein »schauderhafter Schmerz« auf Angst hindeuten kann. Sicherlich sollten die genannten Differenzierungen in der Interpretation nicht überbewertet werden. Sie können in der psychotherapeutischen Arbeit mit Schmerzpatienten jedoch als ergänzende Mosaiksteine betrachtet werden und unter Beachtung des Gesamtkontextes zuweilen einen wertvollen Einblick in das individuelle Erleben des Schmerzes und das damit assoziierte Krankheitsmodell des Patienten geben.

Was bedeutet der Schmerz für den Patienten?

Der Therapeut sollte nicht nur verstehen, *wie* sich der Schmerz für den Patienten anfühlt, sondern auch, *welche Bedeutung* der Schmerz für den Patienten sowohl subjektiv als auch real/existentiell besitzt. Denn wie bereits im ersten Abschnitt erörtert, hängt der Bedrohungsgehalt eines Schmerzreizes ganz wesentlich von der Bedeutung ab, die er für den Betroffenen hat. Diese lässt sich nur dann optimal einschätzen, wenn neben dem Schmerzreiz auch Informationen zum aktuellen Kontext sowie die damit assoziierten Vorerfahrungen berücksichtigt werden. Ein weiteres Ziel der Schmerzanamnese ist es daher, zu verstehen, welche (emotionale, berufliche, interpersonelle …) Bedeutung der Schmerz für den Patienten hat; diese kann sehr variieren. Es gibt Patienten, die (trotz erfolgter diagnostischer Untersuchungen und der Versicherung der Ärzte, dass dem Schmerz keine bedrohliche Erkrankung zugrunde liegt) ihren Schmerz als Vorboten einer lebensbedrohlichen Erkrankung sehen[23]. Andere fürchten, im Rollstuhl zu landen oder aufgrund von (schmerzbedingter) verlorener Attraktivität von ihrem Partner verlassen zu werden. Nicht selten kann die Schmerzsymptomatik aufgrund vermehrter Fehlzeiten auch eine reale Bedrohung der Arbeitsplatzsituation darstellen. Abhängig von der Bedeutung des Schmerzes kann sich der individuelle Bedrohungsgehalt bei ähnlicher Schmerzsymptomatik von Patient zu Patient erheblich unterscheiden. Während bei dem einen ein Rückenschmerz lediglich die Absage des geplanten Skiurlaubs nach sich zieht, kann die gleiche Symptomatik bei einem anderen durch drohenden Verlust des Arbeitsplatzes die Gefährdung der Existenzgrundlage bedeuten. Eine Person, die bei einem Angehörigen miterleben musste, wie sich eine initial als banal und harmlos eingestufte Kopfschmerzsymptomatik im weiteren Verlauf als Hirntumor herausgestellt hat, wird seinen Kopfschmerzen unter Umständen mit größerer Sorge begegnen als eine Person, die solch eine Erfahrung nicht machen musste. Ängste und Sorgen, die den individuellen Bedrohungsgehalt einer Schmerzsymptomatik wesentlich prägen, sind ein wichtiges therapeutisches Target. Häufig werden Ängste oder unbewussten Assoziationen von den Patienten anfangs nicht zur Sprache gebracht. Dies mag daran liegen, dass solch emotional besetzte Themen für die Patienten unangenehm oder schambesetzt sind und deren Ansprechen daher ein gewisses Vertrauensverhältnis voraussetzen. Vielen sind solche Ängste nicht bewusst zugänglich. Das trifft gerade auf Patienten mit alexithymem Wahrnehmungsmodus zu, auf Personen also, die Schwierigkeiten haben, eigene Gefühle und Gemütszustände wahrzunehmen und zu differenzieren.

Als möglicher Zugang zu solchen bewussten und unbewussten Ängsten kann das subjektive Krankheitsmodell des Patienten dienen: *»Was könnte Ihrer Meinung nach Ihre Symptome verursachen?« »Was beschäftigt Sie am meisten in Hinblick auf Ihren Schmerz?« »Was haben Sie bisher unternommen, um Ihre Schmerzen zu behandeln?«* Manche Patienten trauen sich nicht, von sich aus ihre (ihnen selbst vielleicht auch gelegentlich als seltsam erscheinenden) Krankheitsvorstellungen mitzuteilen. Entsprechend wichtig ist es, dass sich der Therapeut offen und respektvoll danach erkundigt. Dabei sollte er sich nicht von zunächst abweisend anmutenden Antworten entmutigen lassen (wie z.B. *»Ich kann es mir einfach nicht erklären!«* oder *»Ich habe nicht die geringste Ahnung!«*), sondern geduldig weiter explorieren (zum Beispiel: *»Aber man macht sich ja trotzdem so seine Gedanken ... «*, *»Man hat ja dennoch seine Phantasien, auch wenn es nicht plausibel klingt oder die Ärzte vielleicht etwas anderes gesagt haben ...«*). Es sei angemerkt, dass die subjektiven Krankheitsmodelle der Patienten häufig mehr Wahrheit enthalten, als es auf den ersten Blick scheinen mag. Es empfiehlt sich daher, ihnen mit Ernsthaftigkeit gegenüberzutreten. Auch sollte Respekt gegenüber alternativen Heilmethoden und den eigenen Therapieversuchen des Patienten Ausdruck verliehen werden.

Die individuelle Vorstellung des Patienten, welche Mechanismen seinem Schmerz zugrunde liegen (zum Beispiel eine mechanische »Blockierung« zwischen den Wirbelkörpern oder eine herausgesprungene oder »gerissene« Bandscheibe, welche das Rückenmark abdrückt) hilft nicht nur, die Bedeutung des Schmerzes für den Patienten zu verstehen, sondern liefert auch therapeutische Ansatzpunkte, um den Bedrohungsgehalt wieder zu reduzieren. Die Erfahrung zeigt, dass das Bedrohungslevel des Schmerzes oftmals in einer direkten Beziehung zu der individuellen Vorstellung steht, als wie sicher und zuverlässig der Körper wahrgenommen wird. Die innere Vorstellung, dass der Schmerz vielleicht einer direkten Dehnung der Bandscheibe oder Wirbelkörper entspricht und ein drohendes Bersten der betroffenen Strukturen anzeigt, misst dem Schmerzsignal einen anderen Wert bei, als wenn der Betroffene das Schmerzsignal einer fehlerhaften Aktivierung neuronaler Netzwerke zuordnen kann, welches zwar unangenehm ist, aber zu keinerlei zusätzlichem Schaden führen kann. Durch die Aufklärung des Patienten über die zugrunde liegenden pathophysiologischen Mechanismen chronischer Schmerzen, durch Edukation und ein *Reframing* der Körpersignale kann dem Patienten eine Neuinterpretation seines Schmerzes gelingen. Dieser Aspekt besitzt in der Anamnese und Therapie chronischer Schmerzpatienten eine zentrale Funktion und wird im Rahmen des fünften Punktes, »Reduziere Ängste und Unsicherheiten«, noch einmal aufgegriffen werden.

Intervention zur Bahnung einer Schmerzneuinterpretation

Schmerz ist ein außerordentlich potenter Abwehr- und Schutzmechanismus, der sich im Laufe der Evolution entwickelt hat, um uns zu beschützen und die Integrität unseres Körpers zu wahren. Schmerz ist eine Alarmanlage, die anspringt, wenn ein gewisses Level an Bedrohungspotential überschritten wird. Fühlt sich unser Nervensystem

bedroht oder hat es verlernt, sichere von unsicheren Signalen zu unterscheiden, dann erleben wir chronischen Schmerz – selbst dann, wenn das betroffene Gewebe vollkommen gesund, intakt und belastbar ist.
Der Schmerz entsteht in solchen Fällen in Folge einer Fehlinterpretation von harmlosen Körpersignalen als potentiell gefährliche Reize. Um Schmerzen zu heilen, reicht es daher oftmals nicht aus, sich auf die Behandlung dieser harmlosen Signale aus dem Körper zu beschränken, sondern Ziel ist es, das Gesamtbedrohungslevel, das heißt, alle sowohl seelischen als auch physischen Stressoren zu reduzieren und gleichzeitig dem Nervensystem wieder beizubringen, dem Körper und dem betroffenen Gewebe zu vertrauen.

Um die individuelle Bedeutung des Schmerzes für den Patienten verstehen zu können, reicht es in der Regel nicht, nur zu wissen, wie sich der Schmerz für den Patienten anfühlt und mit welchen Krankheitsmodellen er assoziiert wird. Wie bereits zu Anfang gesagt, sollten auch Informationen zum aktuellen Kontext sowie alle mit diesem Reiz in Verbindung stehenden Vorerfahrungen berücksichtigt werden. Hierfür ist es hilfreich, die Lebensumstände des Patienten zu explorieren[24]. Es hat sich bewährt, unangenehme oder schambesetzte Fragen in eine möglichst angenehme und unaufdringliche Form einzubetten. So kann beispielsweise die Exploration bezüglich Alkoholismus mit der Frage *»Wie viel Alkohol vertragen Sie?«* eingeleitet werden. Unangenehme Erlebnisse kann man aus der gleichen Rücksichtnahme heraus als bekannt voraussetzen (sofern man vorinformiert ist oder etwas ahnt) und das Gespräch darüber lediglich mit der Frage nach dem Zeitpunkt des Auftretens dieser Ereignisse einleiten.

Aus der Schilderung der sozialen Situation auf der Sachebene lassen sich häufig Belastungsfaktoren oder Konflikte erahnen. Diese sollten gegebenenfalls weiter herausgearbeitet werden (siehe Tabelle 11). Neben der psychosozialen Anamnese zu emotionalen, beruflichen und interpersonellen Aspekten können besonders Hinweise von Angehörigen oder nahestehenden Personen wichtige Ansatzpunkte liefern. Fragen nach Ideen zur Genese der Schmerzen, aber auch nach aktuellen Belastungsfaktoren und sozialen oder beruflichen Einschnitten können wertvolle Informationen liefern.

Tabelle 11: Relevante Kontextfaktoren und mögliche Belastungsfaktoren

Belastungsfaktoren oder Konflikte	
Partnerschaft	Partnerschaftliche Konflikte oder Probleme aufgrund fehlender Partnerschaft.
Familiäre Situation	Konflikte mit Familienangehörigen (z. B. Geschwisterrivalitäten, Erbschaftsstreit, Konflikte mit Eltern oder Kindern, Belastungen durch die Pflege Angehöriger).
Beruf und Arbeitsplatz	Konflikte am Arbeitsplatz oder Belastungen durch Arbeitslosigkeit, im Raum stehende Berentung/Erwerbsunfähigkeit/Arbeitslosigkeit.
Freundeskreis und soziale Zugehörigkeit	Soziale Konflikte (im Freundeskreis, in sozialen Gruppen oder in ethnischen, kulturellen oder religiösen Zusammenhängen).
Wohnsituation	Konflikte oder Belastungen im Wohnumfeld (z. B. Nachbarschaftskonflikte, zu kleine oder zu große Wohnung, unzureichende Versorgungsmöglichkeit).
Kritische Lebensereignisse	Belastungen durch traumatische Erlebnisse (z. B. schwere Verletzungen, Naturkatastrophen, Kriegshandlungen oder Verbrechen).
Materielle/finanzielle Lage	Finanzielle Abhängigkeiten und materielle Existenzängste, Verschuldung, juristische Auseinandersetzung, Rentenverfahren.

Neben solchen von den Patienten meist auf Nachfrage benennbaren, in der Regel bewussten oder wenigstens bewusstseinsfähigen psychosozialen Belastungen (die jedoch aus Scham oder anderen Gründen selbst nicht angesprochen oder sogar aktiv verschwiegen werden können), können auch unbewusste intrapsychische Konflikte den Bedrohungsgehalt eines Reizes aggravieren. Diese haben ihre Wurzeln häufig in früheren Lebensphasen und können in kritischen Lebenssituationen dominierend werden, d. h. eine führende emotionale Bedeutung erlangen und Symptome verursachen.

So kann ein Patient in seiner Kindheit durch die hohen Leistungsansprüche seiner Eltern geprägt sein: Statt Fürsorge und Liebe standen Leistung und Erfolg im Vordergrund, Anerkennung gab es vorwiegend für gute Noten oder im Vergleich mit anderen. Später hat er diesen inneren Werteschemata folgend eine erfolgreiche, auf Leistung ausgerichtete Karriere eingeschlagen, beispielsweise als Vertriebsleiter in einer Firma. Dies hat ihm auch Freude gemacht und ihm das Gefühl vermittelt, gebraucht zu werden. Bei solch einem Patienten besitzt eine Schmerzsymptomatik, welche seine berufliche Leistungsfähigkeit gefährdet, einen ganz anderen Bedrohungsgehalt als eine, die dies nicht tut. Da solche innerpsychischen Aspekte oft überwiegend unbewusst sind (der Patient muss nicht unbedingt eine Gefährdung seiner Arbeitsfähigkeit oder ein Gefühl der existentiellen Bedrohung wahrnehmen), wird er solche Aspekte im Gespräch nicht äußern können. In der Gegenübertragung spürt der Behandler vielleicht das Gefühl, dieser Patient habe alles im Griff und brauche keine Hilfe (weil der Patient gelernt hat, sich nur von seiner starken und kompetenten Seite zu zeigen) oder sogar das Gefühl von Konkurrenz und den Druck, ebenfalls Leistung zu bringen (um den Leistungsansprüchen des Patienten gerecht zu werden). Gibt man solchen Impulsen unreflektiert nach, etwa indem man den Patienten alleine lässt oder mit ihm in eine Konkurrenzsituation tritt, so kann dies den Bedrohungsgehalt der aktuellen Situation zusätzlich anfachen. Die anamnestische Exploration potentiell bedrohlicher Kontextfaktoren und innerpsychischer Konflikte stellt daher hohe Anforderungen an den Behandler: Auf der einen Seite besteht die sehr ernst zu nehmende Gefahr, den Patienten fälschlich zu »psychopathologisieren«, auf der anderen Seite steht das Risiko, die individuelle Bedeutung eines potentiell schädlichen Reizes nicht ausreichend zu erfassen. Dies kann zusätzlich dadurch erschwert werden, dass manche Patienten wegen tatsächlich geringer Problemwahrnehmung oder aus Sorge vor einer psychiatrischen Stigmatisierung bemüht sind, ein möglichst »heiles« Bild von ihrer Lebenssituation zu zeichnen. Daher kann es sinnvoll sein, allzu harmonische Schilderungen kritisch zu hinterfragen. Wenn ein Patient sein Familienleben als »normal« oder »unauffällig« bezeichnet, kann es wichtig sein nachzufragen, was für ihn »normal« bzw. »unauffällig« bedeutet, oder sich einen normalen Tagesablauf schildern zu lassen. Das kann überraschende Definitionen von »normal« zutage fördern. Andererseits soll natürlich auch nicht hartnäckig nach psychosozialen Krankheitsursachen gesucht werden, nur weil bisher keine somatische

Ursache der Beschwerden gefunden werden konnte. Auch wenn aktuelle Kontextfaktoren und intrapsychische Konflikte im Einzelfall den Bedrohungsgehalt eines Körpersymptoms substantiell beeinflussen können, so sind diese keinesfalls notwendig, damit eine Schmerzsymptomatik über den normalen Zeitraum der Heilung hinaus persistiert und chronifiziert.

Ein weiterer wichtiger Baustein, um die Bedeutung des Schmerzes für den Patienten zu erfassen, sind die Auswirkungen des Schmerzes auf seinen Alltag: Wie hat sich der Schmerz auf die täglichen Aktivitäten des Patienten ausgewirkt? Zu welchen Veränderungen hat er bei der Arbeit geführt und welche Auswirkungen hat er auf die Partnerschaft, die Sexualität, das Familienleben? Besonders der Bereich Sexualität wird in diesem Zusammenhang oft vernachlässigt. Probleme in der Sexualität können nicht nur Ursache für relevante intrapsychische sowie auch paardynamische Konflikte darstellen und zu gravierenden Einschränkungen in der Lebensqualität führen, sondern auch substantiell den Bedrohungsgehalt des zugrunde liegenden Körpersymptoms beeinflussen. Jede Schmerzanamnese sollte zumindest das Angebot beinhalten, auch diesen Problembereich anzusprechen.

Exkurs Sexualanamnese

In der Annahme, dass sich der Patient schon melden wird, wenn er Probleme im Bereich der Sexualität hat, sowie aus der Angst heraus, als übergriffig oder grenzüberschreitend wahrgenommen zu werden, wird der Bereich Sexualität im ärztlichen bzw. therapeutischen Gespräch oftmals nur unzulänglich oder gar nicht thematisiert. Aus Untersuchungen weiß man jedoch, dass Patienten mit einer konflikthaften Sexualität häufig eine zu große Scham empfinden, um diese Thematik von sich aus anzusprechen, aber unausgesprochen von ihrem Behandler Hilfe erhoffen. In diesem Sinne ist es nicht nur für das Verständnis der individuellen Schmerzbedeutung bzw. des Bedrohungsgehalts einer Schmerzsymptomatik von Bedeutung, sondern auch um die vielleicht bislang unausgesprochen Anliegen des Patienten zu erkennen.

Oft ist es ausreichend, wenn der Therapeut in der Anamnese durch wenige sachliche Fragen Ansprechbereitschaft signalisiert. Nicht selten wird dies dankbar als Gelegenheit wahrgenommen, sich endlich einmal auszusprechen. Deshalb sollte das Angebot zur Sexualanamnese integraler Bestandteil der erweiterten Anamnese sein. Dies ist keinesfalls gleichzusetzen mit der Empfehlung, dass jeder Patient bereits in der Erstanamnese über sein Sexualleben »ausgequetscht« werden soll, nur weil es der Vollständigkeit halber dazugehört.

Dieser Bereich bedarf einer sensiblen Achtsamkeit für die jeweiligen Intimschranken und Problemlagen des Patienten. Ein Gefühl für den richtigen Zeitpunkt und die richtige Situation sind hier unabdinglich. Ein Gesprächsangebot sollte gemacht werden, ohne dem Patienten das Thema aufzunötigen oder ihn gar auszuhorchen. Wichtig ist es, sowohl auf Gefühlssignale des Patienten als auch auf die eigene Befindlichkeit zu achten. Es sollte darauf geachtet werden, nicht wertend aufzutreten (keine Warum-Fragen!) und eine ruhige, entspannte Atmosphäre zu vermitteln. Auch sollte eine angemessene Diskretion gegeben sein sowie ausreichend Möglichkeiten, selbst Fragen zu stellen.

Hierfür haben sich im Wesentlichen die folgenden drei Grundprinzipien bewährt[25]:

- **Aktives Ansprechen:** Während es bei den meisten psychosozialen Themenbereichen ausreicht, wenn man dem Patienten Raum gibt, seine Probleme selbst anzusprechen, ist dies in der Sexualanamnese in der Regel nicht der Fall. Sexualität und insbesondere Probleme damit sind ein extrem schambesetzter Themenbereich, welcher nur in den seltensten Fällen vom Patienten aktiv angesprochen wird. Daher ist ein aktives und enttabuisierendes Vorgehen gefordert. Erfahrungsgemäß ist die Gesprächseröffnung bei der Sexualanamnese gerade für Ärzte und Therapeuten, die dies nicht in ihrer täglichen Routine tun, eine Hürde. Hier kann es hilfreich sein, sich bereits im Vorfeld mögliche Einstiegsfragen anzueignen und diese gezielt zu ergänzen (siehe Box Sexualanamnese). Beispielsweise bietet die Schmerzsymptomatik selbst einen möglichen Einstieg in die Thematik: *»Ich könnte mir vorstellen, dass sich der Schmerz auch auf Ihre Sexualität auswirkt! Haben Sie denn den Eindruck, dass die Schmerzen die Beziehung zu Ihrer Partnerin beeinflusst haben, beispielsweise durch Einschränkungen im Sexualverhalten?«* Auch kann die Frage nach der Paarsituation (dem Ehestand u. ä.) im Rahmen der psychosozialen Anamnese problemlos durch jene nach der sexuellen Kommunikation ergänzt werden, etwa: *»Gibt es in Ihrer Beziehung sexuelle Probleme?«*. In diesem Zusammenhang können dann auch zwanglos nach der aktuellen Koitusfrequenz und nach damit im Zusammenhang stehenden Problemen gefragt werden *(»Sind Sie mit Ihrem Sexualleben zufrieden?«)*. Solche Fragen signalisieren die Ansprechbarkeit des Arztes für diesen schambesetzten Bereich und eröffnen Patienten die Möglichkeit, von Problemen zu berichten.

- **Normalisierung:** Ein effizienter Weg zur Enttabuisierung ist eine Normalisierung des Themas. Hier hat sich eine offene, unbefangene Sprache bewährt, mit der man die Dinge beim Namen nennt und Umschreibungen vermeidet. Durch ein schüchternes Umschreibungen wie »beziehungsmäßig« oder »nicht klappen« signalisiert der Therapeut, dass er das Tabuthema selbst scheut. Genauso wie umständliche Umschreibungen sollte auch Umgangssprache oder die Flucht in den medizinischen Fachjargon vermieden werden. Begriffe wie »orgasmische Dysfunktion« oder »erektile Dysfunktion« sind wenig hilfreich, wenn sie ebenfalls den Eindruck eines »Darum-herum-Redens« erzeugen. »Probleme in der Sexualität«, »Schwierigkeiten beim Geschlechtsverkehr«, »Orgasmusprobleme« oder »Impotenz« sind mögliche Alternativen.
- **Schwierigkeiten benennen:** Nötigenfalls hilft es, die Peinlichkeit offen anzusprechen und dadurch zu überwinden (zum Beispiel: *»Den meisten Menschen fällt es schwer, offen über Sexualität zu sprechen. Ich könnte mir vorstellen, dass Ihnen das gerade ähnlich geht. Aber meine Erfahrung hat gezeigt, dass chronische Schmerzen einen gravierenden Einfluss auf Sexualität und Libido besitzen. Ich bin davon überzeugt, dass dies ein wichtiges und für Sie möglicherweise sehr belastendes Thema ist.«*).

Mögliche Fragen im Rahmen der Sexualanamnese
»Haben Sie Probleme mit Ihrer Sexualität?« (Cave: sehr direkt!)
»Haben Sie einen Partner/eine Partnerin?«
»Haben Sie derzeit eine sexuelle Beziehung?«
»Ist diese Beziehung monogam oder haben Sie noch andere Partner?«
»Wie zufrieden sind Sie mit Ihrem Sexualleben?«
»Wann hatten Sie das letzte Mal sexuellen Kontakt mit einem Partner oder einer Partnerin?«
Aktuelle sexuelle Situation (Frequenz, Ablauf, sexuelle Funktion, Erleben) und Entwicklung in der aktuellen Beziehung
»Seit wann besteht die Störung?«
»Wann und unter welchen Bedingungen (andere Partnerin? Stressoren? neue Medikamente?) trat die Störung erstmals auf?«

Der Inhalt der Sexualanamnese sollte so gestaltet werden, dass folgende Punkte geklärt werden können:

1. Liegt bei dem Patienten ein Problem oder Konflikt im Bereich der Sexualität vor, und wenn ja, um welche Art von Problem handelt es sich? Von besonderer Relevanz sind: Rückgang des sexuellen Interesses (Libidostörungen), Störungen der sexuellen Erregungs- und Reaktionsfähigkeit (Erektionsstörungen beim Mann, Störungen der Lubrikation und sexuellen Erregung bei der Frau, Vaginismus) sowie Störungen des sexuellen Erlebens (Orgasmusstörungen, beim Mann auch Ejakulationsstörungen).
2. Hat die Sexualität aktuell einen relevanten Einfluss auf das allgemeine Stress- bzw. Bedrohungslevel des Patienten? Sollten sich im Gespräch Hinweise auf eine relevante Problematik ergeben, ist zu berücksichtigen, dass eine sexuelle Störung in der Regel nicht nur den Patienten, sondern auch dessen Partnerin betreffen. Um die paardynamische Relevanz zu erfassen, kann entweder das Angebot gemacht werden, den Partner in das ärztliche Gespräch mit einzubeziehen (beispielsweise im Rahmen eines Folgekontakts) oder, ist dies nicht möglich oder indiziert, so sollte zumindest versucht werden, die Bedeutung, die das Paar dem Bereich Sexualität beimisst, zu erfragen.

3. Können mögliche Ursachen identifiziert werden und bedarf es einer weiterführenden fachspezifischen Therapie? Mit primären Ursachen sind insbesondere zugrunde liegende somatische Erkrankungen (wie zum Beispiel Diabetes, arterielle Verschlusskrankheiten oder Bluthochdruck) sowie mögliche Medikamentennebenwirkungen gemeint. Gerade die in der Schmerztherapie eingesetzten Medikamente, besonders aber auch die zur Behandlung psychischer Komorbiditäten eingesetzten Psychopharmaka gehen mit einem hohen Risiko für sexuelle Funktionsstörungen einher. Am häufigsten tritt in diesem Rahmen neben einer allgemeinen Reduktion des sexuellen Interesses und der sexuellen Erregungsfähigkeit die erektile Dysfunktion auf (Benkert et al., 2016). Dies trifft besonders für die in der Schmerztherapie häufig eingesetzten trizyklischen Antidepressiva sowie das niedrig potente Opiat *Tramadol* zu. Eine entsprechende Aufmerksamkeit des Therapeuten ist daher angezeigt und gegebenenfalls ein therapeutisches Eingreifen indiziert. Klagt ein Patient im Zuge der medikamentösen Therapie über anhaltende, beeinträchtigende Sexualstörungen, stehen unterschiedliche Strategien zur Verfügung (Assem-Hilger & Kasper, 2005; siehe Tabelle 12). Daneben sollte der Patient jedoch immer auch über die Möglichkeit spezifischer sexualtherapeutischer Angebote informiert werden.

Zusammenfassend ist festzuhalten, dass das Angebot zur Sexualanamnese ein selbstverständlicher Bestandteil der erweiterten psychosozialen Anamnese sein sollte. Immer entsprechend den drei Grundsätzen: Sie sollte stets freiwillig sein (d. h. als Angebot formuliert). Sie sollte so genau wie möglich und so umfangreich wie nötig sein. Sie darf nicht verletzend sein.

Vermeide Widerstand

Sucht ein Patient Unterstützung bei einem Arzt beziehungsweise Therapeuten, dann tut er dies in der Regel wegen eines spezifischen Anliegens. Entsteht im Verlauf der Behandlung beim Patienten

Tabelle 12: Therapeutische Strategien bei sexueller Dysfunktionen unter Medikation (La Torre et al., 2013)

Therapeutische Strategien	
Aggressives Zuwarten:	Zwar ist bei leichten Störungen durchaus eine Spontanremission unter Beibehaltung der initialen Therapiestrategie beschrieben (dies gilt mehr für die Orgasmusstörungen, weniger für medikamentös induzierte Libidostörungen), die klinische Praxis hat jedoch gezeigt, dass Remissionen nach dem vierten Behandlungsmonat nur noch selten zu erwarten sind, sodass sich die ungenügende Beachtung sexueller Nebenwirkungen nachteilig nicht nur auf die Vertrauensbasis der therapeutischen Beziehung, sondern auch relevant auf das Complianceverhalten auswirken kann (Assem-Hilger & Kasper, 2005). Zuwarten und beraten ist daher in der Regel nur bedingt hilfreich und sollte stets in enger Absprache mit dem Patienten erfolgen. Hilfreich können in leichten Fällen psychologische und psychotherapeutische (z. B. verhaltenstherapeutische) Strategien sein, welche dazu beitragen, die Kommunikation zwischen den Sexualpartnern zu verbessern.
Dosisreduktion:	Dosisreduktion oder *drug holidays* (wenn psychiatrisch vertretbar) ist eine Option, wenn kein Rückfallrisiko für schwerwiegende psychische Komorbiditäten besteht. Psychopharmakainduzierte Sexualstörungen sind häufig dosisabhängig. Bei erfolgter Vollremission psychischer Komorbiditäten kann eine vorsichtige Dosisreduktion erwogen werden.
Medikamentenumstellung:	Bei schwerwiegenden und hartnäckigen Störungen ist ein Wechsel auf ein Antidepressivum oder Antiepileptikum mit weniger sexuellen Nebenwirkungen, wie beispielsweise *Mirtazapin* oder *Pregabalin* zu erwägen.

jedoch der Eindruck, dass dieses Anliegen nicht ausreichend wahrgenommen wird oder dass seine Erwartungen nicht erfüllt werden, so kann dies auf Seiten des Patienten erhebliche innere Widerständen hervorrufen und die weitere Therapeuten-Patienten-Beziehung belasten. Patienten mit chronischen Schmerzen haben meist eine lange medizinische Vorgeschichte, oftmals geprägt durch widersprüchliche Aussagen, das Versagen von Therapieversuchen und dem Weiterverweisen zum nächsten Therapeuten. Sie fühlen sich und ihren Schmerz unter Umständen generell infrage gestellt. Und je länger eine Schmerzsymptomatik fortbesteht, desto eher werden die Behandler auf psychosoziale Faktoren oder Lebensstiländerungen fokussieren als auf die den Patienten zum Arzt bzw. Therapeuten führende somatische Symptomatik – eine Inkongruenz, die ebenfalls das Risiko für die Erzeugung von inneren Widerständen auf Seiten des Patienten begünstigt.

Um dies zu vermeiden, haben sich in der Praxis zwei therapeutische Strategien bewährt:

1. eine konkrete Exploration der individuellen Anliegen und Erwartungen des Patienten;
2. eine tangentiale, nicht-konfrontale Gesprächsführung.

Für die Exploration der spezifischen Anliegen des Patienten kann es im Erstkontakt hilfreich sein, eine Metaperspektive einzunehmen, um herauszuarbeiten, welche *»Behandlungsszene«* der Patient darbietet. Der Begriff der Behandlungsszene lässt sich unter Zuhilfenahme einer Bühnenmetapher als die Ausgangssituation und das Bühnenbild eines Dramas verstehen, bevor die eigentliche Handlung beginnt. Die metaperspektivische Betrachtung der Behandlungsszene beinhaltet die Fragen danach, warum der Patient 1.) genau jetzt (und nicht gestern, morgen oder nächste Woche), 2.) gerade zu mir (und nicht zu einem anderen Arzt oder Therapeuten) und 3.) unter genau diesen szenischen Umständen (beispielsweise in Begleitung, viel zu spät, als Notfall etc.) kommt. Gab es im Vorfeld bereits irgendwelche Besonderheiten? Wurde der Termin mehrfach verschoben? Handelt es sich um einen außerplanmäßigen Notfalltermin, welcher aufgrund der Dringlichkeit eingeschoben wurde? Kommt der Patient alleine oder in Begleitung seiner ganzen Familie? Kam der Patient deutlich zu spät oder viel zu früh? Ist der Termin spät abends, weil es terminlich für ihn nicht anders einzurichten war, oder liegt der Termin mitten in seiner Arbeitszeit, obwohl andere Termine zur Verfügung standen? Solch eine Metaperspektive kann helfen, bereits eine erste Vorstellung davon zu bekommen, welche Erwartungen dem Besuch des Patienten zugrunde liegen könnten. Diese Vermutungen können im Gesprächsverlauf gezielt überprüft und vertieft werden.

In der Regel sind die Erwartungen der Patienten geprägt durch ein oder auch mehrere spezifische Anliegen. Solche Anliegen können unterschiedlicher Natur sein: Während der eine primär kommt, um vom Therapeuten eine Erklärung für seinen Schmerz zu bekommen, drängt den anderem vor allem der Wunsch, eine bösartige Erkrankung auszuschließen. Während der eine konkrete Empfehlungen wünscht, wann er sich schnellstmöglich wieder voll belasten darf, möchte der andere vielleicht eher eine Bestätigung, dass er sich schonen darf. Erschwerend kann hinzukommen, dass Anliegen von Patienten nicht direkt angesprochen werden. Dies kann aus Scham oder Unsicherheit heraus erfolgen (z.B. ob der Wunsch nach einer Krankschreibung überhaupt formuliert werden darf). Häufiger ist aber, dass Patienten sich ihrer zum Teil vielschichtigen, vielleicht sogar widersprüchlichen Anliegen gar nicht bewusst sind. Nur wenige Patienten werden im Vorfeld Reflexionen darüber angestellt haben, was sie von ihrem Arzt bzw. Therapeuten erwarten und welche Fragen sie für sich geklärt haben möchten. Auch wenn solche Fragen bzw. Anliegen von nicht konkret benannt werden können, beeinflussen sie dennoch substantiell die Erwartungen des Patienten. Werden unausgesprochene Erwartungen ignoriert, so werden Therapeut und Patient aneinander vorbeireden, was entweder dazu führt, dass der Patient sich zurückzieht und aus der Behandlung (zumindest innerlich) aussteigt, oder es werden sich auf Seiten des Patienten innere Widerstände aufbauen, die daran hindern, die Behandlung in die richtige Richtung zu führen. Gleiches kann passieren, wenn sich beim Patienten der Eindruck entwickelt, falsch verstanden oder vorschnell »psychopathologisiert«[26] zu werden.

Neben dem Wissen um die Anliegen und Erwartungen der Patienten spielt die richtige Gesprächsführung eine wichtige Rolle: Kaum eine Intervention führt zuverlässiger zu Widerstand als die direkte Konfrontation mit emotional ambivalent behafteten Themen: Diese stellt eine der häufigsten Quellen für missglückte Gesprächsverläufe dar. In den letzten Jahren hat sich daher in der Praxis das Konzept der tangentialen Gesprächsführung bewährt, nach dem sich die erweiterte Anamnese bei Patienten mit chronischen Schmerzstörungen als ein spiraliger Prozess verstehen lässt, in dem längere somatischen Beschwerdeklagen immer wieder von kurzen Hinweisen auf emotionale und psychosoziale Aspekte unterbrochen werden. Diese Hinweise auf sollten weder übergangen noch zu konfrontativ aufgegriffen werden (Hausteiner-Wiehle et al., 2012). Stattdessen sollten sie dosiert mittels tangentialer Gesprächsführung aufgegriffen werden.

Tangentiale Gesprächsführung bezeichnet das Prinzip, indirekte und direkte Hinweise auf psychosoziale Belastungsfaktoren des Patienten vorsichtig als relevant zu markieren und sie aufzugreifen, zu unterstreichen und weiterzuführen. Diese Art der Gesprächsführung wird als *tangential* bezeichnet, weil sie den Bericht des Patienten nicht konfrontativ aufgreift, sondern diesen ähnlich der Kreisberührung einer Tangente nur leicht tangiert (Schäfert et al., 2008). Psychologische Aspekte werden unter Verwendung von unproblematischen Begriffen aus dem Alltagserleben (beispielsweise »Belastung«, »Stress«, »innere Unruhe«) oder aus dem somatischen Formenkreis (»körperliche Erschöpfung«, »Schlafstörungen«, »körperliche Belastungsfähigkeit« etc.) beiläufig aufgegriffen, sodass psychosomatische Zusammenhänge frei von Stigmata thematisiert werden können. Haupttechnik ist das aktive Zuhören (*reflective listening*, siehe Tabelle 13). Aktives Zuhören bezeichnet eine aus der Schule Carl Rogers stammende Kommunikationsstrategie, die auf dem einfachen Prinzip basiert, die Idee eines Sprechers zu verstehen und diese dem Sprecher zurückzugeben, um zu bestätigen, dass sie richtig verstanden wurde. Die Aufgabe des Therapeuten ist es, das zu rekonstruieren, was der Klient denkt und fühlt, und dieses Verständnis an den Klienten empathisch und nicht wertend zurückzugeben. Dies erfordert, dass der Zuhörer innerlich gelassen bleibt und sich vollständig auf die Stimmung des Sprechers konzentriert.

Als weitere nicht-konfrontative Möglichkeit der Exploration psychosozialer Belastungsfaktoren kann man sich den gewöhnlichen Alltag beschreiben lassen und sich danach zu erkundigen, was zu Hause oder im Beruf gerade los ist. Falls aktuelle Belastungen bereits erwähnt wurden, können diese im Sinne eines interessierten Nachfragens auch beiläufig wieder aufgegriffen werden.

Tabelle 13: Aktives Zuhören

Grundelemente des aktiven Zuhörens (Fisher, 1993)	
aktiv in die Konversation eingreifen	Dies erfordert das Reduzieren oder Eliminieren von Ablenkungen jeglicher Art, um der vorliegenden Konversation volle Aufmerksamkeit schenken zu können.
echte Empathie mit dem Standpunkt des Sprechers	Sich wirklich der Perspektive des Sprechers annehmen, ohne notwendigerweise damit einverstanden zu sein. Der Zuhörer ermutigt die Person, frei zu sprechen, indem er nicht wertend und empathisch ist.
Spiegeln	Das Spiegeln des Sprechers beinhaltet nicht nur ein Wiedergeben der verbalen Inhalte, sondern vielmehr auch die Spiegelung seines emotionalen Zustands bzw. seiner Stimmung. Dies erfordert, dass der Zuhörer innerlich gelassen bleibt und sich vollständig auf die Stimmung des Sprechers konzentrieren kann. Die Stimmung wird sich nicht nur in den verwendeten Worten zeigen, sondern auch im Tonfall, in der Haltung und anderen nonverbalen Hinweisen. Der Zuhörer wird nach Kongruenz zwischen Worten und Stimmung suchen.
Zusammenfassen	Zusammenfassen, was der Redner sagte, indem er die eigenen Worte des Redners benutzt, anstatt nur Wörter und Phrasen zu paraphrasieren und so das wesentliche Konzept des Sprechers widerzuspiegeln.

Durch zahlreiche wissenschaftlich-empirische Untersuchungen konnte gezeigt werden, dass selbst wenn im Behandlungsgespräch vom Patienten psychosoziale Themen angesprochen werden, diese von den Therapeuten oftmals nicht weiter exploriert werden, sondern stattdessen Äußerungen bezüglich somatischer Interventionen vorgezogen werden (Hausteiner-Wiehle et al., 2012). Interaktionen der Form »*Rauchen Sie?*« – »*Nein, eigentlich nicht. Aber aktuell habe ich so viel Stress, dass ich das nur mit der einen oder anderen Zigarette überstehe!*« – »*Hmmm, und ist bei Ihnen ein Bluthochdruck bekannt?*« oder »*Haben Sie Kinder?*« – »*Ja, aber meiner Tochter geht es aktuell nicht gut!*« – »*Hmm, schwierig! Sind bei Ihnen in der Familie denn irgendwelche psychischen Erkrankungen bekannt?*« – sind typische Beispiele für einen suboptimalen Gesprächsverlauf. Solche widersprüchlichen Botschaften können Patienten nicht nur verunsichern, sondern sie lassen zahlreiche Möglichkeiten ungenutzt, eine empathische Beziehungseben aufzubauen und relevante psychosoziale Stressoren zu identifizieren und zu bearbeiten. Wenn Patienten daher die Bereitschaft signalisieren, psychosoziale Themen zu besprechen, dann sollte diese vom Therapeuten aufgegriffen werden. Basierend auf dem oben genannten Prinzip der tangentialen Gesprächsführung erfolgt dies nach Schäfert idealtypisch in vier Schritten (siehe Tabelle 14), indem zunächst 1.) das somatische Beschwerdebild angenommen und 2.) um psychosoziale Aspekte angereichert wird und 3.) psychosoziale Belastungen herausgearbeitet und biopsychosozial kontextualisiert werden, um schließlich 4.) Ängste und Unsicherheiten zu reduzieren und die Selbstwirksamkeit zu stärken.

1. **Das somatische Beschwerdebild erfassen und annehmen:** Zunächst geht es darum, sich die individuelle Beschwerdesymptomatik ausführlich schildern zu lassen und mit offenem und ehrlichem Interesse nachzufragen. Es sollte beim Therapeuten ein umfassendes Bild von der aktuellen Beschwerdesymptomatik des Patienten entstehen. Die Patienten anzunehmen bedeutet in diesem Zusammen-

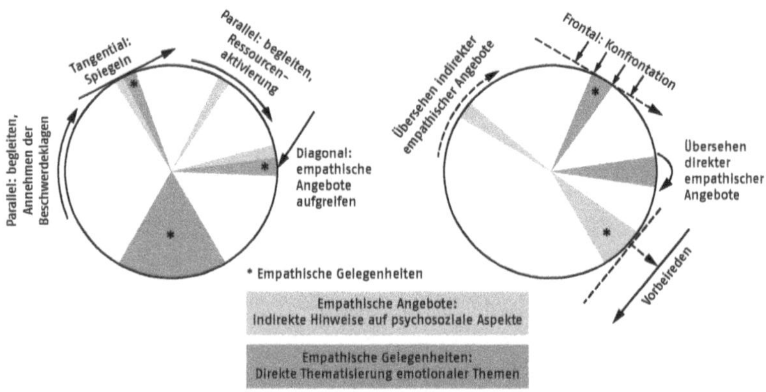

Abbildung 6: Prinzipien der tangentialen Gesprächsführung. Links dargestellt ist der idealtypische Gesprächsverlauf einer tangentialen Gesprächsführung. Im Vordergrund steht die Annahme der Beschwerdeklage. Mittels tangentialer und diagonaler Gesprächstechniken (z. B. Spiegeln, Markieren, Aufgreifen von empathischen Angeboten) können die somatischen Beschwerden biopsychosozial kontextualisiert und das Gespräch um psychosoziale Aspekte und emotionale Themen angereichert werden. Rechts dargestellt sind typische Fallstricke.

Tabelle 14: Prinzipien der tangentialen Gesprächsführung, modifiziert nach Schäfert und Kollegen (Schäfert et al., 2008)

Prinzipien der tangentialen Gesprächsführung		
Klage erfassen und annehmen	körperliche Beschwerden genau schildern lassen, interessiert nachfragen	Patient: *»Mir geht es seit gestern wieder so schlecht. Ich habe solche Rückenschmerzen.«* Therapeut: *»Können Sie mir das bitte genauer beschreiben? Wo im Rücken haben Sie diese Schmerzen?«*
	Beschwerden ernst nehmen und validieren	Patient: *»Ich habe solche Schmerzen, dass ich kaum ruhig sitzen kann.«* Therapeut: *»Das sehe ich; das muss sehr schmerzhaft sein!«*
	weitere körperliche Reaktionen in der Situation erfragen	Therapeut: *»Bemerken Sie noch weitere Reaktionen Ihres Körpers?«*
Anreicherung und Markierung psychosozialer Aspekte	mit Bildern/Metaphern	Patient: *»Die Schmerzen greifen ›wie eine Kralle an meinen Kopf‹, ›sind wie eine drückende Last auf meinen Schultern‹* oder *›wie eine Faust in meinem Bauch‹.«*
	mit Gedanken	Therapeut: *»Aha, Sie befürchten also, dass Ihre Schmerzen gar nicht mehr aufhören.«* Therapeut: *»Lassen Sie uns zusammen überlegen, wann Sie zuletzt die Erfahrung gemacht haben, dass Ihre Schmerzen auch wieder nachlassen!«*
	mit Affekten	Therapeut: *»Viele Menschen sind in einer solchen Situation wütend/verzweifelt/enttäuscht. Wie ist das bei Ihnen?«* Therapeut: *»Die Schmerzen machen Sie also ziemlich traurig.«*

Tabelle 14: Prinzipien der tangentialen Gesprächsführung *(Fortsetzung)*

Prinzipien der tangentialen Gesprächsführung		
	Markieren/Spiegeln	Therapeut: *»Das stelle ich mir sehr belastend/anstrengend vor.«* Therapeut: *»Ich kann mir gut vorstellen, dass Sie da unter Druck geraten sind.«* Therapeut: *»Sie wirken bedrückt auf mich, wenn Sie das erzählen.«* Therapeut: *»Da haben Sie sich also geärgert.«* Therapeut: *»Es könnte ein wichtiger Hinweis sein, dass Sie zurzeit viel Ärger im Büro haben.«*
	Unterbrechen	Therapeut: *»Moment, da will ich nachfragen …«* Therapeut: – *»Ich möchte noch wissen …«*
	Widersprüche verdeutlichen	Therapeut: *»Da muss ich noch mal nachfragen: Das bringe ich nicht zusammen.«*
	Zusammenfassen	Therapeut: *»Verstehe ich Sie richtig, dass …?«* Therapeut: *»Wenn ich versuche, mir das vorzustellen, dann ist es so, dass …«*
Beschwerden kontextualisieren	Situations- und Beziehungskontext herstellen	Therapeut: *»Wann genau traten denn die Schmerzen auf? Erzählen Sie doch mal, was gestern so los war!«*
Förderung der Selbstwirksamkeit und Reduktion von Ängsten und Unsicherheiten	Bewältigungsstrategien und Ressourcen erkunden	Therapeut: *»Kann etwas die Schmerzen lindern? Was könnte Ihnen in dieser Situation helfen?«*

hang, ihnen das Gefühl zu vermitteln, ernst genommen zu werden und ihnen die Legitimität ihrer Beschwerden zu signalisieren. Der Arzt bzw. Therapeut sollte in dieser Phase der Therapie daher besonders auf die Validierung der Beschwerden eingehen (siehe Tabelle 15). Diese geht mit einem positiven Affekt einher und reduziert nachgewiesenermaßen die Schmerzen. Gravierender als die positiven Effekte einer adäquaten Beschwerdevalidierung sind die Konsequenzen einer Invalidierung, die den negativen Affekt verstärkt, die therapeutische Beziehung beeinträchtigt und den Patienten in eine Rechtfertigungssituation bringt, was wiederum zu gravierenden negativen Konsequenzen in der weiteren Kommunikation führen kann. Viele Interaktionsschwierigkeiten lassen sich auf den »Kampf um die Legitimität« der Beschwerden und auf die Angst vor Stigmatisierung zurückführen.

Tabelle 15: Möglichkeiten der validierenden Gesprächsführung bei chronischer Schmerzen

Möglichkeiten der validierenden Gesprächsführung		
Zuhören und Beobachten	Zuhören und Aufmerksamkeit schenken.	Nicken und Augenkontakt halten, während der Patient seine Erfahrungen schildert.
angemessene Reflexionen	Wiederholen, was der Erzähler berichtet hat, und vermitteln, dass man den Inhalt verstanden hat.	Patient: *»Verglichen mit gestern, habe ich heute deutlich mehr Schmerzen!«* Therapeut: *»Hmm, heute ist es wesentlich schlimmer!«*
Benennen des Ungesagten	Erschließen von Gedanken oder Gefühlen, welche angedeutet werden.	Patient: *»Ich bekomme nichts hin – mein Schmerz gerät jedes Mal außer Kontrolle, wenn ich versuche, etwas zu unternehmen!«* Therapeut: *»Das klingt sehr frustrierend.«*
Validierung in Hinsicht auf hinreichende (aber nicht notwendigerweise korrekte) Gründe	Bestätigen, dass das vom Sprecher Gesagte verständlich und nachvollziehbar ist in Anbetracht der bisherigen Erfahrungen mit dem Schmerz.	Patient: *»Ich möchte nicht mehr zurück zu meinem Physiotherapeuten, um erzählt zu bekommen, dass ich üben soll!«* Therapeut: *»Es ist nachvollziehbar, dass Sie da nicht mehr hin möchten, da Sie ja erlebt haben, dass Ihnen das in der Vergangenheit nicht geholfen hat!«*

Tabelle 15: Möglichkeiten der validierenden Gesprächsführung bei chronischer Schmerzen *(Fortsetzung)*

Möglichkeiten der validierenden Gesprächsführung		
Validierung der aktuellen Angemessenheit	Bestätigen, dass das, was der Sprecher gesagt hat, zum aktuellen Zeitpunkt angemessen ist oder gerechtfertigt im Hinblick auf die gegenwärtige Situation.	Patient: *»Ich kann diese Arbeit einfach nicht mehr machen!«* Therapeut: *»Es ist vollkommen nachvollziehbar, dass Sie eine Pause machen wollen. Die Arbeit durchzuhalten, während der Schmerz immer schlimmer wird, ist sehr schwierig für Sie.«*
radikale Aufrichtigkeit	Behandeln des Sprechers als eine vollwertige und fähige Person.	Patient: *»Ich mache mir große Sorgen, da mein Schmerz heute so schlimm ist!«* Therapeut: *»Selbstverständlich bringt solch eine Schmerzkrise Sie dazu, dass Sie sich Sorgen machen – viele Menschen würden sich so fühlen, wären sie in Ihrer Situation!«*

2. **Das somatische Beschwerdebild um psychosoziale Aspekte anreichern:** Im Gesprächsverlauf wird daran gearbeitet, die geschilderten Beschwerden auf mehreren Ebenen anzureichern und psychosoziale und emotionale Themen in das Gespräch einzuweben. Soweit Patienten solche in ihren Schilderungen bereits verwenden, sollten diese aufgegriffen werden, anderenfalls gilt es, diese dosiert in das Gespräch einzuführen. Wie später noch dargestellt werden soll, liegt eine große Herausforderung darin, dass Gefühle und persönliche Belastungen von Patienten häufig nicht direkt und explizit ausgesprochen werden. Stattdessen werden indirekte Andeutungen[27] formuliert als sogenannte »empathische Angebote«, auf welche das Gegenüber eingehen kann, welche leider häufig übersehen werden. In dieser Phase steht für den Therapeuten besonders die Achtsamkeit gegenüber solchen Angeboten im Vordergrund und das dosierte Einflechten emotionaler Aspekte. Emo-

tionale Aspekte und indirekte psychosoziale Belastungen dürfen im weiteren Verlauf des Gesprächs zunehmend auch benannt werden. Hierbei kann es nützlich sein, wenn sich der Arzt bzw. Therapeut vorübergehend als Hilfs-Ich anbietet und seine eigene Emotionalität zur Verfügung stellt, indem er die emotionale Bedeutung von Situationen stellvertretend formuliert (*»Ich kann mir vorstellen, dass ich in dieser Situation und mit diesem Schmerz ganz schön frustriert/enttäuscht/wütend/gekränkt/… wäre.«* etc.; siehe Rudolf, 2006). In dieser Phase können bereits erste therapeutisch-edukative Interventionen in Richtung einer »entängstigenden« kognitiven Umstrukturierung eingeflochten werden (im Sinne von: *»Meine Beschwerden sind Ausdruck einer normalen Reaktion meines Körpers auf äußere Bedrohungsfaktoren.«*).

3. **Psychosoziale Belastungen herausarbeiten und das somatische Beschwerdebild biopsychosozial kontextualisieren:** Das Ziel in dieser Phase ist es, Wechselwirkungen zwischen dem körperlichen Befinden und dem jeweiligen Situations- und Beziehungskontext herzustellen. Auch geht es darum, Veränderungen in der Symptomatik herauszuarbeiten und dem Patienten eine differenzierte, wertungsfreiere Wahrnehmung der Beschwerdesymptomatik zu ermöglichen. Die Patienten können angeregt werden, die Beschwerden im Verlauf situationsabhängig zu beobachten. (*»Haben Sie beobachtet, ob Ihre Beschwerden immer gleich sind, oder wann sie stärker oder schwächer werden?« »Gibt es Situationen, in denen Sie beschwerdefrei sind?«*)
4. **Reduktion von Ängsten und Unsicherheiten und Förderung der Selbstwirksamkeit:** Schließlich geht es darum, Beeinflussungs- und Hilfsmöglichkeiten sowie verfügbare Ressourcen zu erkunden. Nicht selten setzen die Patienten dysfunktionale Bewältigungsstrategien ein, entweder forciertes Durchhalten, oder übermäßiges Schon- und Vermeidungsverhalten (Hasenbring & Verbunt, 2010). Ziel ist neben der Förderung der Selbstwirksamkeit die Entwicklung funktionaler Bewältigungsstrategien.

Abzuraten ist demgegenüber von frontalen, konfrontierenden Gesprächstechniken, die oft nur schwer angenommen werden und die Therapeuten-Patienten-Beziehung nachhaltig belasten können. In diese Kategorie gehört besonders die kausale Deutung von spezifischen psychosozialen Zusammenhängen[28]. Mögliche Wechselwirkungen zwischen Körper und Psyche sind behutsam einzuführen und sollten parallel mit der Entwicklung eines entsprechenden biopsychosozialen Krankheitsmodells schrittweise erarbeitet werden. Zu vermeiden ist auch, am Patienten vorbeizureden, was letztendlich darin mündet, dass der Kontakt verloren geht. Vermeintliche Abwehr und Widerstand können Ausdruck davon sein, dass der Patient sich angegriffen oder falsch verstanden fühlt, überfordert oder gar verletzt ist. Solche Reaktionen sollten als Bewältigungsleistung oder Schutzfunktion akzeptiert werden (Schäfert et al., 2008). Wenn der Patient immer wieder zu seinen somatisch zentrierten Beschwerdeklagen zurückkehrt, sollte man dies zulassen und ihn geduldig begleiten (Schäfert et al., 2008). Neben der Stärkung des Vertrauensverhältnisses zwischen Arzt und Patienten sowie der Verbesserung eines empathischen Beziehungsaufbaues kann dieses Prinzip auch eine direkte therapeutische Wirkung ausüben: Es bietet die Möglichkeit, das belastende Material sprachlich und kognitiv neu zu organisieren. Die durch die Therapie verbesserte Fähigkeit, die eigene körperliche Verfassung durch Zuschreibung mentaler Zustände zu interpretieren, lässt sich als Prozess der zunehmenden Mentalisierung und kognitiven Umstrukturierung verstehen. Dadurch kommt es zu verbesserten Möglichkeiten der Selbstreflexion sowie zu einer Verbesserung von Kontrollüberzeugungen und Selbstwirksamkeit (Schäfert et al., 2008).

Erzeuge Empathie

Empathie und die Entwicklung einer davon getragenen Patienten-Therapeutenbeziehung spielen in der Behandlung von Patienten mit chronischen Schmerzen eine wichtige Rolle. Empathisches Zuhören unterstützt die Patienten darin, Vertrauen zu finden, um sich für schwierige Themen zu öffnen. Ferner ist Empathie ein hilfreiches therapeutisches Element, um das individuelle »Bedrohungslevel« des Patienten zu reduzieren.

Der Begriff der Empathie bezieht sich auf die Fähigkeit des einfühlenden Verstehens und des verständnisvollen Sich-Einfühlens. Der Arzt muss zum Perspektivenwechsel fähig seinund sich in die Patientenperspektive hineinversetzen und Ängste, Befürchtungen und Hoffnungen des Patienten am eigenen Leib erspüren und nachvollziehen können. Er muss das Gefühl vermitteln können, verstanden, wertgeschätzt und sicher aufgehoben zu sein: Hört der Arzt dem Patienten genau zu? Fragt er nach, oder verfestigt sich beim Patienten etwa der Eindruck, der Arzt hake Frage um Frage nur ab, um diese lediglich gestellt zu haben – ohne auf die Antworten einzugehen? Nimmt er auch implizite Botschaften, unausgesprochene Anliegen und Wünsche des Patienten ausreichend wahr?

Ein wichtiger Schritt, um eine empathische Reaktion *(empathic response)* hervorzurufen, ist die Berücksichtigung von emotionalen und psychosozialen Aspekten *(»Ich habe den Eindruck, Sie sind gerade sehr frustriert!«, »Ich kann mir vorstellen, dass das für Sie eine schwierige Situation gewesen ist.«* oder *»Das muss gerade eine sehr schwierige Zeit für Sie sein.«)* oder von persönlichen Leistungen des Patienten *(»Ich bin beeindruckt, wie Sie es trotzdem geschafft haben, weiter zur Arbeit zu gehen/Ihre Familie zu versorgen.«)*. Jeder von uns ist in der Lage empathische Beziehungsebenen aufzubauen, und tut dies im privaten Umfeld täglich. Empirische Untersuchungen haben gezeigt, dass Patienten ihren Ärzten und Therapeuten im Gespräch zahlreiche und zum Teil sogar sehr nachdrückliche empathische Angebote machen. Darunter sind alle Möglichkeiten zu verstehen, die es erlauben, auf emotionale und persönliche Aspekte beim Patienten einzugehen. Es konnte jedoch auch gezeigt werden, dass solche Angebote nur selten von Ärzten angenommen und weitergeführt werden, selbst wenn die Patienten immer wieder darauf zurückkommen.

Die große Schwierigkeit liegt darin, dass empathische Angebote zwar sehr häufig gemacht, jedoch nur selten direkt ausgesprochen werden. Gefühle und persönliche Belastungen oder Leistungen werden nicht explizit benannt, sondern in Andeutungen formuliert, auf welche das Gegenüber eingehen und dadurch dem Patienten Eintritt in eine empathische Beziehungsebene erlauben kann. Solche indirekten empathischen Angebote prägen eine gute Arzt-Patienten-Beziehung. Bildlich gesprochen können indirekte empathische Gelegenheiten als »geheime Zeichen« betrachtet werden, die den Arzt auffordern, den Patienten an die Hand zu nehmen und durch die Pforte der Empathie zu führen. Das Erkennen solcher Zeichen wird oftmals dadurch erschwert, dass das ärztliche Gespräch in der Regel zweckgerichtet ist (etwa um notwendige differentialdiagnostische Informationen einzuholen) und unter erschwerenden strukturellen Rahmenbedingungen stattfindet (zum Beispiel Zeit- und Dokumentationsdruck). Unter solchen Voraussetzungen gerät der Aufbau einer empathischen Beziehungsebene meist in den Hintergrund. Jedoch ist das Vermitteln von Wertschätzung, Sicherheit und Vertrautheit gerade für die Behandlung von Schmerzpatienten ein zentrales therapeutisches Agens, um das subjektive »Bedrohungslevel« des Patienten positiv zu beeinflussen. Daher sollte darauf geachtet werden, eine empathische Grundhaltung zu entwickeln und diese durch spezifische Gesprächstechniken (Empathie-*Skills*) zu ergänzen. Hierzu zählen:

- Aufbau einer persönlichen Sensibilität und Bereitschaft gegenüber den Gefühlen des Patienten. Dies bedeutet, dass man auf die indirekten empathischen Angebote des Patienten achtet und, wenn angemessen, dem Patienten spiegelt.
- Nutzung von Möglichkeiten, kurze empathische Kommentare einzuweben.
- Unterstützung des Patienten bei seinen Bemühungen, Probleme zu lösen bzw. Problemverhalten zu ändern.
- Achtsamkeit für nonverbale Ausdrucksmittel, um Empathie zu vermitteln (durch adäquate Pausen, Körperhaltung, Gesichtsausdruck).

Solche Techniken können eine empathische Grundhaltung nicht ersetzen, sie können jedoch helfen, für die empathischen Angebote des Patienten sensibler und offener zu werden. Davon gibt es viele, sie müssen nur erkannt werden (Rebensburg, 2009). Ein für die klinische Praxis hilfreiches Orientierungsmodell beruht auf der Arbeit von Anthony Suchman (Suchman et al., 1997).

Sein Modell beschreibt das Entstehen einer empathischen Reaktion beim Gegenüber als sequentielle Abfolge. Diese beginnt in der Regel (1) mit einem indirekten empathischen Angebot des Patienten (z. B. statt auf die Frage *»Rauchen Sie?«* mit ja oder nein zu antworten, berichtet der Patient: *»Ich habe vor zwei Monaten aufgehört zu rauchen!«*); (2) dieses Angebot wird vom Arzt aufgegriffen *(»Da können Sie stolz auf sich sein, das schaffen nur wenige!«)*. Der Arzt greift das empathische Angebot auf und erkundet als *potential empathic continuer* die zugrunde liegenden Emotionen bzw. spricht diese direkt an. Der Patient erhält dadurch die Möglichkeit, seine Gefühle explizit zu thematisieren. Der Therapeut kann dem Patienten gegenüber zum Ausdruck bringen, dass er seine Gefühle wahrgenommen hat und ein empathisches Grundverständnis für die emotionalen Aspekte seiner Erkrankung hat (siehe Abbildung 7).

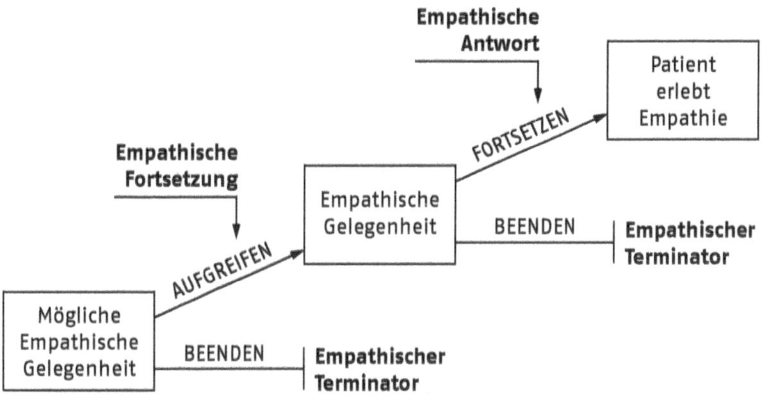

Abbildung 7: Entwicklung von Empathie im ärztlichen Gespräch.

Die Entwicklung einer empathischen Beziehungsebene als sequentieller Prozess hängt ganz entscheidend davon ab, ob der Arzt die indirekten empathischen Angebote des Patienten erkennt, aufgreift und weiterführt. Zwei Eigenschaften des Arztes bzw. Therapeuten spielen hier eine zentrale Rolle: die wertschätzende Haltung, welche den Patienten als ernstzunehmenden Spezialisten für seine Problematik anerkennt, sowie die Fähigkeit, die empathischen Angebote des Patienten zu erkennen und aufzugreifen. Ein guter Arzt bzw. Therapeut muss diese beiden Fähigkeiten noch nicht perfektioniert haben, sondern zeichnet sich vor allem durch die Motivation aus, darin besser zu werden!

Vermeide unreflektiertes Reagieren

Eine professionelle therapeutische Beziehung zeichnet sich auch dadurch aus, dass Gefühle und Impulse, welche ein Patient auslöst, nicht unreflektiert und unkontrolliert ausagiert werden. Gerade dieser Aspekt kann in der Behandlung von Patienten mit chronischen Schmerzen eine große Herausforderung darstellen. Diese Patienten haben in der Regel bereits zahlreiche Arzt- und Patientenkontakte hinter sich, ihre Einstellungen und Erwartungen sind häufig geprägt von negativen Vorerfahrungen. Misstrauen, Enttäuschung und Entwertungen können die Folge sein. Andere sind verzweifelt auf der Suche, einen »omnipotenten Erlöser« zu finden, der sie von ihrem Schmerz befreit. Solche Patienten zeichnen sich besonders anfänglich durch einen übermäßigen Optimismus und großes Vertrauen aus, was aber schnell umschlagen kann. Erschwerend kann noch hinzukommen, dass Patienten durch die weitreichenden Einschränkungen in ihren familiären und sozialen sowie beruflichen Rollen in schwerwiegende Selbstfindungsprozesse geraten können. Manche reagieren hierauf mit Anspannung, Nervosität bis hin zu einer für sie selbst irritierenden Aggressivität; andere reagieren auf die Orientierungslosigkeit mit einer bisher nicht gekannten Hilfsbedürftigkeit; wieder andere reagieren auf die existentielle Erschütterung mit einer Tendenz, ihr Umfeld zu entwerten.

Die Beziehung zwischen Arzt bzw. Therapeut und Patient ist daher meist nicht unbelastet. Umso wichtiger ist es, sich einiger problematischer Affektkonstellationen bewusst zu sein (siehe Tabelle 16), um nicht unkontrolliert in Beziehungsdynamiken verwickelt zu werden, welche den therapeutischen Zielen entgegenstehen:

- Das Gefühl der Sorge und der Impuls, dem Patienten unbedingt helfen oder gar ihn »retten« zu müssen: In solchen Fällen besteht die Gefahr, den Patienten aus der Verantwortung für seinen Heilungsprozess zu nehmen. Zwar kann es in einzelnen Fällen und besonders zu Anfang durchaus sinnvoll sein, solch eine Rolle anzunehmen (der Therapeut als Beschützer, der den Patienten behütet). Da im Rahmen des therapeutischen Prozesses oftmals substantielle Veränderungen der Perspektive angestrebt werden, ist es sinnvoll, die Verantwortung für den therapeutischen Prozess beim Patienten zu lassen. Denn die innere Veränderungsbereitschaft ist besonders dann gegeben, wenn er sich mit dem Therapieerfolg identifizieren kann. Solch eine Verschiebung im Identifikationsprozess weg vom *»Ich als Schmerzpatient«* hin zum *»Ich als derjenige, der es geschafft hat, das Schmerzproblem zu lösen«* sind unserer Erfahrung nach ein starkes Werkzeug, um den Weg für innere Prozesse frei zu machen.
- Das Gefühl des Desinteresses und der Ermüdung und der Impuls, den Patienten »loswerden« zu wollen: Die »Odyssee« mancher Schmerzpatienten und ihre Sorge, im Stich gelassen oder nicht ernst genommen zu werden, wurde bereits angesprochen. Wenn die Schmerzsymptomatik – aus diagnostischer Sicht – uninteressanter wird, wenn Therapeuten dazu neigen, schnelle Antworten zu geben oder den Patienten weiterzuleiten (z. B. in die Physiotherapie), führt das mitunter dazu, dass der Patient noch mehr über seine Beobachtungen zu seinem Schmerz berichtet. Er kann nicht differenzieren, was für den Therapeuten von Relevanz ist und was nicht, und will verhindern, dass entscheidende Hinweise unentdeckt bleiben, während der Therapeut diese ausführlichen Berichte eher zu vermeiden sucht. Was wiederum beim Patienten den Eindruck hervorruft, dass man ihn loswerden möchte. So kann ein Teufelskreis in Gang kommen.
- Das Gefühl der eigenen Unzulänglichkeit bis hin zu latentem Ärger und der Impuls, dem Patienten gerecht werden zu müssen beziehungsweise sich ihm gegenüber beweisen zu müssen (Konkurrenzverhalten): Eine der größten Herausforderungen für die Behandler ist es, gelassen zu bleiben, wenn ihn der Patient ärgerlich

macht. Zwar ist dies eher selten der Fall, doch Ärger ist ein starker Motivator, ungehalten zu werden, »zurückzubeißen« oder zeigen zu wollen, wer der »Herr im Hause« ist. Welche inneren Prozesse dies beim Patienten auslöst, ist schwierig abzuschätzen, die Beziehungsebene ist jedoch substantiell gestört. Die Situation kann oftmals nur noch aufgelöst werden, indem sich die eine Seite bei der anderen entschuldigt, was ebenfalls zu Irritationen auf der Beziehungsebene führen kann. Das Gefühl von Ärger im Kontakt mit Patienten ist ein Warnzeichen *(red flag)* und sollte nicht unreflektiert ausagiert werden. Dies bedeutet nicht, dass man sich von Patienten alles gefallen lassen muss, sondern dass man affektiv nicht mitschwingt, wenn man mit den Verhalten des Patienten nicht einverstanden ist. Dass es nicht einfach ist, gelassen zu bleiben, wenn es innerlich in einem brodelt, steht außer Frage. Es kann hilfreich sein, den eigenen Ärger als Herausforderung zu betrachten[29], aus einer agierenden bzw. reagierenden in eine explorierende Rolle zu schlüpfen, bei der die inhaltliche Ebene – d. h. der Gegenstand des Ärgers – zweitrangig ist und es zunächst darum geht, das Verhalten des Patienten zu verstehen.

Tabelle 16: Vermeiden kritischer Arzt/Therapeuten-Patienten-Interaktionen

Vermeide unreflektiertes Reagieren	
Nehme Irritationen wahr	■ Achte auf die Gefühle und Handlungsimpulse, welche der Patient hervorruft! ■ Sei sensibel für eigene Handlungsimpulse (Aufgaben für den Patienten zu übernehmen oder ihn etwa »schnellstmöglich wieder loswerden« zu wollen).
Bewahre eine gelassene Haltung	■ Sehe Idealisierungen, Entwertungen, forderndes Verhalten und andere schwierige Verhaltensmuster als einen Teil der Symptomatik und nicht als persönlichen Angriff des Patienten.
Vermeide unreflektiertes Agieren	■ Relativiere frühzeitig hohe Erwartungen und Idealisierungen von Seiten des Patienten. ■ Übernehme nicht unreflektiert Aufgaben und Verantwortungsbereiche, die der Patient selbständig bewältigen kann. ■ Vermeide redundante Untersuchungen auf Drängen des Patienten.

Eine besondere Herausforderung für die therapeutische Beziehung können Schmerzen im Kontext von Somatisierungsstörungen oder hypochondrischen Störungen darstellen.

Neben der Schmerzsymptomatik selbst ist für solche Konstellationen die hartnäckige Forderung nach somatischen Ursachen charakteristisch. Diese werden aufrechterhalten trotz negativer Ergebnisse und Versicherungen der Ärzte, dass Symptome nicht ausreichend körperlich begründbar sind. Einer zentralnervösen oder psychischen Ursache ihrer Beschwerden stehen die Patienten sehr ablehnend gegenüber. Die Konfrontation mit schwer leidenden Patienten erzeugt auf ärztlicher Seite einen hohen Druck zu weiteren Maßnahmen. Die dabei auftretenden Probleme in der Interaktion sind auf drei wesentliche Aspekte zurückzuführen (Jablensky, 1999):

1. Das Drängen auf Untersuchung und das appellative Verhalten der Patienten;
2. die Unsicherheit der Ärzte, eine verborgene Krankheit zu übersehen;
3. die Diskrepanz in den jeweiligen Ursachenüberzeugungen.

Im Umgang mit solchen Patienten entstehen beim Behandler häufig Gefühle des Nichtwissens, der Unsicherheit, Hilf- und Hoffnungslosigkeit sowie Ängste vor einem Scheitern der Behandlung. Kommen Ungeduld, Erschöpfung und Ablehnung des Patienten hinzu, ist die Interaktion noch erschwert. Um eine tragfähige Beziehungsebene aufzubauen, empfiehlt sich eine aktive, geduldig-interessierte Grundhaltung, die unterstützend begleitet und Resonanz gibt (Schäfert et al., 2008). Um aus dem typischen Hoffnungs-Enttäuschungs-Zirkel herauszukommen, sollte von Beginn an für eine Entidealisierung und eine Relativierung der Erwartungen gesorgt und der Patient mit in die Verantwortung genommen werden. Dabei ist hervorzuheben, dass das Handeln des Patienten nicht bewusst gesteuert wird. Er trägt dem Behandler idealisierende Erwartungen an und ist zugleich enttäuschungs- und entwertungsbereit. Dem Behandler wird nahegelegt, die Idealisierung anzunehmen und dann an diesen Ansprüchen zu scheitern. Das Erkennen solcher Interaktionsmuster und die Kontrolle der daraus entstehenden Übertragungsreaktionen bildet eine wichtige Grundlage für die Behandlung somatoformer Schmerzpatienten.

Es ist wichtig, dass der Therapeut in der Lage ist, die durch den Patienten ausgelösten Gefühle und Impulse nicht unreflektiert und unkontrolliert auszuagieren. Diese Fähigkeit ist eine Voraussetzung dafür, auch komplexen Symptomkonstellationen gerecht zu werden. Dies als Herausforderung zu sehen und eine intrinsische Motivation zu entwickeln, gerade solche schwierigen Beziehungsgestaltungen zu meistern, kann die therapeutische Tätigkeit auf ein höheres Level anheben.

Reduziere Ängste und Unsicherheiten

Was als nozizeptiv interpretiert wird, in unser Bewusstsein vordringt und als Schmerz empfunden wird, hängt ganz wesentlich vom aktuellen Angst- und Unsicherheitslevel ab, in welches ein Reiz eingebettet ist. Da Schmerz vereinfacht als Ausdruck für das körperliche Bedrohungslevel verstanden werden kann, ist das Auflösen von Ängsten und Unsicherheiten eine zentrale Aufgabe in der Behandlung chronischer Schmerzpatienten.

Um dies effektiv umzusetzen, lassen sich bei Schmerzpatienten drei zentrale Behandlungselemente beschreiben, auf welche in den folgenden Abschnitten eingegangen werden soll:

1. Vermitteln von Hoffnung,
2. Stärkung der Selbstwirksamkeit,
3. Reduktion von Krankheitsunsicherheit und krankheitsbezogenen Ängsten.

Wie bereits im vorherigen Abschnitt erörtert, kann chronischer Schmerz bei den Betroffenen zu einer Vielzahl aversiver Erfahrungen führen: Verletzlichkeit, Kränkung, Hilflosigkeit, Frust, Schuld und Scham sind nur einige der zahlreichen Negativerfahrungen, denen chronische Schmerzpatienten ausgesetzt sind. Nicht selten steht im Hintergrund eine lange Leidensgeschichte, geprägt durch frustrane Arztbesuche, verunsichernde Medikamentennebenwirkungen bis hin zu wirkungslosen Operationen. Es verwundert daher nicht, wenn viele den Glauben an eine Heilung verloren haben. Nicht selten befindet sich Patienten zu Beginn der Therapie in einer subjektiv erlebten »Schach-Matt«-Situation: Das Vertrauen in die eigenen Fähigkeiten ist geschwunden, der Glaube an das Medizinsystem und an die Fähigkeiten von Ärzten und Therapeuten ist von Ambivalenz geprägt, sie fühlen sich oftmals hilflos und im Stich gelassen und die Hoffnung auf eine Besserung ist mehr einer Verzweiflung geschuldet und dem Druck durch das Umfeld alsdem Glauben an eine echte Veränderung. viele Patienten fühlen sich nicht mehr in der Lage, die notwendige Kraft für nachhaltige Veränderungen aufzubringen.

Durch die Psychotherapieforschung ist sehr gut belegt, dass der Glaube an eine Veränderung mitunter den stärksten Prädiktor dafür darstellt, ob eine solche Veränderung eintreffen kann. Um den Patienten für die Möglichkeit für Veränderungen zu öffnen, ist es daher wichtig, zunächst einen »Keim der Veränderungsbereitschaft« zu pflanzen. Es ist die Aufgabe des Therapeuten, zu Beginn der Behandlung den Patienten Hoffnung und Glaube an die Veränderbarkeit ihrer Situation zu vermitteln. Dies soll natürlich nicht bedeuten, dass unrealistische Erwartungen erzeugt werden, sondern vielmehr, dass man ein relevantes Therapieziel in Aussicht stellt und eine realistische Perspektive aufzeigt, wie dieses Ziel zu erreichen ist.

Ein erster Schritt hierzu kann sein, über Verhaltensänderungen die Selbstwirksamkeit zu fördern, um Patienten nach und nach zu mehr Selbstverantwortung zu führen. Hierbei lassen sich die drei Grundsätze aus der motivierenden Gesprächsführung nach Miller und Rollnick (Miller & Rollnick, 2002) als eine wertvolle Orientierungshilfe formulieren:

1. Die Selbstwirksamkeit des Patienten ist zu fördern.
2. Der Patient, nicht der Therapeut, ist für die Entscheidung zur Veränderung und deren Umsetzung verantwortlich.

3. Der Glaube des Therapeuten an die Veränderungsfähigkeit des Patienten ist als eine »selbsterfüllende Prophezeiung« zu betrachten.

Die Betonung der persönlichen Verantwortung des Patienten und das Stärken des Vertrauens in eigene Fähigkeiten sind Möglichkeiten, die Selbstwirksamkeit zu fördern. Hierbei steht der Therapeut dem Patienten hilfreich zur Seite, nimmt ihm jedoch nicht die Verantwortung ab. Beim Patienten soll das Vertrauen in die eigenen Fähigkeiten und in die erfolgreiche Umsetzung der Veränderung gestärkt werden. Die Absicht, sich zu verändern, bedarf jedoch einer ausreichenden Zuversicht, dies umsetzen zu können. Diese Zuversicht beim Patienten hervorzulocken und auszubauen, ist die eigentliche Aufgabe und Herausforderung des Therapeuten[30].

Formulierung von Behandlungszielen

Die Hoffnung des Patienten zu fördern, ohne unrealistische Erwartungen zu erzeugen, beinhaltet, dass man angemessene Therapieziele formuliert. Es hat sich für uns bewährt, die Formulierung solcher Behandlungsziele möglichst *SMART* zu gestalten. Dieses Acronym steht für *specific, measurable, accepted, realistic, and timely* (Doran, 1981). Die angesteuerten Therapieziele sollten eindeutig und präzise definiert sein *(specific)*, objektiv messbar *(measurable)*, vom Patienten akzeptiert *(accepted)*, und realistisch sein *(realistic)* und es sollte ein Zeitrahmen dafür festgelegt werden *(timely)*. Wichtig ist insbesondere, dass die vereinbarten Therapieziele für den Patienten subjektiv relevant und innerlich als »motivierende« Ziele akzeptiert sind. Es macht beispielsweise wenig Sinn, die Wiedereingliederung ins Arbeitsleben als ein SMARTes Therapieziel zu wählen, wenn der Patient gar nicht wieder in seine alte Arbeit zurück möchte, sondern für ihn vielleicht die früheren gemeinsamen Aktivitäten mit dem Lebenspartner im Vordergrund stehen. Relevante Veränderungen sind häufig mit Kraftaufwand und Anstrengungen verbunden und erfordern daher ein gewisses Eigenengagement und ausreichend Selbstdisziplin von Seiten des Patienten. Um ausreichend Kraft und

Energie mobilisieren zu können, ist es folglich wichtig, dass die Ziele für den Patienten attraktiv, subjektiv angemessen, aber auch ausreichend anspruchsvoll sind.

Es ist eines der Grundaxiome der psychotherapeutischen Schmerztherapie, keine unrealistischen Therapieerwartungen beim Patienten zu erzeugen. Daher wird allgemein empfohlen, nicht die Beseitigung des Schmerzes als primäres Therapieziel zu wählen, sondern objektiv messbare Ziele zu finden *(»wieder spazieren gehen können« oder »wieder arbeiten gehen können«)*. Diese zurückhaltende Einstellung ist sicherlich dem Umstand geschuldet, dass bisher die meisten psychotherapeutischen Schmerztherapieansätze nicht primär auf eine Reduktion des Schmerzes abzielen, sondern die Beeinträchtigung durch den Schmerz und die Behandlung psychischer Schmerzfolgen (Depressionen, Ängste etc.) in den Fokus stellen. Die Effekte sowohl psychologischer als auch medikamentöser Therapieansätze auf den Schmerz selbst sind hingegen eher gering. So zeigen beinahe alle Studien über die Wirksamkeit psychotherapeutischer Interventionen in der Behandlung von chronischen Schmerzen nur leichte bis moderate Effekte hinsichtlich der Verbesserung von *Coping*strategien oder der Reduktion der schmerzbedingten Beeinträchtigung. Die Veränderungen des Schmerzes selbst war in beinahe allen Studien mit aktiven Vergleichsgruppen klinisch nicht bedeutsam (Williams et al., 2012).

Unrealistische Therapieziele und idealisierende Erwartungen können den Ursprung für problematische Irritationen in der Therapeuten-Patienten-Interaktion bilden. Wie im vorherigen Abschnitt bereits erläutert, entwickelt sich häufig eine gewisse »Sehnsucht« nach einem idealisierten Objekt (einem »Schmerzerlöser«), was zur Folge haben kann, dass das reale Gegenüber (in der Regel der Therapeut) hoffnungsvoll und idealisierend begrüßt wird, früher oder später jedoch vor den idealisierten Ansprüchen versagt und selbst zum »enttäuschenden Objekt« wird. Die Herausforderung besteht darin, idealisierenden Bestrebungen entgegenzuwirken, ohne den Patienten die Hoffnung auf einen adäquaten Therapieerfolg zu nehmen. Denn auch wenn die Effekte in den groß angelegten Studien im Mittel über alle Studienteilnehmer meist nur gering sind, so liegt dies daran, dass eine spezifische Therapie meist nur bei einer kleinen Gruppe von Patienten wirkt. Die übliche Mittelung der Effekte über alle Studienteilnehmer kann dann nur geringe Effekte zeigen. Vollkommene Schmerzfreiheit kann durchaus bei einer Untergruppe erreicht werden, was manchen Patienten (die die Hoffnung aufgegeben haben) gesagt werden darf. Interessanterweise scheinen die Therapeuteneffekte weit ausschlaggebender zu sein, als der zugrunde liegende therapeutische Ansatz (Wampold & Imel, 2015). Jedenfalls wird die Mehrheit der Patienten im Rahmen einer integrierten Schmerztherapie von einer deutlichen und klinisch relevanten Schmerzreduktion berichten. Wenn der Patient als primäres Behandlungsziel die Symptomreduktion oder-freiheit nennt, dann sollte dies durchaus anerkannt werden, jedoch sollte stets auch nach weiteren Behandlungszielen gefragt und unrealistische Erwartungen problematisiert werden (z. B. *»Ich verstehe, dass Sie den Schmerz loswerden wollen, aber was würden Sie darüber hinaus noch gerne erreichen?«*). Manchmal können Patienten weitere Behandlungsziele formulieren, wenn man sich den Alltag detailliert schildern lässt (aufstehen, Zähne putzen, Haushalt führen …). Als weitere hilfreiche Unterstützung können Techniken des *confidence talks* – ebenfalls aus der »motivierenden Gesprächsführung« – eingesetzt werden, um bei den Patienten eine motivierende Zuversicht aufzubauen (siehe auch Tabelle 17).

Insgesamt gilt festzuhalten, dass die zunächst trivial klingende Grundvoraussetzung, Hoffnung zu geben und Motivation zu schaffen, sich in der Praxis häufig als sehr komplexe und schwierige Aufgabe erweisen kann. Mitunter kann es viel Zeit und Energie in Anspruch nehmen, bis beim Patienten ausreichend Kompetenzen identifiziert, Fähigkeiten entwickelt, Ressourcen mobilisiert, das Umfeld modifiziert und Motivation geschaffen ist und er Kraft und Knowhow zur Hand hat, die ersehnten Veränderungen umzusetzen.

Tabelle 17: Techniken des *Confidence Talks* (modifiziert nach Miller & Rollnick, 2002)

Confidence Talk	
Evokative Fragen	*»Was stimmt Sie optimistisch, dies schaffen zu können?«*
Zuversichtsrating	*»Auf einer Skala von 0 (gar nicht) bis 10 (absolut zuversichtlich): Wie zuversichtlich sind Sie in Hinblick auf Ihr Therapieziel?«* *»Wie kommt es, dass Sie sich bei dem Wert x und nicht bei einem Wert von 0 eingeordnet haben?«*
Rückblick auf vergangene Erfolge	*»Wann in der Vergangenheit haben Sie sich schon einmal zu einer Veränderung entschlossen und diese dann auch umgesetzt?«* *»Wie haben Sie das gemacht?«* *»Was gab es damals für Hindernisse und wie haben Sie diese konkret überwunden?«*
Ansprechen persönlicher Stärken und Unterstützungsmöglichkeiten	*»Welche Stärken und Fähigkeiten haben Sie, die Ihnen helfen könnten, diese Veränderung vorzunehmen?«* *»Wer und was könnte Sie dabei unterstützen?«*
Brainstorming	*»Wenn Sie einmal alle Ideen – so abwegig sie auf den ersten Blick auch erscheinen mögen – aussprechen, was Ihnen eine Veränderung oder Verbesserung erleichtern würde: Was fällt Ihnen da ein?«*
Umdeuten *(Reframing)*	*Patient: »Ich habe es mehrmals versucht und bin immer wieder gescheitert!« – Therapeut: »Diese Versuche haben nicht den vollen Erfolg gebracht. Doch wozu waren diese Versuche gut? –Welchen Nutzen können Sie daraus für sich ziehen?«*
Thematisieren hypothetischer Änderungen	*»Nehmen Sie einmal an, Sie würden Ihr Ziel erreichen und schauten nun darauf zurück: Was hat den Ausschlag gegeben, dass Sie es geschafft haben? Wie haben Sie es hingekriegt?«*

Mobilisation von Ressourcen

Neben dem Vermitteln von Hoffnung sind die Stärkung der Selbstwirksamkeit und die Mobilisierung von Ressourcen weitere wichtige Bausteine in einer psychosomatisch orientierten Schmerztherapie. Damit Ressourcen mobilisiert werden können, müssen diese zunächst identifiziert werden. Der sogenannten »Ressourcenanamnese« ist daher eine wichtige Bedeutung beizumessen: Der weitere Therapieverlauf profitiert ganz wesentlich davon, wenn dieser sich auf das stützt, was der Patient an positiven Kompetenzen mitbringt. Peter Fürstenau hat die sehr treffende Metapher des »beidäugigen Sehens« (Fürstenau, 2002) formuliert, welche hervorhebt, dass im Rahmen einer auf Krankheit ausgerichteten Therapie »der ganze Mensch gesehen werden muss – und zwar mit seinen gesunden Seiten zuerst« (Reddemann, 2012: 29). So sollte nicht nur auf Krankheit und Probleme, sondern auch auf Gesundheit, Gesundheitsförderung und individuelle Stärken des Patienten geschaut werden. Vor diesem Hintergrund sollte der Kompetenz des Patienten, seinen Schmerz sowie bisherige Belastungen bewältigt zu haben, eine ausreichende Bedeutung beigemessen werden. Dies bedeutet nicht nur, diese zu erkennen und einzusetzen, sondern insbesondere auch, dies dem Patienten gegenüber mit Respekt und Anerkennung zum Ausdruck zu bringen. Es ist therapeutisch wertvoll, wenn der Patient erlebt, dass er in seinen Fähigkeiten und Kompetenzen gesehen und wertgeschätzt wird. Da diese Wertschätzung unbedingt authentisch sein sollte, ist die Aufgabe des Therapeuten nicht nur, Kompetenzen zu suchen und zu benennen, sondern dem Patienten gegenüber eine Perspektive und Haltung zu entwickeln, die ihm eine wertschätzende und respektvolle Haltung erlaubt.

Das Anliegen der Ressourcenanamnese ist es nicht nur, wie der Ausdruck Anamnese fälschlich suggeriert[31], allein Information über die beim Patienten vorhandenen Ressourcen und *Coping*fähigkeiten zu erhalten, sondern auch die Aufmerksamkeit des Patienten auf positive Inhalte zu lenken, damit er diese zukünftig schneller abrufen und sinnvoll einsetzen kann.

Als »Ressourcen« bezeichnet man alle positiven Elemente, die den Patienten bewusst oder unbewusst stabilisieren können. Hierunter fallen sowohl intrinsische Eigenschaften (zum Beispiel gutes und schnelles Einschlafen), äußere Faktoren (zum Beispiel eine gute Freundin, ein Haustier o. ä.) als auch individuelle Aktivitäten (beispielsweise Sport treiben oder sich ausruhen) oder bestimmte Entspannungstechniken (Achtsamkeitsübungen, Imaginationstechniken, Muskelentspannungstechniken, Meditationsübungen etc.). Der Therapeut sollte sich zu Beginn einen Überblick verschaffen, zu welchen Ressourcen der Patient Zugang hat, welche Ressourcen bisher hilfreich gewesen sind und wie effektiv diese eingesetzt werden konnten.

Zusätzlich zu diesem klassischen Ressourcenrepertoire ist bei Schmerzpatienten die Einführung einer spezifischen Körperressource sinnvoll. So empfiehlt Mark Grant (Grant, 2009), die Stelle im Körper zu erfragen, die sich am sichersten und wohligsten anfühlt, was er als die »individuelle Körperressource« bezeichnet und auf welche im weiteren Therapieverlauf bei Bedarf zurückgegriffen werden kann. Ziel der Ressourcenanamnese ist es, wie bereits erwähnt, Ressourcen nicht nur zu *identifizieren*, sondern diese auch zu *mobilisieren*. Dementsprechend sollte, wenn dies der therapeutische Rahmen zulässt, im weiteren Verlauf gemeinsam mit dem Patienten ein Repertoire an Ressourcen erarbeitet werden, welches er gezielt einsetzen kann, um sein Belastungslevel zu reduzieren und seine Schmerzen zu kontrollieren. Die folgenden ressourcenorientierten Elemente haben sich als therapeutisch wertvoll erwiesen (modifiziert nach der S3-Leitlinie *nicht-spezifische, funktionelle und somatoforme Körperbeschwerden*; siehe Schäfert et al., 2012):

- Förderung der *Selbstakzeptanz* einschließlich der *Akzeptanz* von Schwierigkeiten und Schwächen, ggf. Umdeutung als Lösungs- oder Überlebensstrategien;
- Anerkennung von *Lebensleistungen* und Lenkung der Aufmerksamkeit auf *gelungene* Situationen, Begegnungen etc.;
- Erweiterung von *Copingstrategien* und individuellen *Bewältigungsmöglichkeiten*;
- Förderung der *Selbstregulation*;
- Förderung von *Kreativität* und *Veränderungsbereitschaft*;
- Ermutigung zu einer *gesunden* und *ausgeglichenen* (d.h. die eigene körperliche und psychische Gesundheit wertschätzenden) *Lebensführung* (z.B. ausreichend Schlaf und Bewegung, Wechsel von Phasen der Aktivität und der Erholung, ausgewogene Ernährung);

- Förderung von Aktivitäten, die *Resilienz*[32] fördern,
  - Aktivitäten, die gut mit Freunden ausgeführt werden können,
  - Aktivitäten, für deren Ausführung man positive Rückmeldung bekommt,
  - Aktivitäten, bei denen keine Furcht vor Fehlern besteht.

Konkret können hierfür das Einüben von Selbsthilfestrategien (wie etwa Imaginations- oder Muskelentspannungsübungen) sowie Übungen zur Achtsamkeit bzw. zum individuellen Umgang mit negativen Emotionen eingesetzt werden (Reddemann, 2012).

Ergänzend sei angemerkt, dass das individuelle Bedrohungslevel häufig ganz wesentlich durch den Verlust des körperlichen Selbstwertes bestimmt wird: durch körperliche Missempfindungen, durch Verlust der körperlichen Integrität und der körperlichen Fitness sowie durch eine inadäquate Schmerzkontrolle. Deshalb sollte in der Anfangsphase und initialen Ressourcenarbeit ein besonderer Schwerpunkt auf körperorientierten Ressourcen sowie Übungen zur Steigerung des körperlichen Wohlbefindens, der körperlichen Entspannung und des körperlichen Selbstvertrauens gelegt werden.

Eine Liste relevanter körperorientierter Zusatzelemente, die wichtig für eine erfolgreiche psychotherapeutische Behandlung von chronischen Schmerzen sind, ist im Rahmen der Leitlinie zur Behandlung funktioneller Störungsbilder zusammengestellt worden, die wir hier etwas modifiziert wiedergeben wollen (S3-Leitlinie *Nicht-spezifische, funktionelle und somatoforme Körperbeschwerden*; siehe Schäfert et al., 2012):

- Motivation zu *gestufter Aktivitätssteigerung* anstelle von Schonung (bei Überaktivität mit dem Risiko einer Beschwerdezunahme sollte auf eine angemessene, dosierte Aktivierung geachtet werden);
- Verbesserung von *Regulationsfähigkeit* und *Selbstwirksamkeit* durch bewusstes Umschalten zwischen Belastung/Anspannung und Erholung/Entspannung:
- Übungen zur Verbesserung der *Körperwahrnehmung*:
  - zur besseren Unterscheidung körperlicher Missempfindungen von Krankheitszeichen,

- zur Reduktion einer gesteigerten, ängstlichen Aufmerksamkeit für Körpervorgänge durch mehr Vertrautheit mit physiologischen Prozessen (z. B. mit autonomen Regulationsprozessen wie Herzschlag oder Atmung),
- zur (Wieder-)Herstellung eines positiven Körpergefühls durch die Erfahrung von positiven Körperempfindungen, Funktion und Belastbarkeit, nicht nur von Missempfindungen und Dysfunktion des eigenen Körpers,
- zur Wahrnehmung körperlicher und psychischer (Belastungs-) Grenzen mit dem Ziel des verantwortlichen Umgangs damit;

- Einüben von *Entspannungstechniken*, die später selbständig durchgeführt werden können.

Von Beginn an sollte darauf geachtet werden, dass die individuellen Strategien des Patienten im Umgang mit dem Schmerz verbalisiert und positive Aspekte herausgearbeitet werden. Die Forschung der letzten Jahre hat eindrucksvoll zeigen können, von welch grundlegender Bedeutung ein aktiver Umgang mit der Schmerzsymptomatik für den Therapieeffekt ist. Das Konzept der graduierten Exposition[33] findet zunehmend Einzug in die Schmerztherapie (eine gute und praxisnahe Übersicht bietet die Arbeit von Vlaeyen et al., 2012).

Im Rahmen einer Schmerzbehandlung sollte neben der Reduktion des individuellen Bedrohungslevels ein weiteres Anliegen sein, dass sich der Patient ein Repertoire an (aktiven) *Coping*techniken für den Umgang mit den Schmerzen aneignet.

Die Bedeutung körperlicher Aktivität

An dieser Stelle sei noch kurz auf die Bedeutung körperlicher Aktivität in der Behandlung chronischer Schmerzen hingewiesen. Vermeidungsverhalten und körperliche Inaktivität spielen bei der Entstehung und Aufrechterhaltung chronischer Schmerzsyndrome eine nicht zu unterschätzende Rolle. Oftmals führen chronische Schmerzen durch ein dysfunktionales Vermeidungsverhalten zu einer zunehmenden körperlichen Inaktivität. In der Annahme, dass gewisse Bewegungen »gefährlich« für die schmerzende Region seien, gehen

Patienten potentiell schmerzauslösenden Bewegungen und Situationen aus dem Weg. Hierdurch werden sie indirekt in ihrem Vermeidungsmuster verstärkt *(»Ich mache nichts, also passiert mir nichts!«)* und können nicht die wichtige Erfahrung machen, dass entgegen ihrer Erwartung nichts »Dramatisches« passieren würde. Es entsteht ein sich selbst verstärkender Kreislauf, denn durch die Inaktivität wird das Schmerzempfinden negativ beeinflusst. Auch wenn die genauen Zusammenhänge noch nicht vollständig verstanden sind, so konnte in Studien nachgewiesen werden, dass Schmerzreize nach einer Phase körperlicher Inaktivität relevant stärker wahrgenommen werden als nach einer Phase körperlicher Aktivität. Weiterhin unterstützt körperliche Aktivität die Patienten darin, einen neuen Umgang mit ihrem Schmerz zu entwickeln und führt nachgewiesenermaßen zu Veränderungen in der kognitiven Interpretation (im Sinne einer kognitiven Umstrukturierung) sowie durch das Erleben, dem Schmerz etwas entgegensetzen zu können (im Sinne gegensteuernder Maßnahmen), zu einer verbesserten Selbstwirksamkeit (Liedl et al., 2013). Körperliche Aktivität und das Konzept der körperlichen Aktivierung spielen daher eine wichtige Rolle in der Therapie chronischer Schmerzpatienten. Ihre Integration in den Gesamtbehandlungsrahmen kann auf unterschiedliche Art und Weise erfolgen. Da in der Regel keine räumlichen und personalen Kapazitäten bestehen, um eine regelmäßige Einzelbetreuung oder Anbindung an eine Gruppe in zu gewährleisten, kommt der eigenständigen Durchführung körperlicher Aktivität durch die Patienten eine zentrale Bedeutung zu. Die Wirksamkeit körperlicher Aktivität – aber auch der anderen Stabilisierungsübungen – ist erheblich davon abhängig, inwieweit Übungen zuhause von Patienten selbstständig und regelmäßig durchgeführt werden. Es hat sich bewährt, initial eine Einführung durch eine entsprechend geschulte Fachkraft (zum Beispiel durch einen Physiotherapeuten oder durch den betreuenden Arzt oder Psychologen) zu geben, um Fehler bei der Ausführung der Übungen aufzudecken und zu korrigieren. Für die Patienten kann es immens motivationssteigernd sein, wenn der Therapeut sich über den gesamten Therapieverlauf regelmäßig danach erkundigt, ob die Umsetzung im Alltag gelingt. Spezifische

Probleme sollten thematisiert und individuelle Lösungsmöglichkeiten besprochen werden. Um die Verbindlichkeit zu fördern, hat sich folgendes Konzept bewährt (welches sich unter dem englischen Slogan *to demand for, to explore the difficulties, to develop solutions, and to encourage* zusammenfassen lässt; Tesarz et al., 2016b):

- Der Therapeut sollte sich direkt zu Beginn jeder Sitzung kurz erkundigen, wie das Üben zuhause funktioniert hat. Wenn Patienten berichten, dass sie die Aktivitäten oder Übungen nicht durchführen konnten,
- sollte exploriert werden, wo die Schwierigkeiten lagen;
- sollte ein möglicher Lösungsansatz gemeinsam mit den Patienten (besser *durch* die Patienten) entwickelt werden;
- die Patienten sollten regelmäßig ermutigt und in ihrem Handeln bestärkt werden.

Gleichzeitig muss bedacht werden, dass die nachhaltige Umgestaltung eines über Jahre bis Jahrzehnte etablierten Alltags eine der komplexesten (und im Übrigen wissenschaftlich auch erst unvollständig verstandenen) therapeutischen Herausforderungen darstellt. Es besteht daher ein relevantes Risiko, dass Patienten durch ein zu forderndes bzw. direktives Anleiten in ihr nächstes Insuffizienzerlebnis geführt werden und sich schuldig fühlen oder frustriert, enttäuscht, verärgert sind.

Abschließend sei angemerkt, dass Ressourcenübungen nicht nur systematisch, sondern kontinuierlich über den gesamten Behandlungsverlauf regelmäßig im Alltag durchgeführt werden sollten. Es reicht nicht, den Patienten dies als Hausaufgabe mitzugeben. Die Umsetzung im Alltag muss besprochen, Probleme thematisiert und die Übungen (und der Alltag!) so lange modifiziert werden, bis eine Kontinuität gegeben ist. Häufig entsteht ein Motivationsproblem dadurch, dass die Übungen initial nur geringe und kaum spürbare Effekte auf den Schmerz zeigen. Dies bedeutet jedoch nicht, dass die Übungen wirkungslos sind. Darüber sollten die Patienten aufgeklärt werden. Viele der in der Schmerztherapie als wirksam nachgewiesenen Ressourcenübungen bedürfen eines intensiven und regelmäßigen Trainings, damit spürbare Effekte erreicht werden können.

Zwar liegt es letztendlich in der Verantwortung des Patienten selbst, ob er seine »Hausaufgaben« macht oder nicht. Die Kompetenz des Therapeuten erschöpft sich nicht im theoretischen Knowhow, sondern zeigt sich in seinen Fähigkeiten, den Patienten ausreichend zu motivieren, diesen vor Überforderung zu schützen sowie bei der regelmäßigen Durchführung zu unterstützen.

Reduzieren von Ängsten und Unsicherheiten

Wir sind tagtäglich mit dem Aushalten von Ungewissheit konfrontiert. Ängste und Unsicherheit sind ein Teil der menschlichen Existenz. Im Kontext chronischer Erkrankungen erlangen Ungewissheiten jedoch oftmals eine eigene Dynamik. Wird das Ungewisse einer Krankheit als Bedrohung erlebt, so kann dies ihren Verlauf negativ beeinflussen. Dies gilt besonders für chronische Schmerzen. Wenn Ungewissheit unbehandelt oder unadressiert bleibt, kann dies zu einer gesteigerten Schmerzwahrnehmung und einer Vielzahl zusätzlicher psychosozialer Probleme führen. Dennoch sind Unsicherheit und krankheitsbezogene Ängste in der Therapie ein häufig vernachlässigter Aspekt.

Da – wie in den vorherigen Kapiteln ausführlich dargelegt – chronischer Schmerz in der Regel nicht auf der Aktivität von peripheren nozizeptiven Prozessen beruht, sondern meist auf einer nozizeptiven Fehlinterpretation »harmloser« somatosensorischer Signale, ist er in vielen Fällen ein zentralnervöses Problem. Patienten mit chronischen Schmerzen sind häufig damit konfrontiert, dass sich keine objektivierbaren Schmerzursachen nachweisen lassen. Die spezifische Ätiologie der Schmerzen ist oftmals unbekannt, die Symptome sind häufig unvorhersehbar und die Behandlungen in ihrer Wirksamkeit unzureichend. Hinzu kommen häufig widersprüchliche Aussagen von ärztlicher und/oder therapeutischer Seite. Obwohl von wissenschaftlicher Seite valide belegt ist, dass zentralnervösen Prozessen im Rückenmark und Gehirn eine weit wichtigere Bedeutung für die Schmerzchronifizierung beizumessen ist, als den nozizeptiven Prozessen in den peripheren Geweben, so ist das individuelle Krankheitsmodell der Patienten häufig geprägt durch unspezifische Zufallsbefunde in der Peripherie. Pathologisierende Diagnosen wie Knorpelabnutzungen, Wirbelsäulendegenerationen, Wirbelkörperdeckplatteneinbrüche, Bandscheibenvorwölbungen, Meniskusabnutzungen, Muskeldysbalancen, Wirbelsäulenverdrehungen, verformte Fußgewölbe, Schulterschiefstände etc. können zwar sicherlich auch zu nozizeptiven Irritationen führen. Sie sind jedoch auch bei einem Großteil gesunder, schmerzfreier Personen nachzuweisen und daher mit Sicherheit keine notwendige Bedingung bzw. hinreichende Erklärung für Schmerzen.

Obwohl nachweisbare Veränderungen an der Wirbelsäule häufig so wenig verantwortlich sind für die chronische Schmerzsymptomatik (siehe Tabelle 18) wie es – provokativ formuliert – graue Haare für Kopfschmerzen sind, beeinträchtigen solche unspezifischen Diagnosen häufig sowohl das Selbstverständnis der Patienten als deren Vertrauen in den ihren Körper und erhöhen das individuelle Bedrohungslevel beträchtlich.

Ein vorrangiges Ziel in der Behandlung chronischer Schmerzen sollte es daher sein, Krankheitsunsicherheit und krankheitsbezogene Ängste zu erkennen und zu reduzieren.

Primär lassen sich vier Bereiche unterscheiden, welche relevante Ursachen für Krankheitsunsicherheit darstellen können:

1. Unsicherheit in Hinblick auf den Krankheitszustand: Da sich die für die Schmerzchronifizierung verantwortlichen zentralnervösen Prozesse nicht mit üblichen bildgebenden oder anderen diagnostischen Verfahren nachweisen lassen, sind Schmerzpatienten häufig damit konfrontiert, dass sich für ihre Schmerzen keine eindeutigen somatischen Ursachen finden lassen.
2. Unsicherheit in Hinblick auf die Behandlung und das Gesundheitssystem: Unsicherheit kann besonders entstehen, wenn ein fachübergreifendes Behandlungskonzept fehlt, unterschiedliche

Behandler involviert sind, Behandlungserfolge ausbleiben oder die Kostenübernahme unklar ist.
3. Mangel an Informationen über die Diagnose der Erkrankung: Eine fehlende Diagnose (wie es bei multiplen Beschwerden oder funktionellen Störungen häufig der Fall ist) kann genauso zu Unsicherheit führen wie eine Diagnose, über welche nicht ausreichend aufgeklärt wurde (und welche der Patient vielleicht mit schwerwiegenden, irreversiblen Defekten assoziiert).
4. Unsicherheit in Hinblick auf den Krankheitsverlauf und die Prognose: Da chronische Schmerzen häufig als Progredient für schmerzbedingte Beeinträchtigungen erlebt werden, fürchten Patienten nicht seltenvor Hilflosigkeit oder dem Verlust der Selbständigkeit.

Das Erkennen von Krankheitsunsicherheiten und krankheitsbezogenen Ängsten kann dadurch erschwert sein, dass diese in Abhängigkeit vom Stress- bzw. Schmerzniveau stark fluktuieren können. Betroffene können in schmerzfreien Situationen einen sehr abgeklärten und stabilen Eindruck machen, Belastungen bzw. Schmerzkrisen können jedoch zu starken Ängsten und Irritationen führen. Um dafür ein Gespür zu bekommen, kann es hilfreich sein, den Patienten eine Form von Befindlichkeitstagebuch führen zu lassen, in dem er neben seinem Schmerzlevel auch Gedanken und Ängste dokumentiert (siehe Arbeitsmaterialien im Anhang). Besonders Situationsanalysen von Schmerzexazerbationen können wichtige Hinweise geben.

Um relevante Ängste und Unsicherheiten zu reduzieren, hat sich in der Praxis ein sequenzielles Vorgehen bewährt. Das Erstellen eines Behandlungsplans, die Entwicklung eines neuen Krankheitsmodells und die Neuinterpretation des Schmerzes kann die Grundlage bilden für eine neue Beziehung zu den als Schmerz interpretierten somatosensorischen Körpersignalen und potentiellen Stressoren wie auch für eine Reduktion des Bedrohungslevels.

Erstellen eines Behandlungsplans

Zunächst geht es darum, gemeinsam mit dem Patienten einen Behandlungsplan zu erstellen, welcher eine Befundzusammenschau aller bisher erfolgten Untersuchungen umfassen sollte sowie – wenn erforderlich – auch eine Ergänzung all derjenigen diagnostischen Untersuchungen, welche notwendig sind, um ausreichend Sicherheit zu geben, dass keine abwendbaren schwerwiegenden Verläufe und therapeutisch relevanten (!) Differentialdiagnosen übersehen worden sind. Es hat sich gerade bei somatisierenden und sehr ängstlichen Patienten bewährt, dies in schriftlicher Form festzuhalten, damit im Verlauf darauf zurückgegriffen werden kann. Unterlagen von relevanten Voruntersuchungen (Bildgebung, Laborwerte etc.) sollten auch angeschaut und besprochen werden. Sowohl die von therapeutischer Seite als auch die aus dem Verständnis des Patienten heraus relevanten Unterlagen sollten berücksichtigt werden. Um Unklarheiten zwischen den Diagnosen und Befunden verschiedener Fachdisziplinen und Behandler aufzuklären, sollte der Patient zu »alten« Diagnosen befragt werden und Widersprüche zwischen den älteren und den aktuellen Diagnosen sollten diskutiert werden. In diesem Zusammenhang kann auf Widersprüche im Krankheitsmodell des Patienten hingewiesen werden: Warum beispielsweise erlebt der Patient schmerzfreie Intervalle, wenn ein dauerhafter struktureller Schaden für die Schmerzen verantwortlich gemacht wird? Warum schmerzt eine bestimmte Bewegung nur in die eine Richtung, nicht aber in die andere? Die aktuellen Befunde sollten besprochen und es sollte sichergegangen werden, dass der Patient diese verstanden hat (etwa indem komplexe Fachausdrücke vermieden werden und der Patient gebeten wird, das Besprochene zusammenzufassen).

Entkatastrophisierung somatisch-struktureller Vorbefunde

Die Beseitigung von Unklarheiten, besonders aber – wenn immer möglich – die Entkatastrophisierung und Entpathologisierung der somatisch-strukturellen Vorbefunde sind Ziele der initialen Befundzusammenschau. Altersabhängige Veränderungen, die in der Bildgebung (MRT) sichtbar sind (Wirbelsäule, Gelenke etc.) sollten besprochen werden, und der Patient sollte darüber aufgeklärt werden, dass diese auch bei beschwerdefreien Personen nachzuweisen sind und keinen zwingenden kausalen Bezug zur Symptomatik haben müssen. Auch dass chronische Schmerzen selten durch ernsthafte somatische Pathologien verursacht sind und dass diese mit an Sicherheit grenzender Wahrscheinlichkeit ausgeschlossen werden können. Wenn möglich, sollte der Patient explizit darüber aufgeklärt werden, dass es keine medizinisch-ärztlichen Gründe gibt, bestimmte Aktivitäten zu vermeiden[34].

Schmerzneuinterpretation

Neben der Bearbeitung dysfunktionaler Krankheitsüberzeugungen und krankheitsbezogener Ängste sollte die Bedeutung zentralnervöser Prozesse herausgestellt werden.

Verunsichernde bzw. angstbesetzte pathologische Befunde sollten keinesfalls ignoriert oder bagatellisiert werden. Häufig bieten gerade solche Befunde die Chance, diese in einen neuen Bedeutungskontext zu setzen. Durch solch ein *reframing* lässt sich das subjektive Bedrohungslevel der Patienten häufig drastisch reduzieren. Ein massiver Bandscheibenvorfall, welcher einen Nerv irritiert, ist mit Sicherheit im MRT nicht schön anzuschauen, doch bietet eine vorgefallene Bandscheibe dem Körper die Möglichkeit, das ausgetretene Material selbst wieder aufzuräumen (aktuellen Schätzungen zufolge können über zwei Drittel selbst schwerer Bandscheibenvorfälle ohne Operation spontan durch das körpereigene Immunsystem resorbiert werden (Zhong & Liu, 2017), siehe auch Abbildung 8). Eine geringe Beweglichkeit kann auch als Stabilität ausgelegt werden, dies gilt nicht nur für den myofaszialen Bewegungsapparat, sondern kann auch auf eine von altersentsprechenden Umbauvorgängen gezeichnete Wirbelsäule übertragen werden. Statt auf Dysbalancen, Fehlstellungen, und Signalanreicherungen im MRT zu fokussieren, sollten besonders positiv herausstechende Besonderheiten (wie beispielsweise eine gut ausgebildete Nackenmuskulatur, ein gutes Körpergefühl oder gute Koordinationsfähigkeiten bzw. ein besonders hoher Muskeltonus etc.) gewürdigt werden. Wie bereits erwähnt, steht das erlebte Bedrohungslevel einer Schmerzempfindung in einer direkten

Tabelle 18: Prävalenz von Wirbelsäulenveränderungen bei gesunden, schmerzfreien Personen (Brinjikji et al., 2015)

Bildgebungsbefunde	Alter (in Jahren)						
	20	30	40	50	60	70	80
Bandscheibendegenerationen	37 %	52 %	68 %	80 %	88 %	93 %	96 %
Bandscheibenvorwölbungen	29 %	31 %	33 %	36 %	38 %	40 %	43 %
Bandscheibeneinrisse	19 %	20 %	22 %	23 %	25 %	27 %	29 %
Facettengelenksarthrose	4 %	9 %	18 %	32 %	50 %	69 %	83 %
Spondylolisthesis	3 %	5 %	8 %	14 %	23 %	35 %	50 %

Anmerkung: Die Tabelle enthält die Prävalenzdaten für Wirbelsäulenveränderungen bei asymptomatischen, d. h. schmerzfreien, gesunden Personen.

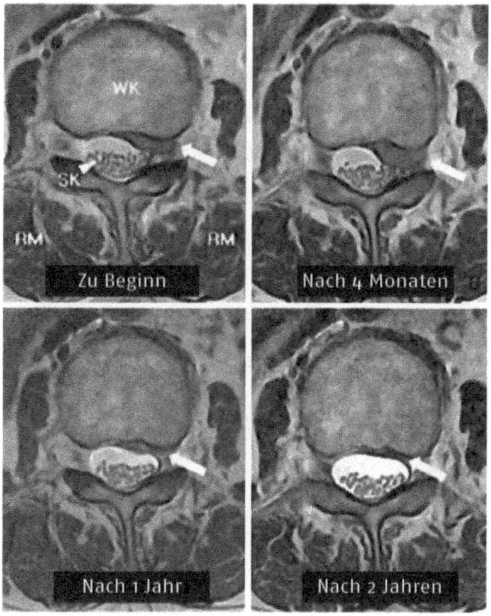

Abbildung 8: Körpereigene Bandscheibenresorption. Die Abbildung zeigt die magnetresonanztomografische Darstellung eines massiven Bandscheibenvorfalls auf Höhe der lumbalen Wirbelsäule zu Beginn und nach 24 Monaten. Mit freundlicher Genehmigung von Sung Jun Hong (modifiziert nach Hong et al. 2016).

Beziehung zu der individuellen Annahme und Vorstellung, als wie sicher und zuverlässig der Körper wahrgenommen wird. Die innere Vorstellung, dass der Schmerz vielleicht einer direkten Dehnung der Bandscheibe oder Wirbelkörper entspricht und ein drohendes Bersten der betroffenen Strukturen anzeigt, ordnet dem Schmerzsignal einen deutlich höheren Bedrohungswert zu, als wenn der Betroffene das Schmerzsignal einer fehlerhaften Aktivierung neuronaler Netzwerke zuordnen kann, welches zwar unangenehm ist, aber zu keinerlei zusätzlichen Schäden führen kann.

Der Aspekt der Neuinterpretation des Schmerzes besitzt in Anamnese und Therapie chronischer Schmerzpatienten eine zentrale Funktion. Der Patient sollte verstehen, dass die Empfindung »Schmerz« primär im Gehirn entsteht, das Resultat eines zentralnervösen Berechnungsprozesses darstellt und das Gehirn in der Lage ist, sowohl Schmerz zu generieren als auch vollständig wegzufiltern – unabhängig davon, ob eine Gewebsschädigung vorliegt oder nicht. Der Schritt der Schmerzneuinterpretation kann als Schlüsselelement in einer psychosomatisch orientierten Schmerztherapie betrachtet werden, was nicht häufig genug betont werden kann. Die Betroffenen müssen verstehen, dass die Abwesenheit einer »strukturellen Pathologie« nicht gleichbedeutend damit ist, dass der Schmerz rein psychisch sei oder etwa »eingebildet«. Sie sollten verstehen, dass Schmerz ein Alarmsignal darstellt, das anspringt, wenn unser Gehirn eine Bedrohung unserer körperlichen Integrität vermutet, selbst dann, wenn die initial zugrunde liegenden Ursachen längst verheilt sind. Die Patienten sollten eine Vorstellung davon bekommen, dass psychische und soziale Faktoren in vielen Fällen für den Schmerz zwar nicht ursächlich sind, aber dennoch wichtige veränderbare Stellgrößen darstellen. Über diese kann das Bedrohungslevel moduliert werden, sodass die »Alarmanlage Schmerz« wieder zur Ruhe kommen kann. Sie müssen verstehen, dass chronischer Schmerz prinzipiell ein reversibles Phänomen darstellt. In diesem Kontext ist unbedingt darauf zu achten, die Symptomatik und insbesondere den Schmerz der Betroffenen ernst zu nehmen und dies zu signalisieren. Mitunter kann das eine Gratwanderung darstellen, da auf den Patienten die Ungefährlichkeit ihrer Schmerzen vermittelt werden muss, ihnen aber auch das (authentische) Gefühl gegeben werden muss, dass ihre Schmerzen ernst genommen werden. Durch die gezielte Aufklärung über die zugrunde liegenden pathophysiologischen Mechanismen, durch Edukation und ein *reframing* der Körpersignale kann Schritt für Schritt auf eine Schmerzneuinterpretation hingearbeitet werden.

Der Schritt von einem somatisch zentrierten zu einem zentralnervösen Erklärungsmodell liefert die Basis für alle weiteren therapeutischen Entwicklungen. Diese reduziert krankheitsbezogene Ängste und innere Widerstände, sie kann Hoffnung vermitteln und eine aktive Rolle des Patienten auf der Suche nach Lösungen für psychosoziale Konfliktbereiche fördern und sie kann den Weg für eine längerfristige psychotherapeutische Arbeit – wenn notwendig – ebnen.

Reduktion des Gesamtbedrohungslevels

In vielen Fällen sind die oben genannten Schritte bereits ausreichend, um Patienten einen Ausweg aus ihrer »Schmerzmisere« aufzuzeigen und eine deutliche, wenn nicht sogar vollständige Heilung der Schmerzen herbeizuführen. Für manche Patienten jedoch ist ein intensiverer Prozess notwendig, besonders wenn traumatisierende Erlebnisse, unsichere Bindungserfahrungen oder innere emotionale Konflikte vorliegen. In solchen Fällen kann eine weiterführende ambulante oder stationäre psychotherapeutische Unterstützung hilfreich sein.

Die Empfehlung zur Psychotherapie steht weder im Zeichen einer spekulativen Kausalitätsvermutung *(»Ihr Schmerz ist Ausdruck von unterdrückter Wut/ Ärger/ Scham/ Trauer …«)*, noch ist sie Ausdruck einer versagenden »somatischen« Medizin, sondern sie erfolgt als ein mechanismenbasierter Therapieansatz zur Identifikation und Bearbeitung individueller Bedrohungsfaktoren – ausgehend von der Annahme, dass Schmerz das Resultat eines fehlgeleiteten, neuronalen Verrechnungsprozesses zur Abschätzung des Bedrohungsgehalts eines Reizes darstellt.

Tabelle 19: Psychologische Ansätze zur Schmerzbewältigung (Tesarz & Eich, 2016)

Methoden der psychologischen Schmerzbewältigung	
Patienten-edukation	▪ Vermittlung eines bio-psycho-sozialen Krankheitsmodells ▪ Abbau von irrationalen Ängsten und maladaptiven Verhaltensweisen ▪ Aktivierung des Patienten und Stärkung eines gesundheitsfördernden Verhaltens ▪ Förderung der Selbstmanagement-Kompetenzen und einer aktiven Schmerzbewältigung
Entspannung ▪ PMR ▪ AT ▪ Selbst-hypnose ▪ imaginative Verfahren	▪ aktive Stressbewältigung ▪ verbesserter Umgang mit belastenden Gedanken, Gefühlen und Empfindungen ▪ Durchbrechung des Teufelskreises aus Schmerzen und ansteigender Muskelspannung ▪ Verbesserung der Körperwahrnehmung ▪ Förderung der Selbstmanagement-Kompetenzen ▪ Ablenkung vom Schmerz
Biofeedback	▪ Verbesserung der Wahrnehmung von Körpervorgängen ▪ Förderung der Fähigkeit zur Spannungsregulation ▪ Förderung eines bio-psycho-sozialen Krankheitsverständnisses
Verhaltens-therapie ▪ KVT ▪ operante VT ▪ gestufte Angst-exposition	▪ Erkennen dysfunktionaler Gedanken- und Verhaltensmuster (z. B. Katastrophisierung) ▪ Entwicklung von förderlichen Gedanken- und Verhaltensmustern ▪ Verbesserung der individuellen *Coping*fähigkeiten ▪ operante Methoden zur Reduktion des Vermeidungsverhaltens ▪ Identifikation eigener Belastungsgrenzen ▪ gestufte Steigerung der Aktivitäten *(pacing, graded exposure in vivo)*
psycho-dynamische Therapie ▪ TFP ▪ PA	▪ Identifikation von intrapsychischen Konflikten und dysfunktionalen Beziehungsmustern ▪ Differenzierung von Schmerz und Affekt ▪ Veränderung der ätiologisch relevanten maladaptiven interpersonellen Beziehungsmuster ▪ Bearbeitung struktureller Defizite ▪ Bearbeitung vorliegender Bindungs- und Beziehungsstörungen ▪ Verbesserung komorbid bestehender psychischer Störungen
achtsamkeits-basierte Methoden ▪ MBSR ▪ ACT	▪ aktive Stressbewältigung ▪ Entwicklung einer nicht-wertenden Haltung ▪ realistische Auseinandersetzung mit dem Schmerz und der Schmerzakzeptanz ▪ Verzicht auf den Kampf mit dem Schmerz
ACT: Akzeptanz-Commitment-Therapie; AT: autogenes Training; MBSR: Mindfulness-Based-Stress-Reduction; KVT: kognitive Verhaltenstherapie; PA: psychoanalytische Therapie; TFP: tiefenpsychologisch fundierte Therapie; VT: Verhaltenstherapie.	

Schmerzpsychotherapeutische Therapieverfahren

Derzeit existieren eine Vielzahl unterschiedlicher schmerzpsychotherapeutischer Verfahren (siehe Tabelle 19). Während Entspannungsverfahren und *Biofeedback*-Methoden zum Ziel haben, die Zentrierung der Aufmerksamkeit auf den Schmerz zu vermindern und zur Chronifizierung beitragende Muskelanspannung zu reduzieren, versuchen *kognitiv-verhaltenstherapeutische Ansätze* vor allem die Kontrolle über die Schmerzen und die Selbstwirksamkeit zu fördern. *Operante verhaltenstherapeutische Techniken* werden zur Veränderung des Schmerzverhaltens und schmerzverstärkender Faktoren eingesetzt, *psychodynamische Therapieverfahren* versuchen dagegen vorrangig, an der Bearbeitung zugrunde liegender dysfunktionaler Konfliktmuster und vorliegender Bindungs- und Beziehungsstörungen sowie der Differenzierung zwischen Schmerz und Affekt zu arbeiten. Darüber hinaus sind in den letzten Jahren weitere Verfahren mit unterschiedlichen Schwerpunkten, wie beispielsweise die *Eye-Movement-Desensitization-and-Reprocessing-basierte Schmerztherapie* (Tesarz et al., 2016b) und achtsamkeitsbasierte Verfahren (Hayes et al., 1999) entwickelt worden, welche Eingang in die klinische Praxis gefunden haben.

Entspannungsverfahren

Entspannungsverfahren kommen in der Schmerzpsychotherapie häufig zum Einsatz und stellen einen wesentlichen Baustein eines multimodalen Therapieansatzes dar. Ziel ist die Verbesserung des emotionalen und körperlichen Wohlbefindens. Sie werden oft als zusätzlicher Therapiebaustein angewendet, um die Selbstkontrolle (über körperliche Zustände) zu schulen, die Selbstwirksamkeit zu fördern und Gefühlen des »Sich-ausgeliefert-Fühlens« entgegenzuwirken. Entspannungstechniken können die Fähigkeit fördern, die Aufmerksamkeit zu steuern, um belastende Gedanken, Gefühle und Empfindungen in den Hintergrund treten zu lassen und eigene Bedürfnisse besser wahrzunehmen. Dazu gehören progressive Muskelentspannung, autogenes Training, Selbsthypnose und imaginative Verfahren.

Biofeedback

Zur Behandlung von Anspannungs- und Erregungszuständen werden auch *biofeedback*basierte Verfahren eingesetzt, bei denen das innere vegetative Anspannungs- und Erregungslevel, welches der unmittelbaren Sinneswahrnehmung in der Regel nicht zugänglich ist, mit technischen Hilfsmitteln objektiviert und dadurch bewusst zugänglich gemacht wird. Unbewusste Körperfunktionen (wie zum Beispiel Herzschlag, Hautleitwert oder Muskeltonus) werden gemessen und dem Patienten in einer verständlichen Form zurückgemeldet, und zwar im Allgemeinen durch Töne oder Visualisierungen. Die am häufigsten eingesetzte Technik bei chronischem Schmerz ist das Elektromyogramm, vor allem bei Spannungskopfschmerzen, temporomandibulären Beschwerden und Rückenschmerzen (Diezemann, 2011). Daneben finden zunehmend auch EEG-gestützte Verfahren Anwendung, um gezielt die neuronale Prozessierung zu modulieren. Der Patient soll u.a. lernen, unterschiedliche Aktivierungsniveaus zu diskriminieren und die betroffene Muskulatur bzw. Hirnareale gezielt zu entspannen bzw. zu aktivieren. Biofeedback ist ein objektives Verfahren zur Messung, Verstärkung und Rückmeldung physiologischer Körpersignale.

Das Biofeedbacktraining hat sich als ein wirkungsvoller Baustein der psychologischen Schmerzbehandlung erwiesen und wird häufig zu Beginn eingesetzt, um psychosomatische Interaktionen zu illustrieren.

Schmerzpsychotherapie mit verhaltenstherapeutischem Fokus

Verhaltenstherapeutische Ansätze fokussieren sich in erster Linie auf die Art und Weise, wie Patienten mit Gedanken, Gefühlen und ihrem Verhalten auf Stress und Belastungen reagieren und damit ihre körperlichen Schmerzen aufrechterhalten oder sogar verstärken. Aus der Bandbreite an Verfahren werden in der Behandlung chronischer Schmerzen vor allem die kognitive Verhaltenstherapie, die operante Konditionierung und die gestufte Angstexposition eingesetzt.

- **Kognitiv-verhaltenstherapeutischer Ansatz (KVT):** Schmerz auslösende und aufrechterhaltende Verhaltensweisen, Kognitionen und Emotionen sollen positiv beeinflusst werden, um Gefühle der Hilflosigkeit und Unkontrollierbarkeit zu reduzieren und die Selbstwirksamkeit zu stärken. Hierfür werden Techniken zum Umgang mit den Schmerzen vermittelt. Dysfunktionale Kognitionen werden durch kognitive Umstrukturierung sowie die Vermittlung alternativer Bewältigungsstrategien, die auf eine Erhöhung der Selbstwirksamkeit abzielen, verändert. Weiterhin werden Übungen zur Stressbewältigung und zur Problemlösung durchgeführt (Diers, 2011).
- **Operante Verhaltenstherapie (VT):** Das zentrale Anliegen ist die Reduktion von Schmerzverhalten mit dem Ziel, den Schmerz wieder zu verlernen (»Schmerzextinktionstraining«). Dabei stehen die Steigerung des allgemeinen Aktivitätslevels, die Verstärkung von gesunden Verhaltensmustern und das konsequente Vermeiden von Schmerzverhalten im primären Fokus. Beispielsweise werden Wochenpläne mit einer Fokussierung auf angenehme Aktivitäten eingesetzt. Dabei hat es sich bewährt, die Bezugspersonen der Patienten gezielt als »Ko-Therapeuten« einzubeziehen. Diese können lernen, gesundes Verhalten zu verstärken und Schmerzverhalten zu ignorieren bzw. davon abzulenken (Diers, 2011). Solche operanten Behandlungsprinzipien können von allen an der Behandlung des Patienten beteiligten Berufsgruppen eingesetzt werden. Während eine kognitive Verhaltenstherapie vorwiegend das kognitive und affektive Erleben verbessert, scheint die operante Verhaltenstherapie insbesondere das physische Funktionieren und Verhaltensvariablen positiv zu beeinflussen.
- **Gestufte Angstexposition (graded fear exposure training):** Eine in den letzten Jahren zunehmend in den Fokus der Aufmerksamkeit gerückte Form der Verhaltenstherapiemit Fokus auf die bei chronischen Schmerzen häufige *Fear-Avoidance*-Problematik. Bei der gestuften Angstexposition in vivo erfolgt zunächst eine Schulungsphase, bei welcher anhand von Fotos mit Situationen des täglichen Lebens eine Hierarchie individuell angstbesetzter Bewegungen erstellt wird (bspw. Treppen steigen). Solche Situationen

können Schritt für Schritt besprochen werden und unter psychologischer Begleitung das aktive Bewegen gezielt trainiert werden.

Schmerzpsychotherapie mit tiefenpsychologischem Fokus

Im Unterschied zu verhaltenstherapeutischen Ansätzen haben tiefenpsychologische Verfahren das Anliegen, bei innerpsychischen Konflikten und dysfunktionalen Beziehungsmustern anzusetzen, die zur Entstehung und Aufrechterhaltung von Schmerzerkrankungen beitragen.

Der Schwerpunkt liegt weniger auf der unmittelbaren Beeinflussung des Verhaltens, sondern auf einer Klärung der Ursachen, wodurch indirekt bzw. in der Folge eine Reduktion des inneren Bedrohungs- und Spannungslevels erreicht werden soll. In der Therapie wird daher nicht nur das aktuelle Krankheitsgeschehen angeschaut, sondern auch biographische Faktoren.

Eine tiefenpsychologisch orientierte Behandlung zielt darauf ab, das verdrängte Erleben und die damit verbundenen belastenden Gefühle und Bedürfnisse bewusst zu machen und zu verarbeiten. Dies erlaubt den Patienten eine neue innere Haltung zu den belastenden Themen, diese zu akzeptieren und Verhaltensalternativen zu finden, um eigene Bedürfnisse besser wahrzunehmen. Ferner wird versucht, Möglichkeiten zu finden, um nicht vom Schmerz vereinnahmt zu werden und ein aktives, zufriedenstellendes Leben zu führen.

Achtsamkeits- und akzeptanzorientierte Psychotherapieansätze

In den letzten Jahren haben achtsamkeitsbasierte (*mindfulness-based stress reduction*, MBSR) und akzeptanzorientierte (Akzeptanz- und *Commitment*-Therapie, ACT) Psychotherapieansätze Einzug in die Behandlung von Patienten mit chronischen Schmerzerkrankungen gefunden. Es konnte gezeigt werden, dass Schmerzakzeptanz mit verringerter körperlicher und psychischer Beeinträchtigung einhergeht und entsprechende therapeutische Ansätze zu einer deutlichen

Verbesserung führen können (McCracken & Eccleston, 2005). Die Bedeutung von Akzeptanz gegenüber dem Schmerz im Vergleich zum Kontrollerwerb über den Schmerz wird kontrovers diskutiert. Chronischer Schmerz ist häufig geprägt von Angst, Wut, Depression und Erschöpfung. Vermeidungs- und Abwehrverhalten verstärken die Stressreaktion und führen nicht selten zu Hilflosigkeit und Resignation. Statt vergeblicher Versuche der Schmerzbeeinflussung und Kontrolle, welche die Aufmerksamkeit auf die Schmerzthematik lenken, soll der Fokus auf die wichtigen Lebensbereiche und Werte des Patienten gerichtet werden. Ziel ist es, durch das Erreichen einer nicht-wertenden und annehmenden Haltung gegenüber Empfindungen und Gefühlen eine Lockerung der Identifikation mit Gedanken, Gefühlen und nicht zuletzt mit den Schmerzen zu erreichen und ein gewisses Maß an Akzeptanz zu ermöglichen. Achtsamkeits- und akzeptanzorientierte Psychotherapieansätze sind gut geeignet, die Bedrohlichkeit unangenehmer Körperempfindungen zu reduzieren.

Achtsamkeitsbasierte Stressreduktion (MBSR): Ein hochstrukturiertes psychotherapeutisches Verfahren zur Stressbewältigung, bestehend aus Atemmeditation und Yogaübungen sowie informellen Achtsamkeitsübungen im Alltag. Patienten lernen, auf den gegenwärtigen Augenblick zu achten und nicht über die Vergangenheit (*»Warum ich – ich habe versagt!«*) oder die Zukunft (*»Es wird nie wieder besser!«*) zu grübeln. Hierdurch kann Vermeidungsverhalten reduziert und die Lebensqualität verbessert werden. Die Patienten lernen durch Meditation zu beobachten, wie ihre Gedanken ins Bewusstsein gelangen und dann »wie Wolken langsam wieder aus dem Gesichtsfeld verschwinden«, was ihr Verhältnis zu solchen Gedanken verändern soll. MBSR beruht auf der Annahme, dass Empfindungen, die objektiv und nicht mehr wertend wahrgenommen werden, nicht mehr so belastend erscheinen.

Akzeptanz- und *Commitment*-Therapie (ACT) (Hayes et al., 1999): Ein eigenständiger Psychotherapieansatz, bei dem klassische verhaltenstherapeutische Techniken mit achtsamkeits- und akzeptanzbasierten Strategien und mit Interventionen zur Werteklärung kombiniert werden. Statt Unangenehmes zu vermeiden, sollen aversive

Erfahrungen als notwendiger Bestandteil menschlicher Existenz betrachtet werden, die bei Bedarf akzeptiert und ausgehalten werden können. In der ACT lernen die Patienten, wichtige Werte zu identifizieren und sich ungeachtet ihres Schmerzes auf diese Werte zu konzentrieren. Im Gegensatz zu Verfahren, die darauf zielen, die Schwere der Schmerzen zu reduzieren und zu kontrollieren, gründet sich die ACT auf der Theorie, dass der Versuch, aversive Erfahrungen wie chronischen Schmerz zu ändern, in vielen Fällen die Belastung und Symptomatik noch verstärken kann.

EMDR-basierte Schmerztherapie

EMDR steht für *eye movement desensitization and reprocessing* und ist eine evidenzbasierte psychotherapeutische Methode, die ursprünglich für die Verarbeitung von emotionalem Stress nach psychischer Traumatisierung entwickelt worden ist. EMDR ist eine sehr effektive Methode zur Behandlung von Traumafolgestörungen und den damit einhergehenden emotionalen Belastungen und wird seit 2013 von der Weltgesundheitsorganisation WHO als eine von zwei Methoden zur Behandlung der posttraumatischen Belastungsstörung anerkannt. Als etabliertes »Emotionsexpositionsverfahren« aus der Traumatherapie kann EMDR zur Bearbeitung von emotionalem Stress eingesetzt werden, um den Bedrohungsgehalt von chronischen Schmerzempfindungen zu reduzieren. Die Methode funktioniert wie folgt: Der Patient sitzt seinem Therapeuten gegenüber und taucht mental in seinen Schmerz und die damit einhergehenden belastenden Gedanken und Gefühle ein und spricht darüber. Der Therapeut begleitet ihn anteilnehmend mit Fragen, dabei bewegt er auf Augenhöhe des Patienten seine Hand mit gestrecktem Zeige- und Mittelfinger hin und her. Der Patient folgt, während er sich zurückerinnert, mit dem Blick den Fingern. Diese merkwürdig anmutende Therapieform hat bei vielen Menschen eine durchschlagende Wirkung, die in zahlreichen Studien nachgewiesen ist: Es gelingt ihnen, sich emotional von dem belastenden Material zu lösen, und Erleichterung stellt sich ein. Bis ins Detail ist noch nicht geklärt, warum und wie die Methode wirkt. Jedoch scheinen weniger die

Augenbewegungen selbst von Bedeutung zu sein als das Prinzip des dualen Aufmerksamkeitsfokus: Durch die Konzentration sowohl auf die »bedrohlichen« inneren Bilder, Gedanken und Gefühle als auch auf das »sichere« Hier und Jetzt, angezeigt durch die Hand des Therapeuten, werden die Betroffenen zu Beobachtern ihrer Erfahrungen. Traumatisches aus der Vergangenheit und beruhigend Gegenwärtiges werden miteinander verbunden. Das führt zu Entlastung. Neben diesem spezifischen Element der »Desensibilisierung und Reprozessierung« enthält EMDR noch zahlreiche weitere schmerztherapeutische Elemente (z.B. Exposition, Entspannungs- und Hypnotechniken, Verbesserung der *Coping*fähigkeiten, kognitive Umstrukturierung etc.), die aufgrund des patientenzentrierten Charakters sehr individuell auf die jeweiligen Bedürfnisse abgestimmt werden können. EMDR findet daher zunehmend Eingang in die Behandlung von chronischen Schmerzpatienten und wird aufgrund des technischen Charakters (durch die bilateralen Augenbewegungen) als Psychotherapieform sehr niederschwellig von Patienten angenommen.

Abschließend lässt sich festhalten, dass die Empfehlung zur Psychotherapie weder im Sinne einer psychologischen Kausalitätsvermutung noch als Ausdruck einer versagenden »somatischen« Medizin erfolgen sollte, sondern als mechanismenbasierter Therapieansatz zur Identifikation und Bearbeitung individueller Bedrohungsfaktoren gestellt werden.

Medikamentöse Therapieoptionen

Der Einsatz von medikamentösen Therapien in der Behandlung chronischer Schmerzen ist ein komplexes Feld. Obwohl es enorme Erkenntnisgewinne über die Prozesse gibt, die der Schmerzchronifizierung zugrunde liegen, haben diese sich nicht in der Entwicklung neuer Medikamente niedergeschlagen. Heute wie vor 30 Jahren ist die medikamentöse Schmerztherapie im Wesentlichen getragen von vier großen therapeutischen Gruppen: nicht-steroidale Antiphlogistika (NSAID) und nicht-saure Analgetika (NSA), Opioide, Antidepressiva und Antiepileptika. Daneben wird der Einsatz von Cannabinoiden diskutiert, wobei die bisherigen Ergebnisse eher ernüchternd sind.

Im Gegensatz zum Akutschmerzbereich ist die Wirksamkeit der klassischen Schmerzmedikamente, wie beispielsweise der nicht-steroidalen Antiphlogistika (NSAID) und Opioide in der Behandlung chronischer Schmerzen deutlich schwächer und die Evidenz besonders für die Langzeitanwendung nur gering. Entsprechend der Leitlinie »Langzeitanwendung von Opioiden bei nicht tumorbedingten Schmerzen« (LONTS) liegt die schmerzlindernde Wirkung von Opioiden (Reinecke & Sorgatz, 2009), deutlich unterhalb der klinisch als relevant geltenden Wirkung. Es bestand auch unter Berücksichtigung anderer Literatur kein Unterschied in der Wirkungsstärke zwischen Opiaten und NSAID bei den in den Studien untersuchten Krankheitsbildern. Hinzu kommen mögliche negative Langzeitfolgen wie Organschädigungen oder die Entwicklung einer Abhängigkeitssymptomatik. Der geringen Evidenz und eingeschränkten Wirksamkeit der etablierten Schmerzmedikamente steht die therapeutische Hartnäckigkeit chronischer Schmerzen gegenüber sowie der hohe Leidensdruck der Patienten. Dies führt auf Seiten der Ärzte häufig zu dem Dilemma, etwas »Neues« liefern zu müssen. Um sich nicht einer therapeutischen Schach-Matt-Situation auszuliefern, wird die medikamentöse Therapie über die Jahre eskaliert. Eine Dynamik, die in den USA zur sogenannten Opioidkrise geführt hat![35] Gleichzeitig ist die Deeskalation schwierig: Patienten verspüren zu Beginn einer neuen Therapie meist eine gewisse Schmerzlinderung, sodass sie aus Angst, dass das Absetzen oder die Dosisreduktion ihre Schmerzsymptomatik verschlimmern könnte, die Medikation trotz unzureichender Schmerzlinderung weiterführen. Eine Angst, die in den meisten Fällen unbegründet ist: So konnte jüngst gezeigt werden, dass die Dosisreduktion von Opiaten bei Patienten mit chronischen (nicht-tumorbedingten) Schmerzsyndromen in der Regel keinen relevanten Effekt auf die Schmerzintensität hat – viel häufiger berichteten die Patienten Monate nach der Reduktion bzw. dem Absetzen der Opiate sogar von einer Verbesserung der Schmerzsymptomatik (Darnall et al., 2018)[36]. Dies darf nicht als allgemeiner Appell gegen den Einsatz von Opiaten aufgefasst werden; es gibt durchaus Patienten, die von Opiaten profitieren und über viele Jahre eine suffiziente Schmerztherapie erfahren. Jedoch soll die Komplexität der medikamentösen Therapie chronischer Schmerzen verdeutlicht werden.

Begrenzter Einsatz

Da ein Medikament schnell verschrieben ist, aber nur zögerlich wieder abgesetzt wird, kommt es tendenziell zu einer Medikamentenanhäufung. Dieses sogenannte *drug gathering* (NSAID, Opiate, Myotonolytika, Psychopharmaka, Tranquilizer …) stellt einen besonders problematischen Aspekt bei der Behandlung chronischer Schmerzstörungen dar. Es empfiehlt sich daher, bereits bei der Erstverschreibung einen klaren zeitlichen Rahmen zu vereinbaren (i.d.R. drei Monate), nach Ablauf dieser Frist eine Bilanz zu ziehen und gemeinsam mit dem Patienten über die weitere Einnahme zu entscheiden Insbesondere sollten Ängste thematisiert und darüber aufgeklärt werden, dass die langsame Reduktion von Opioiden und NSAID selbst nach vielen Jahren nur bei wenigen Patienten zu einer Verstärkung der Schmerzen führt, sondern die meisten nach der Gewöhnungsphase sogar eine Verbesserung erleben.

Multimodaler Einsatz

Schon seit Jahrzehnten ist – unter dem Label des Placeboeffekts – die besondere Relevanz von Erwartungen für die schmerzlindernde Wirkung von Medikamenten bekannt. Die schmerztherapeutischen Wirkungen und Nebenwirkungen eines Medikaments hängen nicht allein von seiner pharmakologischen Wirkung ab, sondern werden darüber hinaus wesentlich bestimmt durch 1.) den Glauben des Patienten, wie wirksam dieses Medikament generell ist, 2.) durch den Glauben daran, wie er individuell darauf reagieren wird, und 3.) welche psychologische Wirkung dieses Medikament darüber hinaus bei dem Patienten besitzt. So ist davon auszugehen, dass die Wirkung am stärksten ist, wenn der Patient daran glaubt, dass ein Medikament wirksam ist und dass er angemessen darauf reagiert (d. h. dass er ein *responder* ist). Sowohl der Glaube des Patienten, dass dies das falsche Medikament für ihn sein könnte *(»Ich brauche doch was für den Rücken und nicht für den Kopf – was soll ich mit einem Antidepressivum anfangen?«)* als auch der Eindruck, dass er nicht oder nur negativ auf das Medikament reagiert *(»Herr Doktor, ich spreche auf dieses Medikament nicht an: Ich nehme es jetzt bereits seit einer Woche, und außer einer Mundtrockenheit habe ich noch keine Veränderungen wahrgenommen!«)* können den analgetischen Effekt relevant beeinträchtigen. Sowohl die Erwartungen des Patienten an ein Medikament als auch das Erleben seiner Reaktionen können durch edukative Elemente sowie kurze therapeutische Interventionen positiv beeinflusst werden. Durch gezielte Informationen über den Wirkmechanismus, die zu erwartenden Effekte und den Verlauf bis zum Erreichen des Wirkmaximums (bei einigen Medikamenten erst nach Wochen) können die Erwartungen des Patienten optimiert werden. Unrealistische Erwartungen sollten vermieden bzw. korrigiert werden, da sonst der Patient seine Reaktionen auf das Medikament vorschnell als negativ bewerten und sich als Therapieversager erleben könnte. Auch die Beeinträchtigung und Ausprägung von Nebenwirkungen können relevant beeinflusst werden. Selbst unangenehme Nebenwirkungen sind ein Zeichen dafür, dass ein Medikament wirkt und können als positives Signal für den weiteren Therapieerfolg uminterpretiert werden. Gleichzeitig darf der Einsatz eines analgetisch wirksamen Medikaments nicht auf seine pharmakologische Wirkung begrenzt werden. Besonders der Einsatz einer Bedarfsmedikation kann eine sinnvolle Strategie gegen das Erleben von Ausgeliefertsein und Kontrollverlust darstellen. Es fällt deutlich leichter, einen beginnenden Schmerz zu ignorieren, wenn im Rahmen eines *pill-in-the-pocket*-Konzepts die Sicherheit besteht, ein Notfallmittel zu haben, als wenn man dem Schmerz bei einer weiteren Zunahme hilflos ausgeliefert ist. Auf der anderen Seite kann aber auch das Risiko stehen, durch ein Medikament den Patienten in seinem Krankheitserleben und in seinem Selbstwert negativ zu beeinflussen *(»Jetzt verschreibt mir mein Arzt bereits Opiate bzw. Psycho-*

pharmaka!«) oder ihn in seinem Glauben zu bestätigen, nur noch mit diesem Medikament zu funktionieren. Der Einsatz eines Medikaments ist immer auch in Hinblick auf seine gesamtpsychologische Wirkung zu sehen und der Einsatz von medikamentösen Therapieoptionen als »multimodale« Intervention zu betrachten mit sowohl einer biologischen als auch einer psychologischen und sozialen Wirkebene. Eine medikamentöse Therapie sollte daher immer unter Berücksichtigung der Gesamtsituation des Patienten erfolgen.

Praktisches Vorgehen

Das praktische Vorgehen sollte sich stets an den individuellen Bedürfnissen des Patienten sowie den vorgegebenen strukturellen Rahmenbedingungen des Therapeuten orientieren. Es hat sich als sinnvoll erwiesen zu unterscheiden zwischen einer Bedarfsmedikation und einer Dauermedikation.

Bedarfsmedikation

Um den Aspekt des »Ausgeliefertseins« abzumildern, ist es hilfreich, dem Patienten eine kontrollierte (nicht-opioide!) Bedarfsmedikation an die Hand zu geben (Tabelle 20). Aufgrund des günstigen Nebenwirkungsprofils, seiner spasmolytischen Wirkung und guten Verträglichkeit hat sich in der klinischen Praxis Metamizol in Tropfenform bewährt, ein Nicht-Opioid mit stark schmerzlindernder, fiebersenkender und krampflösender Wirkung, das in der Akuttherapie postoperativer Schmerzen eingesetzt wird sowie bei Fibromyalgie oder Kopfschmerzen. Es wird allerdings seit Jahren in Zusammenhang gebracht mit Agranulozytosen[37]. Zwar liegt das Agranulozytoserisiko bei Metamizol mit einem geschätzten Risiko von ein bis zwei pro einer Million Einwohner und einer Letalität von neun Prozent tatsächlich höher als nach Einnahme von ASS, Paracetamol und Ibuprofen. Es bestand aber eine Abhängigkeit des Agranulozytoserisikos von längerer Dauer und höherer Dosierung. Tatsächlich weist Metamizol im Vergleich mit Diclofenac ein hundertfach niedrigeres Risiko auf, an schweren gastrointestinalen Komplikationen zu erkranken, die Zahl der geschätzten Todesfälle durch ASS wird auf 30- bis 50-mal so hoch eingeschätzt (Lampl & Likar, 2014). Eine zusätzliche Gabe von Magenschutzmedikamenten wie bei vielen anderen NSAID ist bei Metamizol in der Regel nicht nötig, und es besteht kein erhöhtes Blutungsrisiko wie beispielsweise unter ASS. Im Gesamtvergleich nicht opioider Analgetika konnte in einer Metaanalyse gezeigt werden, dass das absolute Mortalitätsrisiko unter Metamizol und Paracetamol mit 25 auf 100 Millionen Behandelten gleich gering und in beiden Fällen deutlich niedriger ist als das von Acetylsalicylsäure (185 auf 100 Millionen) und Diclofenac (592 auf 100 Millionen) (Andrade et al., 1998). Metamizol kann trotz des bestehenden Agranulozytoserisikos als ein relativ sicherer Arzneistoff betrachtet werden, vor allem wenn er nicht als Dauermedikation und nach Aufklärung der Patienten über Agranulozytose-Anzeichen eingesetzt wird. Neben der Risikobewertung ist jedoch auch das individuelle Ansprechen des Patienten zu berücksichtigen. Hierbei sind besonders positive Vorerfahrungen zu berücksichtigen. Alternativ kann auch der Einsatz von Paracetamol oder Ibuprofen erwogen werden. Gelegentlich wird auch Tramadol in retardierter Form als Bedarfsmedikation eingesetzt. Dies sollte aber nur bei Patienten erwogen werden, die sich selbst durch einen sehr kritischen und verantwortungsbewussten Umgang mit Medikamenten auszeichnen und bei denen das Risiko eines Übergebrauchs als sehr gering eingeschätzt wird (Cave serotoninerge Wirkung, Übelkeit und erhöhte Gefahr der Abhängigkeitsentwicklung!). Bei Hinweisen auf einen übermäßigen Gebrauch der besprochenen Bedarfsmedikation oder einer Abhängigkeitsproblematik in der Vorgeschichte sollte die Umstellung von einer Bedarfsmedikation auf ein festes Einnahmeschema sowie der Entzug von Opioiden und Nicht-Opioid-Analgetika erwogen werden. Um einem Übergebrauch vorzubeugen, sollte mit den Patienten eine Einnahme an maximal zehn Tagen pro Monat besprochen werden. Spätestens wenn dies nicht ausreicht, sollte eine Änderung der Basismedikation erwogen werden.

Tabelle 20: Mögliche Bedarfsmedikationen (Auswahl) bei chronischen Schmerzen

Medikament	Dosierung	Erläuterung
Metamizol	20–40° bei Bedarf (entsprechend 500–1000 mg), maximal 6 g/d auch als Tablettenform (oder als Infusion) erhältlich	**Nebenwirkungen:** Überempfindlichkeitsreaktionen bis zur Anaphylaxie (selten), isolierter Blutdruckabfall, vor allem bei rascher intravenöser Verabreichung, Hautausschläge (gelegentlich), Blutbildstörungen (sehr selten, aber gefährliche Nebenwirkung der Agranulozytose). **Beratungshinweise:** Metamizol ist ein sehr effektives Analgetikum bei insgesamt nur geringen Nebenwirkungen auf den Gastrointestinaltrakt. Es ist in Form von Tropfen, Tabletten, Zäpfchen und als Injektionspräparat im Handel, als Bedarfsmedikation bei chronischen Schmerzpatienten hat sich die Tropfen- und Tablettenform bewährt. In hoher Dosierung kann der Urin aufgrund der Bildung des Metamizol-Metaboliten Rubazonsäure rot gefärbt werden. Diese Verfärbung ist harmlos und verschwindet nach der Behandlung. Gelegentlich vermehrtes Schwitzen. **Kontraindikationen:** Überempfindlichkeit, auch gegen andere Pyrazolone; eingeschränkte Knochenmarksfunktion oder Blutbildungsstörungen mit Leukopenie oder Granulopenie; hepatische Porphyrie; Glucose-6-Phosphat-Dehydrogenase-Mangel: eingeschränkte Anwendung in der Schwangerschaft (vgl. Fachinformation).
Ibuprofen (und Dexibuprofen*)	200–800 mg bei Bedarf, maximal 2400 mg/d (Dexibuprofen: 200–400 mg, maximal 1200 mg/d)	**Nebenwirkungen:** Wie andere NSAID kann Ibuprofen selten schwere Nebenwirkungen verursachen. Dazu gehören Magen- und Darmgeschwüre, Perforationen, Blutungen, Herz-Kreislauf-Erkrankungen, Bluthochdruck, Hepatitis, lebensgefährliche Hautreaktionen und Nierenfunktionsstörungen bis hin zum Nierenversagen. **Beratungshinweise:** Bei einem empfindlichen Magen wird eine Einnahme mit einer Mahlzeit empfohlen. **Kontraindikationen:** Überempfindlichkeit, Reaktion mit Asthmaanfällen, Nasenschleimhautschwellungen oder Hautrötungen nach der Einnahme von Acetylsalicylsäure oder anderen NSAID, gastroduodenale Ulkuskrankheit oder chronisch-entzündliche Darmerkrankungen (z. B. Morbus Crohn), Bronchospasmus und COPD; Blutbildungsstörungen, z. B. akute intermittierende Porphyrie, eingeschränkte Leber- oder Nierenfunktion, Hypertonie oder Herzinsuffizienz, Schwangerschaft nach der 36. SSW und während der Stillzeit.

Tabelle 20: Mögliche Bedarfsmedikationen (Auswahl) bei chronischen Schmerzen *(Fortsetzung)*

Medikament	Dosierung	Erläuterung
Paracetamol	500 – 1000 mg bei Bedarf, maximal 4 g/d	**Nebenwirkungen**: Bei Intoxikation Gefahr des Leberversagens. **Beratungshinweise**: Gute Verträglichkeit, keine gastrointestinalen Nebenwirkungen. Die Tabletten zu 1 g sind groß und unter Umständen schwer zu schlucken. Sie können in zwei Hälften geteilt und kurz nacheinander eingenommen werden. Paracetamol kann die Wirkungen von Antikoagulantien verstärken. **Kontraindikationen**: Überempfindlichkeit, schwere Leberfunktionsstörungen, akute Hepatitis, dekompensierte, aktive Lebererkrankung. Als Vorsichtsmaßnahme wird außerdem empfohlen, bei Personen mit Morbus Meulengracht auf Paracetamol zur Schmerzlinderung zu verzichten.
Tramadol**	50 – 100 mg bei Bedarf (maximal 100 – 200 mg/d***)	**Nebenwirkungen**: Die opioidtypischen unerwünschten Wirkungen sowie das Abhängigkeitspotential sind nur gering ausgeprägt. Obstipation und vor allem die Atemdepression treten kaum auf. Folgende Nebenwirkungen sind möglich: Schwindel, Erbrechen, Hyperhidrose, Unruhe, Sedierung, Krampfanfälle (vorwiegend in hohen Dosen). **Beratungshinweise**: Tramadol ist als schwaches Opioid nicht BtM-pflichtig. Nicht in Kombination mit anderen Opioiden anwenden. An Tagen der Einnahme besteht eine eingeschränkte Fahrtauglichkeit! Übelkeit ist eine sehr typische Nebenwirkung, der man mit vorausgehender oder gleichzeitgier Darreichung eines Antiemetikas vorbeugen kann; kleine Zwischenmahlzeiten und eine Einnahme zu den Mahlzeiten können die Verträglichkeit verbessern. **Kontraindikationen**: Allergie gegen den Wirkstoff, Asthma bronchiale: Atemdepression, Intoxikation mit Alkohol, Sedativa, Opioiden. Tramadol ist bei gleichzeitiger oder 14 Tage vorausgehender Behandlung mit MAO-Hemmern kontraindiziert. Da es Krampfanfälle verursachen kann, sollte es nicht gleichzeitig mit Arzneimitteln verabreicht werden, die die Krampfschwelle senken. Bei der Kombination mit serotoninerg wirkenden Arzneimitteln ist Vorsicht geboten aufgrund des Risikos eines serotoninergen Syndroms. Bei der Anwendung von Vitamin-K-Antagonisten wie Phenprocoumon soll die Blutungszeit überwacht werden.

Anmerkung:

- *Die Dosierung der niedrig potenten (nicht-opioid) Analgetika liegt wegen ihrer geringen Wirkstärke häufig in der Nähe der Maximaldosierung, die Zeitintervalle zum Nachdosieren sind genau einzuhalten. Das Überschreiten der Maximaldosis ergibt keine Wirkungsverbesserung.*
- *Der Wirkbeginn liegt meist bei einer halben Stunde, das Wirkmaximum nach ca. zwei Stunden, die Wirkdauer liegt zwischen vier und sechs Stunden.*
- *Aufgrund des geringen aber potentiell vorhanden Risikos des Auftretens einer Agranulozytose unter Metamizol sollten Patienten darauf hingewiesen werden, bei Fieber, Halsschmerzen oder anderen Anzeichen einer Infektion sofort einen Arzt aufzusuchen.*
- *Bei Patienten mit empfindlichem Magen kann prophylaktisch die gemeinsame Einnahme mit einem Säurehemmer (z. B. Pantoprazol 40 mg) erwogen werden.*

* Dexibuprofen ist das wirksame (S)-Enantiomer des Racemats Ibuprofen. Da es etwa doppelt so wirksam sein soll, kommt man mit einer geringeren Arzneistoffmenge pro Tablette aus. Außerdem setzt die Wirkung etwas schneller ein als beim Racemat Ibuprofen. Auch wenn die Datenlage insgesamt schlecht ist, so gibt es Hinweise, dass Dexibuprofen eine geringere Nebenwirkungsrate hat als Ibuprofen.

** Die Erfahrung des Autors hat gezeigt, dass im Rahmen chronischer Schmerzstörungen auch in der Bedarfsmedikation die retardierte Form von Tramadol vorzuziehen ist, da hierdurch nicht nur der Abhängigkeitsentwicklung vorgebeugt wird, sondern auch weil bei chronischen Schmerzen in der Regel kein akuter nozizeptiver Impulseinstrom abzufangen ist, sondern eher eine »Gesamtdestabilisierung« des Schmerzempfindens, und es daher sinnvoll ist, den ganzen Tag abzudecken.

*** Ein »Ceilingeffekt« tritt zwar erst ab 800–800 mg oral/d (d. h. oberhalb dieser Dosierung tritt keine Verstärkung der Analgesie, jedoch zunehmend mehr Nebenwirkungen auf, werden Dosierungen von mehr als 200 mg Tramadol als Bedarfsmedikation notwendig, so sollte die aktuelle Medikation reevaluiert werden.

Möglichkeiten einer Basismedikation

Grundsätzlich sollte eine pharmakologische Basismedikation nur bei spezifischer Indikation zum Einsatz kommen und die Erwartungen daran sollten gut in das Gesamtbehandlungskonzept eingebettet werden. Eine Langzeittherapie mit nicht-steroidalen Antiphlogistika (NSAID) und Opioiden ist aufgrund des ungünstigen Nebenwirkungsprofils, des Risikos einer opioidindizierten Hyperalgesie sowie der Gefahr einer Abhängigkeitsentwicklung bei chronischen Schmerzen eher kritisch zu sehen, kann jedoch bei Vorliegen von entsprechenden Komorbiditäten (beispielsweise einer schweren Arthrose mit chronisch nozizeptivem Einstrom) dennoch erwogen werden.

Aus einem klinischen Blickwinkel heraus ist derzeit der Gruppe der Psychopharmaka die größte Bedeutung in der Schmerztherapie beizumessen. Die hier eingesetzten Wirkstoffe gehören überwiegend zur Gruppe der Antidepressiva (siehe Tabelle 21) und der Antiepileptika (siehe Tabelle 22). Prinzipiell lässt sich der Einsatz von Psychopharmaka bei Schmerzpatienten in zwei Punkten begründen: 1.) zur Behandlung des Schmerzes selbst, da Psychopharmaka nachgewiesenermaßen einen direkten Einfluss auf die Schmerzverarbeitung haben, sowie 2.) zur Behandlung relevanter psychischer Komorbiditäten (beispielsweise Angst, Depression, Agitation mit Schlafstörung). Dagegen stehen die nicht zu unterschätzenden Nebenwirkungen dieser Medikamente, sowie die zum Teil hohen *Non-response*-Raten (d.h. der Anteil der Patienten, welche durch die Medikation keine ausreichende klinische Besserung erfahren). Auch ist zu berücksichtigen, dass wenige Psychopharmaka eine offizielle Zulassung zur Behandlung von chronischen Schmerzen haben. Darüber hinaus kann die spezifische Zulassung derselben Substanz je nach Hersteller differieren. Der selektiven Serotonin-Noradrenalin-Wiederaufnahmehemmer (SSNRI) Duloxetin beispielsweise hat lediglich eine Zulassung für die Behandlung schmerzhafter, diabetischer Polyneuropathie, das trizyklische Anxiolytikum Opipramol ist als einziges Medikament zugelassen für die somatoforme Schmerzstörung (bei aber insgesamt eher schwacher Wirksamkeit). Andere Antidepressiva haben in Studien durchaus robuste analge-

Tabelle 21: Medikamentöse Basistherapie mit Antidepressiva bei chronischen Schmerzen

Antidepressiva	Dosierung	Erläuterung
Amitriptylin (Saroten, Tryptizol u. a.)	Initial langsam titrieren auf 8 – 10 °/d, ggf. steigern auf 20 °/d, wenn nicht ausreichend auf Tabletten (z. B. 25 mg) umsteigen und jeden vierten Tag Dosissteigerung auf 75 mg, bis maximal 150 mg/d. **Merke:** Die Niedrigdosierung bei Schmerz macht Amitriptylin deutlich besser verträglich!	**Nebenwirkungen**: Übelkeit, Tachykardie, Akkomodationsstörungen, Mundtrockenheit, Schwindel, Gewichtszunahme, QT-Zeit-Verlängerung. Vorsicht bei akut Suizidgefährdeten! **Beratungshinweise**: Zusätzlich zur analgetischen Wirkung auch antidepressive und sedierende Wirkung. Vorsicht beim Autofahren! Abends einnehmen. Orthostase – Vorsicht beim Aufstehen. Bei Mundtrockenheit: Kaugummi, Bonbons; bei trockenen Augen: Augentropfen zur Befeuchtung. Zu Beginn der Therapie sind die Nebenwirkungen besonders ausgeprägt, diese klingen im Verlauf jedoch meist ab. Wirkungseintritt nach 2 – 4 Wochen! Sexuelle Dysfunktion kann sich im Verlauf verbessern und ist reversibel. Gewichtszunahme in niedriger Dosierung unwahrscheinlich; sie ist nicht durch das Medikament, sondern durch gesteigerten Appetit bedingt, daher durch bewusste Ernährung steuerbar. Wegen möglicher QT-Zeit-Verlängerung ist ein EGK vor Einnahme notwendig. **Kontraindikationen**: Kardiale Vorerkrankung, Engwinkelglaukom, Prostatahyperplasie, Pylorusstenose.
Trimipramin (Herphonal, Stangyl, Surmontil u. a.)	Initial langsam titrieren auf 8 – 10 °/d, ggf. steigern auf 20 °/d; wenn nicht ausreichend, auf Tabletten (z. B. 25 mg) umsteigen und jeden vierten Tag Dosissteigerung auf 75 mg, bis maximal 150 mg/d.	**Nebenwirkungen**: Tachykardie, Akkomodationsstörungen, Mundtrockenheit, Schwindel, Gewichtszunahme, QT-Zeit-Verlängerung. Vorsicht bei akut Suizidgefährdeten! **Beratungshinweise**: Die Niedrigdosierung bei Schmerz macht Trimipramin deutlich besser verträglich! Zusätzlich zur analgetischen Wirkung auch antidepressive und sedierende Wirkung. Vorsicht beim Autofahren! Abends einnehmen. Orthostase – Vorsicht beim Aufstehen. Bei Mundtrockenheit: Kaugummi, Bonbons; bei trockenen Augen: Augentropfen zur Befeuchtung. Zu Beginn der Therapie sind die Nebenwirkungen besonders ausgeprägt, klingen im Verlauf jedoch überwiegend ab. Wirkt nach 3 – 6 Wochen. Sexuelle Dysfunktion kann sich im Verlauf verbessern und ist reversibel. Gewichtszunahme in niedriger Dosierung unwahrscheinlich; insbesondere ist Gewichtszunahme nicht durch das Medikament, sondern durch gesteigerten Appetit bedingt, daher durch bewusste Ernährung steuerbar. Langzeittherapie von Schlafstörungen möglich, da REM-Schlaf nicht verändert! Wegen möglicher QT-Zeit-Verlängerung ist ein EGK vor Einnahme notwendig. **Kontraindikationen**: Kardiale Vorerkrankung, Engwinkelglaukom, Prostatahyperplasie, Pylorusstenose.

Tabelle 21: Medikamentöse Basistherapie mit Antidepressiva bei chronischen Schmerzen *(Fortsetzung)*

Antidepressiva	Dosierung	Erläuterung
Doxepin (Aponal, Doneurin, Sinquan u. a.)	Initial 25 – 50mg p. o. zur Nacht, dann ggf. nach 1 Woche steigern auf 75 mg, Zieldosis 100 bis 150 mg/d.	**Nebenwirkungen**: Zu Beginn Unruhe möglich, Agitiertheit, Schlafstörungen. Mundtrockenheit, Akkomodationsstörungen, Obstipation, Harnverhalt. Cave: Senkt Krampfschwelle anticholinerg und alpha1-Blockade. Initial starke Müdigkeit. Cave Autofahren! Orthostatische Hypotonie – Kreislaufkontrollen! **Beratungshinweis**: Zusätzlich zur analgetischen Wirkung auch antidepressive, anxiolytische und sedierende Wirkung. Vorsicht beim Autofahren, sonst siehe Amitriptylin. Sedierend-anxiolytisch wirksam, da stark antihistaminerg, abends einnehmen. **Kontraindikationen**: Kardiale Vorerkrankung, Engwinkelglaukom, Prostatahyperplasie.
Mirtazapin (Remergil, Soltab, Mirtabene, Mirtel, Remeron u. a.)	Initial 1x 7.5 – 15 mg zur Nacht, dann ggf. steigern auf 1x 30/d bis max. 45 mg; in niedriger Dosierung (1 – 15mg) dominiert die antihistaminerg-sedierende Wirkung, in höheren Dosierungen bis 60 mg vorzugweise auch stimulierend.	**Nebenwirkungen**: Müdigkeit, Appetitsteigerung, Knochenmarksdepression, *Restless Legs*, Albträume. **Beratungshinweise:** Zusätzlich zur analgetischen Wirkung auch antidepressive und sedierende Wirkung. Wirkt daher schlafanstoßend. Keine sexuellen Funktionsstörungen. Einnahme am besten abends. Wirkung nach 1 – 3 Wochen. Geringes kardiologisches Nebenwirkungsprofil. Im Vergleich zu trizyklischen Antidepressiva geringere kardiale Nebenwirkungen, daher auch bei älteren Patienten geeignet, aber häufig deutliche Gewichtszunahme bis zu 10 kg, Induktion oder Verschlechterung einer *Restless-leg*-Symptomatik möglich. **Kontraindikationen:** Leukopenie.
Duloxetin (Cymbalta, Ariclaim, Yentreve)	Initial 1x 30 mg, dann steigern auf 1x 60 mg (max. 2x 60 mg/d).	**Nebenwirkungen**: Übelkeit, Schwindel, Unruhe und Schlaflosigkeit, Kopfschmerzen, Mundtrockenheit, Diarrhoe, Blutdruckanstieg anfänglich, hypertensive Krisen möglich. Störungen des Elektrolythaushalts (Hyponatriämie) und erhöhtes Blutungsrisiko (bei zusätzlichen Risikofaktoren).

		Beratungshinweise: Zusätzlich zur analgetischen Wirkung auch antidepressive und antriebssteigernde Wirkung (Einnahme in der Regel vor 16 Uhr), sowie positive Effekte bei Belastungsinkontinenz bei Frauen. Kein abruptes Absetzen! Tapering über 2 Wochen! Blutdruckmessung am Anfang sinnvoll, Übelkeit flacht nach ca. 2 Wochen ab. Durch Enzyminduktion erreichen Raucher in der Regel geringere Plasmakonzentrationen (ca. 50 %) weshalb Spiegelkontrollen und ggf. Dosiserhöhungen erwogen werden sollten. **Kontraindikationen:** Leberinsuffizienz, schwere Niereninsuffizienz.
Opipramol (Insidon u. a.)	Initial 1 x 50 – 100 mg, dann ggf. steigern auf 1 x 150/d bis max. 300 mg steigern.	**Nebenwirkungen**: Tachykardie, Akkomodationsstörungen, Mundtrockenheit, Schwindel, Gewichtszunahme, QT-Zeit-Verlängerung. **Beratungshinweise:** Sedierender Effekt. Vorsicht beim Autofahren! Abends einnehmen. Orthostase – Vorsicht beim Aufstehen. Bei Mundtrockenheit: Kaugummi, Bonbons; bei trockenen Augen: Augentropfen zur Befeuchtung. Zu Beginn der Therapie sind die Nebenwirkungen besonders ausgeprägt, klingen im Verlauf jedoch überwiegend ab. Wirkt nach 3 – 6 Wochen. Im Verlauf sexuelle Dysfunktion möglich. Wegen möglicher QT-Zeit-Verlängerung ist ein EGK vor Einnahme notwendig. **Kontraindikationen:** Kardiale Vorerkrankung, Engwinkelglaukom, Prostatahyperplasie, Pylorusstenose.
Citalopram* (Cipramil, Seropram u. a.)	Citalopram: Initial 10 – 20 mg morgens, im Verlauf Dosissteigerung auf 20 – 40 mg.	**Nebenwirkungen**: QT-Zeit-Verlängerung, reduziert die Krampfschwelle; Störungen des Elektrolythaushalts (Hyponatriämie) und erhöhtes Blutungsrisiko (bei zusätzlichen Risikofaktoren). **Beratungshinweise:** Zusätzlich zur analgetischen Wirkung auch antidepressive und aktivierende Wirkung (Einnahme in der Regel vor 16 Uhr), sowie wirksam bei Zwangserkrankungen.

Tabelle 21: Medikamentöse Basistherapie mit Antidepressiva bei chronischen Schmerzen *(Fortsetzung)*

Antidepressiva	Dosierung	Erläuterung
Escitalopram* (Cipralex, Seroplex, Lexapro u. a.)	Cipralex: Initial 5 – 10 mg morgens, im Verlauf Dosissteigerung auf 10 – 20 mg. **Anmerkungen:** Escitalopram wird immer in der halben Dosis des Citaloprams verordnet, 10 mg Escitalopram entsprechen 20 mg Citalopram. Man verordnet bei Patienten bis zum 65. Lebensjahr 10 – 20 mg Escitalopram, bei Patienten ab dem 66. Lebensjahr 5 – 10 mg.	Kein abruptes Absetzen! Tapering über 2 Wochen! Blutdruckmessung am Anfang sinnvoll, Übelkeit flacht nach ca. 2 Wochen ab. Im Verlauf sexuelle Dysfunktion möglich. Wegen möglicher QT-Zeit-Verlängerung ist ein EGK vor Einnahme notwendig. **Kontraindikationen:** Überempfindlichkeit, Verlängerung des QT-Intervalls. Nicht zusammen mit anderen Arzneimitteln, welche das QT-Intervall verlängern, verabreichen.

Anmerkung: Wegen ihrer anticholinergen Wirkung sind trizyklische Antidepressiva (Amitriptylin und Trimipramin) bei Prostatahyperplasie kontraindiziert. Prinzipiell besteht bei allen serotoninerg wirkenden Substanzen die Gefahr eines serotoninergen Syndroms (besonders für Citalopram, Escitalopram und Duloxetin), weshalb die Kombination dieser Substanzen mit nicht-selektiven Monoaminoxidase-Hemmern (MAO-Hemmer) wegen der Gefahr eines Serotonin-Syndroms kontraindiziert ist. Aufgrund der Bedeutung von Serotonin für die Thrombozytenfunktion können alle serotoninergen Substanzen, insbesondere Citalopram, Duloxetin, aber auch die trizyklischen Antidepressiva Amitriptylin und Trimipramin, die Blutungsneigung erhöhen.

* Patienten über 65 Jahren sollen eine Dosis von 10 mg/d nicht überschreiten, da es in dieser Alterskategorie gehäuft zu Rhythmusstörungen unter Citalopram-Einnahme kam. Bei Erwachsenen unter 60 Jahren ist eine Dosis von bis zu 20 mg/d vertretbar. Besondere Vorsicht und engmaschige, kardiologische Überwachung ist geboten, wenn bereits vor der Citalopram-Einnahme kardiovaskuläre Erkrankungen bestanden, z. B. ein Herzinfarkt oder Herzrhythmusstörungen, besonders ventrikuläre Arrhythmien oder Torsade-de-Pointes-Tachykardien.

tische Effekte gezeigt, vor allem das noradrenerg und spezifisch serotonerge Antidepressivum (NaSSA) Mirtazapin. Da es keine offizielle Zulassung hat, kann es theoretisch erst eingesetzt werden, wenn die klassischen Antidepressiva unwirksam waren oder Patienten gleichzeitig entsprechende psychische Komorbiditäten haben.

Auch wenn die genauen analgetischen Wirkmechanismen noch nicht vollständig verstanden sind, so wird eine Aktivierung des absteigenden, schmerzinhibitorischen Systems vermutet, indem die Verfügbarkeit von Noradrenalin und Serotonin an zentralen Synapsen gesteigert wird. Die am häufigsten eingesetzten Antidepressiva sind Amitriptylin und Duloxetin. Zugelassen für die langfristige Schmerzbehandlung sind (im Rahmen eines therapeutischen Gesamtkonzepts) in Deutschland darüber hinaus die trizyklischen Antidepressiva Nortriptylin (ein Metabolit des Amitriptylin), Imipramin, Clomipramin und Doxepin. Doxepin wird aufgrund seiner ausgesprochen dämpfenden Wirkung gerne bei Angststörungen und agitierten wie auch psychotischen Depressionen eingesetzt. Auch bei Schlafstörungen findet es breite Anwendung. Es ist darüber hinaus geeignet, um vegetative Erregungszustände zu dämpfen, wie sie bei Entzugssymptomen von Alkohol, Arzneimitteln oder Opiaten auftreten können. Aufgrund seiner antihistaminergen Wirkung findet es auch bei dermatologischen Symptomen Anwendung (z. B. Juckreiz). Aufgrund seiner schlafanstoßenden und tiefschlaffördernden Wirkung ohne Beeinträchtigung der Tiefschlafphasen wird der Einsatz von Trimipramin diskutiert.

Die analgetische Wirkung tritt meist schon in niedriger Dosierung und unabhängig von der antidepressiven Wirkung auf. Typische Nebenwirkungen sind Tachykardie, Akkomodationsstörungen, Mundtrockenheit, Schwindel, Gewichtszunahme und QT-Zeit-Verlängerungen.

Eine gute analgetische Wirkung können auch Medikamente aus der Klasse der Antiepileptika entfalten. Im Unterschied zu den Antidepressiva wird ihre analgetische Wirkung auf einer Senkung der neuronalen Erregbarkeit und einer Stabilisierung neuronaler Zellmembranen durch die Beeinflussung spannungsabhängiger Ionen-

Tabelle 22: Medikamentöse Basistherapie mit Antiepileptika bei chronischen Schmerzen

Antiepileptika	Dosierung	Erläuterung
Oxcarbazepin (Apydan Extent, Timox, Trileptal)	Beginn mit 200 mg zur Nacht, Steigerung jeden vierten Tag um jeweils 200 mg bis zur minimal wirksamen Dosis oder maximal 800 bis 1200 mg retard /d.	**Nebenwirkungen**: Schwindel, Müdigkeit, Übelkeit und QT-Zeit-Verlängerung, selten Ataxien und Parästhesien. **Beratungshinweise**: Häufig verzögerter Wirkungseintritt, wirkt nach 3 – 6 Wochen. Wegen möglicher QT-Zeit-Verlängerung ist ein EGK vor Einnahme notwendig. Kann durch Enzyminduktion die Wirksamkeit anderer Medikamente abschwächen (z. B. Kontrazeptiva und Blutverdünner). **Kontraindikationen**: Kardiale Vorerkrankung, Knochenmarksdepression, schwere Leberfunktionsstörungen, Porphyrien und Kombination mit MAO-Hemmern.
Carbamazepin (Tegretal, Timonil, Carbaflux, Carbagamma, Carsol, Deleptin, Finlepsin, Neurotop)	Beginn mit 200 mg zur Nacht, Steigerung jeden vierten Tag um jeweils 200 mg bis zur minimal wirksamen Dosis oder maximal 800 bis 1200 mg retard /d.	**Nebenwirkungen**: Schwindel, Müdigkeit und QT-Zeit-Verlängerung, selten Ataxien und Parästhesien, Hyponatriämie. **Beratungshinweise**: Häufig verzögerter Wirkungseintritt, wirkt nach 3 – 6 Wochen. Nach einer zweiwöchigen Gabe sollte der Carbamazepinspiegel (5 – 10 mg/l) kontrolliert werden. Die Therapie muss einschleichend begonnen werden, die durchschnittliche Dosierung liegt bei 2 x 200 mg/d, nach 4 Wochen kann der Plasmaspiegel abfallen und die Schmerzen wieder zunehmen, sodass eine Dosiserhöhung notwendig werden kann. Wegen möglicher QT-Zeit-Verlängerung ist ein EGK vor Einnahme notwendig. Kann durch Enzyminduktion die Wirksamkeit anderer Medikamente abschwächen (z. B. Kontrazeptiva und Blutverdünner). **Kontraindikationen**: Kardiale Vorerkrankung, Knochenmarksdepression, schwere Leberfunktionsstörungen, Porphyrien und Kombination mit MAO-Hemmern.
Gabapentin (Neurontin, Gababurg, Gabagamma, GabaLich, Gabalster,	Die Startdosis beginnt bei 1 – 3 x 100 mg/d. Eine Steigerung jeden dritten Tag um 3 x 100 mg bis auf 1200 – 2400 mg in drei Einzel-	**Nebenwirkungen**: Insgesamt wenige Nebenwirkungen und kaum Interaktionen, bei Intoxikation Gefahr des Leberversagens. Antazida können die Bioverfügbarkeit von Gabapentin signifikant reduzieren, weshalb die Antazida mindestens 2 Stunden vorher eingenommen werden sollten. **Beratungshinweise**: Aufgrund der kurzen Halbwertszeit wird eine Verteilung auf drei Einzeldosen über den Tag empfohlen. Bis auf anfängliche Müdigkeit und Schwindel sowie Knöchel-

Gabatal, Gabantin, Gabax)	dosen ist möglich. Die Maximaldosis beträgt 3600 mg pro Tag. Eine Dosisanpassung an die Nierenfunktion ist notwendig.	ödeme bei einigen Patienten wird die Substanz gut vertragen und es sind keine Medikamenteninteraktionen bekannt. Insbesondere in der Aufdosierungsphase ist eine Kontrolle der Pankreasenzyme (Amylase, Lipase) sinnvoll. Kein Einfluss auf Kontrazeptiva! **Kontraindikationen:** Stark eingeschränkte Leber- oder Nierenfunktion (Dosisreduktion); akute Pankreatitis; Schwangerschaft und Stillzeit.
Pregabalin (Lyrica)	Beginn mit 1x 25 – 50 – 75 mg. Steigerung nach vier Tagen auf 2x 150 mg. Die Maximaldosis beträgt 600 mg pro Tag, verteilt auf zwei Einzeldosen.	**Nebenwirkungen**: Bei Intoxikation Gefahr des Leberversagens, gelegentlich Schlafstörungen. **Beratungshinweise**: Zusätzlich zur analgetischen Wirkung auch anxiolytische Wirkung. Die Aufdosierung kann bei jüngeren Patienten im Einzelfall rascher erfolgen. Eine Dosisanpassung an die Nierenfunktion ist notwendig. Bei Dosierungen über 300 mg deutlich mehr Nebenwirkungen. Darüber hinaus konnte eine schlafverbessernde Wirkung in den Studien dokumentiert werden. Kaum Medikamenteninteraktionen, kein Einfluss auf Kontrazeptiva! **Kontraindikationen:** Stark eingeschränkte Nierenfunktion; Schwangerschaft und Stillzeit; Substanzmissbrauch.
Lamotrigin (Elmendos, Gerolamic, Lamictal, Lamotribene)	Beginn mit 1x 25 zur Nacht, dann sehr langsame Titration um 25 mg/Woche auf 100 – 200 mg/d (auf 1 – 2 Einzeldosen verteilt).	**Nebenwirkungen**: Bei Intoxikation Gefahr des Leberversagens. Auftreten eines arzneimittelallergischen Exanthems, das besonders bei schneller Aufdosierung auftritt (Rush). Allergische Exantheme entwickeln sich meist innerhalb der ersten vier Einnahmewochen und klingen nach Absetzen wieder ab. Ein Nachteil ist, dass es sehr langsam eindosiert werden darf (ca. 8 – 12 Wochen bis zum Erreichen der Erhaltungsdosis). Andere dosisabhängige Nebenwirkungen sind Doppelbilder, Kopfschmerzen, Schwindel, Tremor oder Ataxie. **Beratungshinweise**: Extrem langsame Aufdosierung notwendig. **Kontraindikationen:** Nieren- und Leberfunktionsstörung.
Anmerkungen: Die Dosierung der antikonvulsiven Schmerzmedikamente sollte bis zur minimal wirksamen (bzw. maximal zugelassenen) Dosis erfolgen. Unspezifische Nebenwirkungen wie Übelkeit, Müdigkeit, Konzentrationsstörungen klingen in der Regel innerhalb der ersten Wochen wieder ab. Alle Antikonvulsiva können in der Titrationsphase die Fähigkeit zur Teilnahme am Straßenverkehr vermindern.		

kanäle zurückgeführt. Unterschieden werden kann die Wirkung auf neuronale Natriumkanäle (beispielsweise Carbamazepin oder Lamotrigin) von der Wirkung auf neuronale Kalziumkanäle (beispielsweise Gabapentin und Pregabalin).

Gabapentin und Pregabalin sind die wahrscheinlich am häufigsten eingesetzten Substanzen. Sie haben den Vorteil, dass sie im Unterschied zu anderen Antiepileptika nicht hepatisch metabolisiert werden und nur wenig Arzneimittelinteraktionen bekannt sind. Typische Nebenwirkungen sind Benommenheit, Kopfschmerz, Ödeme und Übelkeit. Sowohl Antidepressiva als auch Antiepileptika zeichnen sich durch einen verzögerten Wirkbeginn von drei bis sechs Wochen aus. Um sowohl dem vegetativen wie auch zentralen Nervensystem die Möglichkeit zu geben, sich an die neuen Bedingungen anzupassen, sollten beide Substanzklassen immer schrittweise an- und abgesetzt werden. Bei Unwirksamkeit der ersten Substanz ist ein Therapieversuch sowohl mit einer Substanz der gleichen Klasse als auch der jeweils anderen möglich. Zu beachten ist jedoch das hohe Missbrauchspotential von Gabapentin und Pregabalin[38].

Welches Medikament ist das richtige?

Grundsätzlich stehen Präparate aus unterschiedlichen Substanzgruppen zur Verfügung. Besonders hervorzuheben sind:

- trizyklische Antidepressiva (TCA): Amitriptylin (und sein Metabolit Nortriptylin), Imipramin, Clomipramin, Trimipramin, Opipramol und Doxepin;
- selektive Serotonin-Noradrenalin-Wiederaufnahmehemmer (SSNRI): Duloxetin;
- Antikonvulsiva mit Wirkung auf neuronale Kalziumkanäle (Gabapentin und Pregabalin);
- Antikonvulsiva mit Wirkung auf neuronale Natriumkanäle (Carbamazepin und Lamotrigin)
- sowie Mirtazapin.

Es ist nicht einfach zu entscheiden, welches Medikament wann und bei wem eingesetzt werden soll, da es nicht »das richtige Medikament« gibt (jedoch viele falsche!) und je nachdem, welche Schwerpunkte man setzen möchte, unterschiedliche Alternativen vorhanden sind.

Bei der Wahl der Basismedikation sollte stets die Gesamtsituation des Patienten berücksichtigt werden. Die therapeutische Wirkung eines Medikaments wird neben seiner pharmakologischen substantiell von nicht-pharmakologischen Faktoren beeinflusst: Der Glaube an die Wirksamkeit eines Medikaments, die Wahrnehmung des Ansprechens darauf, die Einstellung des sozialen Umfeldes dazu sowie die *adherence* (d. h. wie regelmäßig und zuverlässig das Medikament eingenommen wird) haben einen entscheidenden Einfluss auf den zu erwartenden Therapieeffekt und sollten daher im Sinne einer »psychosomatisch« ausgerichteten Schmerztherapie berücksichtigt werden. Es hat sich ein strukturiertes Vorgehen bewährt, welches über eine Therapieplanung – einschließlich der Medikamentenwahl und Aufklärung des Patienten –, die regelmäßige Evaluation des Therapieverlaufs und eines möglichen Therapieendes diesen Faktoren ausreichend Rechnung trägt (siehe Tabelle 23).

Tabelle 23: Stufenschema der medikamentösen Schmerztherapie

5-stufiges Schema	
Schritt 1: Therapieplanung	■ Evaluation und Bewertung bisheriger Psychopharmaka und Schmerzmedikamente in Hinblick auf Wirkstoff, Dosis und Therapiedauer (Dauer, Dosis ausreichend?), Nebenwirkungen und damalige Adhärenzprobleme; ■ Komorbiditäten und Komedikation berücksichtigen und abgleichen mit möglichen Nebenwirkungen und Interaktionen; ■ Unverträglichkeiten und Patientenwünsche hinsichtlich vermeidbarer Nebenwirkungen berücksichtigen; ■ subjektives Krankheitsmodell hinsichtlich der Wirksamkeit der unterschiedlichen Medikamente berücksichtigen und ggf. modifizieren; ■ Priming des Patienten erwägen (Patienten bereits im Vorfeld über das geplante Medikament und dessen »positive Wirkung« informieren); ■ Therapieziele gemeinsam formulieren und vereinbaren; Kriterien für Wirksamkeit und Unwirksamkeit (gegebe-

Tabelle 23: Stufenschema der medikamentösen Schmerztherapie *(Fortsetzung)*

5-stufiges Schema	
	nenfalls langsamer Wirkeintritt, geplante Therapiedauer, Titrationsnotwendigkeit) vereinbaren; ■ psychosozialen Kontext und gesamtpsychologische Wirkung des Medikaments berücksichtigen.
Schritt 2: Medikamentenwahl	■ Bedarfsmedikation: NSA und NSAID als erste Wahl; ■ Basismedikation: – trizyklische Antidepressiva [TCA]: Amitriptylin, Doxepin, – selektive Serotonin-Noradrenalin-Wiederaufnahmehemmer [SSNRI] (Duloxetin), – Antikonvulsiva mit Wirkung auf neuronale Kalziumkanäle, – Antikonvulsiva mit Wirkung auf neuronale Natriumkanäle, ■ andere: Opipramol, Trimipramin, Mirtazapin.
Schritt 3: Patienteninformation	■ Glauben an das geplante Medikament stärken; ■ Patienten dessen Einsatz als Analgetikum sowie abgestimmt auf das subjektive Krankheitsmodell den Wirkmechanismus erklären; ■ Ängste abbauen (Antidepressiva/Antiepileptika führen nicht zur Abhängigkeit und verändern nicht die Persönlichkeit!); ■ auf mögliche Nebenwirkungen eingehen. Patient informieren, dass zu Beginn die Nebenwirkungen dominieren und der therapeutische Effekt erst verzögert eintritt, dass sich die Nebenwirkungen über die Zeit jedoch abschwächen, während die Wirkung zunimmt. ■ Mögliche Nebenwirkungen antizipieren und ggf. umdeuten als Ansprechen auf das Medikament und Hinweis auf die Wirksamkeit des Medikaments. ■ Vorteilhaft ist, dass bei den im Rahmen von chronischen Schmerzstörungen benötigten Minimaldosierungen die klassischen Nebenwirkungen wie Gewichtszunahme, Tagesmüdigkeit etc. kaum eine Rolle spielen, was zur *Compliance*-Steigerung den Patienten mitgeteilt werden sollte.
Schritt 4: Bewertung des Therapieverlaufs (Ansprechen, Teilansprechen, kein Ansprechen)	■ Subjektive Überzeugung und Erleben des individuellen Ansprechens auf das Medikament berücksichtigen und ggf. positiv modifizieren. ■ Voraussetzungen für die Bewertung der Therapie: Erreichen einer ausreichend hohen Zieldosis (die eine sichere Beurteilung der Wirkung zulässt) und einer ausreichend langen Einnahme der Zieldosis (regelmäßig für mindestens 2 Wochen). Die häufigsten Fehler sind die Unterdosierung und eine zu kurze Einnahme. ■ Bei fehlendem Ansprechen sollte zunächst Wechsel auf ein anderes Medikament der ersten Wahl erfolgen.

5-stufiges Schema	
	▪ Kontrolle der Nebenwirkungen (klinische Verträglichkeit; Laborkontrolle, EKG, Hautinspektion etc.). – Wechsel des Medikaments, falls intolerable Nebenwirkungen auftreten. – Bei Einnahme einer klinisch wirksamen Dosis, aber Fortbestehen nicht tolerabler Nebenwirkungen sollte zunächst eine Dosisreduktion erfolgen. Je nach Wirkung und Nebenwirkung sollte dann ein Medikamentenwechsel oder eine Kombinationstherapie mit niedriger Dosis versucht werden, für deren Wirksamkeit jedoch keine eindeutige Evidenz vorliegt. ▪ Falls die Therapie weiter unzureichend ist, Überweisung in ein Schmerzzentrum prüfen.
Schritt 5: Therapieende	▪ *Drug gathering* sollte vermieden werden. ▪ Vereinbaren eines klaren zeitlichen Rahmens (i. d. R. 3 Monate*), danach kann Bilanz gezogen (mehr Vorteile vs. kein Effekt/Nachteile überwiegen) und über die weitere Einnahme entschieden werden. Diese Entscheidung sollte gemeinsam mit dem Patienten getroffen werden. ▪ Mögliche Absetzängste sollten ernst genommen und abgebaut werden. ▪ Im Verlauf einer suffizienten Therapie kann eine langsame Dosisreduktion (in den Schritten der Aufdosierung) jederzeit versucht werden, zumal auch Spontanremissionen möglich sind. In den meisten Fällen ist jedoch eine Dauermedikation notwendig.
* Da aktuell keine klaren Empfehlungen hinsichtlich des optimalen Zeitpunkts für eine Dosisreduktion oder ein Absetzen existieren, empfiehlt es sich, mit dem Patienten zu vereinbaren, wann eine Dosisreduktion bzw. ein Absetzversuch besprochen werden soll.	

Aus einem klinischen Blickwinkel heraus hat es sich als hilfreich erwiesen, die Auswahl der medikamentösen Therapie von zwei Faktoren abhängig zu machen:

1. von der Fokussierung möglicher pathophysiologischer Mechanismen und
2. der Behandlung relevanter psychischer Komorbiditäten (Angst, Depression, Agitation, Schlafstörung).

Aufgrund der unterschiedlichen Wirkmechanismen wurde vorgeschlagen, die spezifische Medikation basierend auf dem vorherrschenden Schmerzcharakter und den daraus abgeleiteten pathophysiologischen Mechanismen zu wählen. Demnach können drei dominierende Schmerztypen unterschieden werden, welche mit unterschiedlichen Pathomechanismen in Verbindung gebracht werden:

- **Leitsymptom Spontanschmerz und einschießende Schmerzen:** Hier wird empfohlen, membranstabilisierende Medikamente zu wählen, wie bspw. Natriumkanalblocker und antiepileptogene Psychopharmaka (beispielsweise Carbamazepin 300 mg 1–0–1 oder Lamotrigin 200 mg 0–0–1). Trizyklische Antidepressiva können durch ihren Effekt auf Natriumkanäle ebenfalls membranstabilisierend wirken und werden daher besonders bei Schmerzen mit brennendem Charakter empfohlen.
- **Leitsymptom Berührungsempfindlichkeit und mechanische Hyperalgesie:** Hier wird empfohlen, zentral hemmende Psychopharmaka zu wählen, wie bspw. Pregabalin (225 mg/d) und Gabapentin mit GABA-ähnlicher Wirkung an Calciumrezeptoren.
- **Leitsymptom generalisierte Schmerzen:** Hier wären/sind Psychopharmaka mit Einfluss auf das zentrale, deszendierende schmerzmodulierende System zu wählen, bspw. Duloxetin (etwa Duloxetin 60 mg 1–0–0).

Solch ein mechanismenbasierter und subgruppenspezifischer Ansatz erscheint plausibel und ist durchaus attraktiv. Einschränkend ist jedoch zu bedenken, dass er primär im Hinblick auf neuropathische Schmerzsyndrome entwickelt worden ist. Auch zeigen erste explorative Studien eher moderate Effekte, sodass davon auszugehen ist, dass solch ein allein auf die Schmerzqualität ausgerichteter Ansatz der Komplexität chronischer Schmerzen nicht gerecht wird. Aus klinischer Perspektive hat es sich bewährt, insbesondere relevante klinische Komorbiditäten (Angst, Depression, Agitation/Unruhe oder Schlafstörung) in der Wahl des Medikaments zu berücksichtigen. Eine bewährte Strategie ist die Berücksichtigung der im Vordergrund stehenden klinischen Symptomen:

- **Leitsymptom Schlafstörung:** Hier wird empfohlen, Substanzen mit schlafanstoßender Wirkung wie beispielsweise trizyklische Antidepressiva (Amitriptylin oder Trimipramin 10 bis 25 mg zur Nacht), Opipramol (50–100 mg zur Nacht) oder bei zusätzlich begleitender depressiver Symptomatik Mirtazapin (beispielsweise Mirtazapin 7.5 mg 0–0–1) zu wählen.
- **Leitsymptom Angst:** Hier werden Substanzen mit anxiolytischer Wirkung wie beispielsweise duale Antidepressiva (Duloxetin 60 mg 1–0–0) oder Pregabalin (150–225 mg) empfohlen.
- **Leitsymptom Depression:** Substanzen mit antidepressiver Wirkung wie beispielsweise trizyklischen Antidepressiva (Amitriptylin oder Trimipramin je nach Depressivitätsgrad auch in höherer Dosierung), Mirtazapin (beispielsweise Mirtazapin 15 mg 0–0–1) oder duale Antidepressiva (Duloxetin 60 mg 1–0–0) werden empfohlen.

Minimieren von Risiken

Neben den klinischen Komorbiditäten müssen selbstverständlich auch somatische Begleiterkrankungen berücksichtigt werden. Bei koronarer Herzkrankheit und bekannten Rhythmusstörung sind trizyklische Antidepressiva, Citalopram und viele andere Antidepressiva kontrainduziert, da lebensgefährliche Rhythmusstörungen induziert werden können! Ein besonderer Risikofaktor stellt der Einfluss von Psychopharmaka auf die QTc-Zeit dar, weshalb neben einer langsamen Aufdosierung die Aufzeichnung eines EKGs vor Therapiebeginn und unter *Steady-state*-Bedingungen empfohlen wird. Eine besondere Vorsicht ist bei Patienten mit relevanten Risikofaktoren geboten: Alter > 65 Jahre, weibliches Geschlecht (längeres QTc-Intervall als Männer und zweifach höheres Risiko für medikamenteninduzierte Torsade-de-Pointe-Tachykardien), myokardiale Hypertrophie (zum Beispiel bei arterieller Hypertonie), kongenitales QT-Syndrom, Bradykardien, Elektrolytstörungen (Hypokaliämie; Hypomagnesiämie), Überdosierung, Intoxikation, Niereninsuffizienz sowie Leberinsuffizienz. Bei solchen Risikopatienten sowie bei Patienten mit zusätzlicher QTc-verlängernder Begleitmedikation sollten auch im Verlauf regelmäßig EKG-Kontrollen sowie Kontrollen der Serumkaliumspiegel erfolgen (diese sollten bei Risikopatienten im oberen Normbereich liegen) und auf potentielle Elektrolytverluste bei Diarrhoe, Erbrechen, starkem Schwitzen, Mangelernährung, unter Diuretikatherapie, bei Alkohol- und Drogenabusus und Essstörungen geachtet werden. Bei QTc > 500 ms[39], normalem Serumkaliumspiegel und normaler QRS-Dauer sollte das Medikament abgesetzt werden, auch wenn keine Symptome vorhanden sind (Wenzel-Seifert et al., 2011).

Als besonders günstig haben sich bei bestehender kardialen Komorbidität die Medikamente Mirtazapin und Duloxetin (keine QT-Intervall-Verlängerungen) erwiesen (Castro et al., 2013). Zu einem verantwortungsvollen Umgang gehört es, auch mögliche Nebenwirkungen im Augen zu behalten. Hierbei sollten insbesondere der Einfluss von Psychopharmaka auf das Reizleitungssystem, auf das blutbildende System und die Leber, auf die zerebrale Krampfschwelle, den Serotoninhaushalt, den Blutdruck und den Augeninnendruck sowie auf metabolische Parameter berücksichtigt werden (siehe Box).

Kontrolluntersuchungen bei psychopharmakologischer Schmerztherapie

- Vor Beginn der medikamentösen Therapie mit Antidepressiva und Antikonvulsiva sollten Blutdruck, Blutbild, Harnstoff, Kreatinin, Schilddrüsenparameter und Transaminasen (GOT, GPT, GGT) bestimmt werden, sowie ein EKG (QTc-Zeit) und Serumkaliumspiegel.
- Bei Frauen im gebärfähigen Alter sollte eine Schwangerschaft ausgeschlossen sein!
- Im Behandlungsverlauf sollten Blutbild (Agranulozytose!), Transaminasen und bei trizyklischen Antidepressiva und selektiven Serotonin-Noradrenalin-Wiederaufnahmehemmern auch EKG und Blutdruck (insbesondere nach Dosiserhöhung) vierzehntägig bestimmt werden und nach Erreichen der Zieldosis viertel- bis halbjährlich.
- Bei selektiven Serotonin-Wiederaufnahmehemmern im Behandlungsverlauf Bestimmung der Elektrolyte wegen der Gefahr einer Hyponatriämie, insbesondere bei älteren Patienten.

Obwohl Gewichtszunahmen in den für die Schmerztherapie ausreichenden niedrigen Dosierungen unwahrscheinlich sind, sollten im Rahmen einer Therapie mit trizyklische Antidepressiva (Amitriptylin, Trimipramin) oder mit Mirtazapin insbesondere bei jüngeren Patienten das Gewicht und die metabolischen Parameter im Auge behalten werden. Die Patienten sollten darüber aufgeklärt werden, dass eine Gewichtszunahme nicht durch das Medikament per se (weil es so »hochkalorisch« ist oder etwa den Stoffwechsel verändert – was viele Patienten fälschlicherweise annehmen), sondern durch einen gesteigerten Appetit bedingt ist, was durch bewusste Ernährung gut gesteuert werden kann. Ferner sei angemerkt, dass es Hinweise gibt, dass Antidepressiva (möglicherweise eher SSRI und Mirtazapin als andere) zu Beginn der Therapie das Risiko für Suizidgedanken und -versuche vor allem bei Jüngeren (Suizidalität induzierende Wirkung bei Kindern und jungen Erwachsenen bis 24 Jahre) erhöhen. Vor diesem Hintergrund wird empfohlen, jedem Patienten, der mit Antidepressiva behandelt wird, zu Beginn der Behandlung besondere Aufmerksamkeit zu widmen und auf Symptome, die auf ein erhöhtes Suizidrisiko hindeuten (wie z.B. Angst, Agitiertheit oder impulsives Verhalten) zu achten – und ggf. darüber aufzuklären. Um auf mögliche Bedenken des Patienten eingehen zu können und zur Überprüfung der Verträglichkeit wird in den ersten vier Wochen entsprechend aktueller Empfehlungen sogar eine mindestens wöchentliche Betreuung der Patienten angeraten.

Fahrtauglichkeit unter Medikation – Praxistipps

Die Einnahme von Psychopharmaka und Opioiden kann zum Teil zu erheblichen Einschränkung der Fahrtauglichkeit führen (siehe Tabelle 24). Der Einfluss auf die Fahrtauglichkeit unterscheidet sich zwischen den verschiedenen Wirkstoffgruppen sehr und steht oft in direktem Zusammenhang mit der sedierenden Wirkung des Medikaments. So wirkten sich bei Fahrproben mit Gesunden die sedierenden Antidepressiva (Amitriptylin, Doxepin und Mirtazapin) ähnlich negativ auf das Fahrverhalten aus wie die Einnahme von 0,8‰ Alkohol. Diese Beeinträchtigungen waren zeitabhängig und

Tabelle 24: Fahrtauglichkeit unter einer medikamentösen Schmerztherapie (Laux & Brunnauer, 2015)

Wirkstoff	Einfluss auf die Fahrtauglichkeit
Amitriptylin	Beeinträchtigt – individuell unterschiedlich – die Fähigkeit zur aktiven Teilnahme am Straßenverkehr, besonders bei Behandlungsbeginn, Präparate-Wechsel sowie bei Kombination mit anderen zentral wirkenden Arzneimitteln. Zumindest in den ersten Behandlungstagen sollte das Führen von Fahrzeugen unterbleiben.
Citalopram	Geringer/mäßiger Einfluss.
Clomipramin	Individuell unterschiedliche Beeinträchtigung, zumindest während der ersten Tage keine Fahrtauglichkeit, erhöhte Beeinträchtigung bei Präparatewechsel und Kombination mit anderen zentral wirkenden Arzneimitteln.
Doxepin	In den ersten Tagen keine Fahrtauglichkeit, individuell unterschiedliche Beeinträchtigung. Cave: Alkohol.
Duloxetin	Keine Studien, bei Müdigkeit und Schwindel Führen von Fahrzeugen vermeiden.
Clomipramin	Individuell unterschiedliche Beeinträchtigung, zumindest während der ersten Tage keine Fahrtauglichkeit, erhöhte Beeinträchtigung bei Präparatewechsel und Kombination mit anderen zentral wirkenden Arzneimitteln.
Doxepin	In den ersten Tagen keine Fahrtauglichkeit, individuell unterschiedliche Beeinträchtigung. Cave: Alkohol.
Duloxetin	Keine Studien, bei Müdigkeit und Schwindel Führen von Fahrzeugen vermeiden.
Citalopram/ Escitalopram	Keine Beeinträchtigung, potentielles Risiko.
Imipramin	Beeinträchtigt – individuell unterschiedlich – die Fähigkeit zur aktiven Teilnahme am Straßenverkehr, besonders bei Behandlungsbeginn, Präparate-Wechsel sowie bei Kombination mit anderen zentral wirkenden Arzneimitteln. Zumindest in den ersten Behandlungstagen sollte das Führen von Fahrzeugen unterbleiben.
Mirtazapin	Geringer oder mäßiger Einfluss auf die Verkehrstüchtigkeit, Beeinträchtigung insbesondere zu Behandlungsbeginn. Führen eines Fahrzeugs vermeiden.
(Ox)Carbamazepin	Beeinträchtigt – individuell unterschiedlich – die Fähigkeit zur aktiven Teilnahme am Straßenverkehr, besonders bei Behandlungsbeginn. Da Schwindel und Schläfrigkeit aber die geistige und körperliche Leistungsfähigkeit beeinträch-

Wirkstoff	Einfluss auf die Fahrtauglichkeit
	tigen können, ist insbesondere auf Einschränkungen beim Autofahren und Arbeiten an Maschinen hinzuweisen.
Pregabalin	Beeinträchtigt – individuell unterschiedlich – die Fähigkeit zur aktiven Teilnahme am Straßenverkehr, besonders bei Behandlungsbeginn, Präparate-Wechsel sowie bei Kombination mit anderen zentral wirkenden Arzneimitteln. Zumindest in den ersten Behandlungstagen sollte das Führen von Fahrzeugen unterbleiben.
Gabapentin	Beeinträchtigt – individuell unterschiedlich – die Fähigkeit zur aktiven Teilnahme am Straßenverkehr, besonders bei Behandlungsbeginn, Präparate-Wechsel sowie bei Kombination mit anderen zentral wirkenden Arzneimitteln. Zumindest in den ersten Behandlungstagen sollte das Führen von Fahrzeugen unterbleiben.
Lamotrigin	Keine Beeinträchtigung. In klinischen Studien mit Lamotrigin wurden Nebenwirkungen neurologischen Charakters wie Schwindel und Diplopie berichtet. Deshalb sollten Patienten darauf achten, wie die Lamotrigintherapie auf sie wirkt, bevor sie ein Kraftfahrzeug führen.

bereits nach einer einwöchigen Einnahme nicht mehr nachweisbar. Patienten unter nichtsedierenden Antidepressiva wie beispielsweise Duloxetin zeigten keine Fahrauffälligkeiten (Ramaekers, 2003). Generell gilt, dass das Autofahren bei Schmerzmitteleinnahme laut Straßenverkehrsordnung erlaubt ist, wenn die Fahrtauglichkeit gegeben ist, die Medikamente zur Behandlung einer Krankheit notwendig sind und – ganz wichtig! – vom Arzt verordnet sind. Es gelten die folgenden Richtwerte:

- Sedierend wirkende Antidepressiva (TCAs, Opipramol, Doxepin, Mirtazapin): Fahrtüchtigkeit während der Aufdosierung und in den ersten 2 Wochen nach Erreichen der Zieldosis eingeschränkt bzw. nicht gegeben. Im Einzelfall Beeinträchtigung auch während der Erhaltungstherapie möglich!
- Nicht-sedierend wirkende Antidepressiva (Duloxetin, Citalopram, SSRI): Fahrtüchtigkeit meist nicht eingeschränkt, im Einzelfall jedoch auch längerfristige Beeinträchtigungen der Fahrtüchtigkeit möglich!

- Opioide: Fahrtüchtigkeit während der Aufdosierung und in den ersten Wochen nach Dosisstabilisierung eingeschränkt, jedoch im Einzelfall auch längerfristige Beeinträchtigungen möglich. Normalerweise kann nach erneuter Vorstellung beim Arzt und einer unveränderten Opioiddosis nach 2–3 Wochen wieder selbständig Auto gefahren werden.
- Antiepileptika (Carbamazepin): Fahrtüchtigkeit während der Aufdosierung und in den ersten Wochen nach Dosisstabilisierung eingeschränkt, jedoch im Einzelfall auch längerfristige Beeinträchtigungen möglich.

Um einen sicheren Einsatz zu gewährleisten, sollten bei der Verschreibung einer potentiell die Fahrtauglichkeit einschränkenden Substanz folgende Grundsätze berücksichtigt werden (Laux & Brunnauer, 2015):

- Bei Beginn oder Umstellung der medikamentösen Therapie muss in der Regel die Fahrtüchtigkeit für mindestens 10–14 Tage verneint werden. Dieses Intervall kann im Einzelfall auch erheblich länger sein.
- Während einer stabilen »Erhaltungstherapie« ist die Eignung zum Führen eines Kraftfahrzeuges in der Regel nicht eingeschränkt.
- Der Patient muss über eine mögliche Beeinträchtigung der Fahrtauglichkeit durch die Medikation sowie insbesondere auch über mögliche Interaktionen mit Alkohol aufgeklärt werden. Die Inhalte der Aufklärung müssen schriftlich dokumentiert werden! Der Patient sollte auch darauf hingewiesen werden, dass ein plötzliches Absetzen der Schmerzmedikamente nicht unmittelbar fahrtauglich macht.
- Auch wenn der Arzt die grundsätzliche Erlaubnis zum Autofahren gibt, sollte der Patient *vor jeder Fahrt* seine Fahrtauglichkeit selbst kritisch einschätzen. Bei Bedenken sollte er besser ein Taxi oder öffentliche Verkehrsmittel benutzen.
- Bei Unsicherheit hinsichtlich der Fahrtauglichkeit kann ggf. eine verkehrsmedizinische Untersuchung unter Einbeziehung objektiver Leistungstests erwogen werden.

Investiere in das Ende

Ähnlich wichtig wie der erste Eindruck für den Therapieverlauf ist ein guter Ausklang für ein therapeutisches Gespräch. Er stabilisiert die Beziehung und kann das Vertrauen und die Zuversicht in die Therapie und damit die Bereitschaft zur Zusammenarbeit erhöhen. Folgende Punkte sind zu beachten:

- Die wichtigsten Inhalte und Vereinbarungen werden kurz zusammengefasst.
- Es folgt die Vergewisserung, dass der Patient keine offenen Fragen mehr hat.
- Falls weitere Gespräche oder Untersuchungen nötig sind, wird ein Folgetermin vereinbart.
- Verabschiedung des Patienten mit Nennung seines Namens und einem Händedruck[40].

Durch das Zusammenfassen der wichtigsten Inhalte und Vereinbarungen soll die Therapie für den Patienten eine konkrete Gestalt annehmen. Es kann Missverständnissen vorbeugen und das Risiko reduzieren, dass wichtige Punkte untergehen. Im optimalen Fall kann der Patient die wichtigsten Punkte in eigenen Worten wiedergeben: Er hat die Kernaussagen innerlich parat, um sie bei Bedarf abzurufen. Der Abschluss ermöglicht auch, das Schmerzsymptom in ein individuell es Krankheitsmodell einzubetten. Es hat sich bewährt, das ursprünglich vom Patienten geäußerte Anliegen noch aufzugreifen und die im Gespräch erarbeiteten Erklärungen und Empfehlungen anzupassen. Besonders in Hinblick auf weitere diagnostische Abklärung und auf Behandlungsempfehlungen sollte der Therapeut sicher sein, dass ein ausreichendes Verständnis und gegenseitige Übereinstimmung gegeben ist.

Es ist wenig förderlich, wenn der Therapeut die aktuellsten Leitlinienempfehlungen wiedergeben kann, der Patient jedoch all diese Empfehlungen (zumindest in seinem Erleben) bereits frustran durchdekliniert hat oder vollkommen konträre Therapievorstellungen verfolgt. Der Therapeut sollte gegen Ende des Gesprächs versuchen, die innere Haltung des Patienten einzuschätzen: Ist der Patient neugierig oder eher skeptisch und zurückhaltend? Aktiv oder eher passiv und abwartend? Im Zweifelsfall sollten mögliche Barrieren besprochen werden. Fehlt die Zeit dazu, sollte ein kurzer Folgekontakt erwogen werden, um diesen Aspekt noch einmal aufzugreifen.

Ferner sollte auch sichergestellt sein, dass der Patient über den zu erwartenden Krankheits- und Genesungsverlauf informiert ist. Viele Patienten erleben ihren über die Persistenz ihres Schmerzes zunehmenden Leidensdruck als Progress ihrer Schmerzsymptomatik. Es entstehtnicht selten ein inneres Bild von einem Schmerz, der unkontrollierbar fortschreitet. Dies betrifft besonders Patienten mit spezifischen Schmerzstörungen, wie dem Fibromyalgiesyndrom oder dem Reizdarmsyndrom. Es ist wichtig, en darüber aufzuklären, dass chronischer Schmerz zwar ein komplexes Phänomen darstellt und seine Therapie durchaus eine große Herausforderung darstellen kann, dass der Verlauf in der Regel aber nicht maligne progredient, sondern undulierend ist und dass viele Patienten beschwerdefrei werden können. Bewährt haben sich schriftliche, patientenedukative Materialien, die die wichtigsten Punkte in der bevorzugten Sprache des Patienten enthalten. Man kann zur Sicherheit überprüfen, ob der Patient das Besprochene richtig verstanden hat, und diesen bitten, das Gesagte kurz zusammenzufassen oder aber nachfragen: *»Gibt es von Ihrer Seite noch Fragen zu dem, was wir heute besprochen haben?«* Es kann aber auch nützlich sein, eine schriftliche Zusammenfassung des Besuchs einschließlich relevanter Websites anzubieten.

Ein guter Abschluss ist jedoch wichtiger auf der emotionalen als auf der inhaltlichen. Der Grundgedanke dahinter ist, das individuelle Bedrohungslevel zu reduzieren und auf die Stärken und Kompetenzen des Patienten einzugehen. Die letzten Eindrücke und Gefühle nimmt der Patient aus der Behandlung mit. Der Gesprächsabschluss bietet die Möglichkeit, ihn gestärkt in seinen Alltag zu entlassen.

Arbeitsmaterialien

Aufklärung bezüglich der Fahreignung unter Medikation

____

(Name, Geburtsdatum)

Ich bestätige hiermit, dass ich, ______________________________

geboren am ____________, wohnhaft in __________________________

durch Frau/Herrn (Behandler-Name) ___________________________

aufgeklärt worden bin über die möglichen Einflüsse auf meine Fahreignung, die durch meine Erkrankung und die von mir eingenommenen Medikamente bedingt sind.

Mit folgendem Hinweis

____

____

____

____

____

____

Die Rechtslage ist mir verständlich und ausführlich erklärt worden. Ich bin ferner informiert worden über die in der Fahrerlaubnisverordnung in den Begutachtungsleitlinien zur Kraftfahreignung festgelegten Gesetze und Richtlinien. Ich hatte ausreichend Gelegenheit, Fragen zu stellen und Unklarheiten zu klären. Mir ist klar, dass mir nach der Fahrerlaubnisverordnung (Paragraph 2 und 11 FeV) die rechtlich verbindliche Sorgfaltspflicht zur eigenverantwortlichen Abklärung meiner Fahrtauglichkeit selbst obliegt. Über die dafür notwendigen Schritte bin ich informiert worden.

______________________________, den _______________

(Ort) (Datum)

________________________ ________________________

(Unterschrift des Patienten) (Unterschrift des Arztes/Therapeuten)

Antisuizidvertrag (Vorlage)

____

(Name, Geburtsdatum)

Hiermit distanziere ich, ______________________________

geboren am __________, wohnhaft in ____________________

mich von einer akuten Eigengefährdung und versichere, dass ich mir bis zu unserem nächsten persönlichen Gespräch nicht das Leben nehmen werde. Des Weiteren verspreche ich, mich in Notfällen an meine Vertrauenspersonen

1) __________________________ Tel: ________________

2) __________________________ Tel: ________________

oder an den psychologischen Notfalldienst ________________

____________________________________ zu wenden.

Des Weiteren informiere ich meinen ambulanten Therapeuten über diesen Vertrag.

____________________________, den______________

(Ort) (Datum)

______________________ ______________________

(Unterschrift des Patienten) (Unterschrift des Therapeuten)

Befindlichkeits-Tagebuch

Datum, Uhrzeit	Welche körperliche Reaktion spüre ich?	Beschwerdegrad (0 – 10)	In welcher Situation befinde ich mich?	Beteiligte Personen	Was denke ich?	Was fühle ich?	Was mache ich?

Anmerkungen

1. Es sei hier anekdotisch angemerkt, dass diese Definition fast wörtlich aus der 1964 veröffentlichten Dissertationsschrift »An investigation of pain in psychological illness« des Psychiaters Harold Merskey übernommen wurde. Damit sind – zumindest historisch betrachtet – bereits die Ursprünge der Schmerzdefinition in der Psychosomatik zu verorten.
2. Schmerz ist kein unpersönlicher Code von Nervenimpulsen, sondern er ist abhängig von der Situation genauso wie vom emotionalen Zustand des Individuums, von dem er erfahren wird. Allan I. Basbaum, Professor für Anatomie und Physiologie an der Universität von Kalifornien (San Francisco) sagte einmal treffend: »Schmerz verhält sich zu somatischen Reizen wie Schönheit zu einem visuellen Reiz. Beide sind sehr subjektive Erfahrungen.« (Basbaum, 1988)
3. Ist durch die Ausweitung des Schmerzbegriffs von echten auf mögliche Gewebsschädigungen der Schmerzbegriff im Grunde nicht mit jeder Art von Empfindung vereinbar? Und impliziert die Erweiterung der Definition auf »als solche [Gewebsschädigung] beschrieben« nicht indirekt die Fähigkeit zur sprachlichen Kommunikation als Voraussetzung für eine eindeutige Evaluation von Schmerzzuständen?
4. International Association for the Study of Pain: Taxonomy of Pain (Loeser & Treede, 2008): »Erfahrungen, die Schmerz ähneln, aber nicht unangenehm sind, z. B. pieken, sollten nicht als Schmerz bezeichnet werden. Unangenehme abnorme Erfahrungen (Dysästhesien) können zwar auch schmerzhaft sein, sind dies aber nicht zwingend, da sie subjektiv möglicherweise nicht die übliche sensorische Qualität von Schmerzen haben.«
5. Dass Schmerzen das Erleben von Wohlgefühl verstärken können, ist aus psychosomatischer Perspektive ein hochinteressantes Phänomen, welches zunehmend auch das wissenschaftliche Interesse weckt. Da dies auch Konsequenzen für die Therapie haben kann, soll hierauf im zweiten Teil dieses Buches näher eingegangen werden. Abnorme Erfahrungen (Dysästhesien) können zwar auch schmerzhaft sein, sind dies aber nicht zwingend, da sie subjektiv möglicherweise nicht die übliche sensorische Qualität von Schmerzen haben.

6. Dafür spricht auch der Umstand, dass, wenn man den Unlustaspekt von Schmerz nicht als notwendige Bedingung einführt, in Zukunft zweierlei Arten von Schmerzen unterschieden werden müssen: angenehme und unangenehme Schmerzen. Die Einführung »angenehmer Schmerzen« widerspricht jedoch nicht nur der aktuellen Empfehlung der IASP (*»Experiences which resemble pain but are not unpleasant … should not be called pain«*), sondern auch dem allgemeinen Verständnis des Schmerzbegriffs, sodass es sinnvoller erscheint, dieses als eigenes, nichtschmerzhaftes Phänomen zu klassifizieren (beispielsweise als Dysästhesien oder als dissoziative Empfindungen schmerzähnlichen Charakters). In diesem Sinne sollten Empfindungen, die zwar Schmerzen ähneln, von der betroffenen Person aber nicht als Schmerz beschrieben werden, nicht als Schmerzen bezeichnet werden.
7. Unter Phantomschmerz versteht man die Empfindung von Schmerzen an einer amputierten oder fehlenden Gliedmaße (sogar ein Organteil wie der Blinddarm kann betroffen sein), als sei diese immer noch am bzw. im Körper vorhanden.
8. *»Accordingly, pain is that experience we associate with actual or potential tissue damage.«*
9. Das sogenannte *Locked-in*-Syndrom (Syndrom des Eingeschlossenseins) bezeichnet einen Zustand, in dem ein Mensch zwar bei Bewusstsein, jedoch körperlich nahezu vollständig gelähmt und unfähig ist, sich sprachlich oder durch Bewegungen verständlich zu machen.
10. Eine Wahrnehmung bezeichnet in diesem Zusammenhang eine bewusste Empfindung, die sich aus der Stimulation eines spezifischen Sinnesorgans, eines Sinnesnervs oder eines Sinnesbereichs im Gehirn ergibt.
11. Dies gilt im Übrigen auch, wenn man von einem Stuhl auf den Boden springt: Durch die physikalischen Kräfte werden eine Vielzahl mechanosensitiver Nozizeptoren erregt. Da unser Nervensystem jedoch gelernt hat, dass dies kein bedrohliches Signal darstellt, nehmen wir es nicht als Schmerz wahr.
12. Ein klassisches Beispiel ist die menschliche Luftröhre, die fatalerweise von der Speiseröhre abzweigt. Wirbeltiere leben ständig in der Gefahr, dass Nahrung beim Verschlucken in die Luftröhre oder die Lunge gelangt. Ersticken ist daher eine vergleichsweise häufige Todesursache: Einer von 100 000 Menschen pro Jahr erleidet dieses Schicksal. Eine Trennung von Atem- und Speisewegen wäre nützlich. Die Tatsache, dass ein Merkmal nützlich ist, bedeutet jedoch nicht zwangsweise, dass es sich tatsächlich entwickelt. Denn eine »Neukonstruierung« der menschlichen Luft- und Speisewege würde so vieler Mutationen bedürfen, dass dies statistisch betrachtet nahezu unmöglich ist.
13. In diesem Zusammenhang sei angemerkt, dass für unsere Vorfahren, welche auf den Zusammenschluss der Gruppe existentiell angewiesen waren, eine Gefahr der sozialen Integrität gleichbedeutend mit einer Bedrohung der körperlichen Integrität war.

14. Der Verzehr kalter Speisen oder Getränke kann bei ca. einem Drittel aller Menschen einen sehr intensiven stechenden Kopfschmerz auslösen, der in der Regel nach wenigen Sekunden sein Maximum erreicht und dann ebenso schnell wieder nachlässt. Dieses auch als Kältekopfschmerz *(ice cream headache* oder *frozen brain syndrome)* bezeichnete Syndrom kann auch durch Eintauchen des Gesichts in sehr kaltes Wasser provoziert werden und ist relativ harmlos und selbstlimitierend.
15. Erst diese neuronalen Berechnungsprozesse erlauben es uns, unsere Umwelt überhaupt ausreichend scharf wahrzunehmen. Denn die von unseren Sinnesorganen erzeugten Signale sind von Natur aus »unscharf«: So hat unsere Retina beispielsweise keine unbegrenzte Auflösung; auch wird der eine oder andere Lichtstrahl auf seinem Weg durch die Linse falsch gebrochen, sodass das Bild bereits vor Auftreffen auf die Retina verzerrt ist; und an der Stelle, an welcher der Sehnerv den Augapfel penetriert, gibt es theoretisch einen blinden Fleck in unserem Sehfeld. All dies führt jedoch nicht dazu, dass wir die vor uns liegenden Gegenstände nicht mehr erkennen können oder etwa einen schwarzen Punkt in unserem Sehfeld wahrnehmen. Vielmehr wird unser Gehirn basierend auf allen ihm zur Verfügung stehenden Informationen das wahrscheinlichste Modell errechnen – z. B. dass wir ein Buch in den Händen halten – und dies als Grundlage für unser Erleben nehmen, sodass wir das Buch in hoher Auflösung, gestochen scharf und ohne schwarzen Fleck wahrnehmen können.
16. Man spricht in diesem Fall vom sogenannten Vorhersagefehler *(predictive error)*.
17. Zwar gibt es zahlreiche empirische Untersuchungen, die zeigen, dass emotionale Belastungen und innere Konflikte und chronische Schmerzen assoziiert sind, jedoch ist dem Autor bisher keine einzige Studie bekannt, in welcher sich durch die Induktion psychodynamischer Konflikte valide und reliabel eine Schmerzsymptomatik hätte auslösen lassen.
18. Als interozeptive Wahrnehmung bezeichnet man denjenigen Bereich der Sensibilität, der Informationen nicht über die Außenwelt, sondern aus dem Körperinneren erfasst. Die Wahrnehmung der Außenwelt wird als Exterozeption bezeichnet.
19. Rief und Nilges weisen ferner darauf hin, dass wenn die Kriterien einer Depression, Angststörung oder posttraumatischen Belastungsstörung erfüllt sind, diese zusätzlich zur Diagnose F45.41 zu kodieren sind. Ausschließlich im Rahmen von Depression oder Angststörungen auftretende Schmerzen sollten nicht als F45.41 kodiert werden.
20. Nach Beatrice Korwisi, Antonia Barke, IASP.
21. Die interdisziplinäre Zusammenarbeit ist von zentraler Bedeutung und von Seiten des Autors kann nur dringend empfohlen werden, sich ein interdisziplinäres »Aufklärungsnetzwerk« aufzubauen, in welchem extern erhobene Befunde relativiert werden können und die Patienten

die Möglichkeit haben, Vertrauen in den eigenen Körper zu finden. In diesem Sinne stellt Schmerztherapie immer auch eine Art Lobbyarbeit dar, bei der es darum geht, ein effizientes Netzwerk aufzubauen und die richtigen Ärzte und Therapeuten darin zu integrieren.

22. Diese Förderung der Fähigkeit für selbständiges/selbstbestimmtes Handeln wird im angloamerikanischen Sprachraum auch als *empowerment* (Ermächtigung, Übertragung von Verantwortung) bezeichnet. Es sind Strategien, die die individuelle Eigenkompetenz stärken und dadurch ermöglichen, Interessen (wieder) selbstbestimmter zu vertreten.
23. Ähnlich wie das Wissen um die Stabilität einer Brücke einem Patienten mit Höhenangst auf einer Brücke wenig gegen seine Angst hilft, so hilft das Wissen um die Ungefährlichkeit eines Schmerzes manchen Schmerzpatienten nur wenig gegen ihre Angst vor einer bedrohlichen Erkrankung.
24. Die folgenden Aspekte zur allgemeinen psychosozialen Anamnese orientieren sich stark am Heidelberger Curriculum für »Psychosoziale Medizin« mit einer spezifischen Adaptation für die Anforderungen komplexer Schmerzsymptomatiken.
25. Begleitskript zu den Lehrveranstaltungen der Klinik für allgemeine innere Medizin und Psychosomatik im Rahmen des HeiCuMed-Moduls »Psychosoziale Medizin«; Psychosomatische Medizin und Psychotherapie Version 1.0; 2011.
26. Das Gefühl vorschnell »psychopathologisiert« zu werden ist ein bedeutender Fallstrick besonders in der Behandlung der sogenannten funktionellen und nicht-spezifischen Schmerzsyndrome. Da solche Patienten oftmals einer sequentiellen Diagnostikkette unterzogen werden, an deren Ende meist die Überweisung zum psychologisch oder psychosomatisch tätigen Kollegen steht, sind gerade diese Patienten oftmals geprägt von dem Eindruck, abgeschoben und fälschlich psychopathologisiert zu werden.
27. Antwortet ein Patient auf die Frage »*Rauchen Sie?*« nicht mit ja oder nein, sondern mit dem Hinweis »*Ich habe vor zwei Monaten aufgehört!*«, so beinhaltet dies ein empathisches Angebot, näher auf diese besondere Leistung einzugehen.
28. Mit der expliziten Deutung von möglichen Zusammenhängen zwischen spezifischen psychosozialen Belastungen des Patienten und seinen Schmerzen, in der Form von »*Ihr Schmerz ist Ausdruck von unterdrückter Wut*/Ärger/*Scham*/*Trauer …*« sollte äußerst zurückhaltend umgegangen werden, da diese jeglicher wissenschaftlichen Grundlage entbehren. Zwar haben innere Konflikte einen substantiellen Einfluss auf das innere Bedrohungslevel des Patienten und damit auch auf seine Schmerzen, dies bedeutet aber nicht im Umkehrschluss, dass ein Schmerz kausal auf einen inneren Konflikt zurückgeführt werden kann. Statt einer konfrontativen Kausalitätsvermutung ist es viel hilfreicher, dem Patienten durch

die Entwicklung eines adäquaten biopsychosozialen Krankheitsverständnisses selbst die Möglichkeit zu geben, für ihn relevante psychosoziale Zusammenhänge herzustellen.

29. Die Kunst der Gelassenheit wird in provokativen Grenzsituationen auf eine harte Probe gestellt. Es kann hilfreich sein, diese schwierige Interaktion als Herausforderung zu betrachten und das Gespräch gemäß dem Motto »*Keep calm – and be proud of it!*« zu einem guten Abschluss zu bringen.
30. Hinzu kommt, dass Veränderungen oft mit Unsicherheit verbunden sind. Ein Leben ohne Schmerz kann für manche Patienten ein vollkommen neues Terrain darstellen, welches nicht nur neue Freiheit und Lebensqualität bedeutet, sondern auch Pflichten und Verantwortlichkeiten mit sich bringen kann. Nachhaltige Veränderungen können daher einen eigenen (wenn auch nicht bewusst wahrgenommenen) Bedrohungsfaktor darstellen, dessen therapeutische Bearbeitung ein lohnendes Target in der Therapie darstellen kann.
31. Anstelle von »Ressourcenanamnese« erscheint der Ausdruck der »Ressourcenaktivierung« daher angebrachter.
32. »Resilienz« (von lat. *resilire*, abprallen, dt. etwa Widerstandsfähigkeit) beschreibt die Fähigkeit von Lebewesen, sich gegen Druck von außen selbst zu behaupten.
33. Das Prinzip der graduierten Exposition beruht auf einer stufenweisen Steigerung gewünschter Aktivitäten trotz Schmerz durch eine graduierte Konfrontation und das gezielte Einbauen von Pausen. In der Praxis funktioniert es z. B. so, dass die schmerzfreie Zeit für die gewünschte Aktivität gemessen wird. Setzt der Schmerz nach fünf Minuten ein, so darf die Aktivität zunächst nicht länger als vier Minuten ausgeübt werden. Das geht einige Zeit so, dann wird immer weiter gesteigert, um die Empfindlichkeit langsam abzubauen. Darüber hinaus werden durch eine gestufte Exposition gezielt die Angst vor einer möglichen Schmerzverstärkung und das damit einhergehende Schonverhalten herabgesetzt.
34. Bestehen diesbezüglich von therapeutischer Seite Unsicherheiten, sollte ggf. eine erneute Rücksprache mit einem Facharzt erwogen werden, um den größtmöglichen Aktivierungsspielraum für den Patienten auszuloten.
35. Über 80 Prozent aller Opioide werden in den USA konsumiert, und nach Schätzungen sterben jährlich über 55 000 Amerikaner durch Fehldosierungen. Das sind deutlich mehr als durch Autounfälle. Die Folgen sind so gravierend, dass sie sich inzwischen auf die Statistiken ausgewirkt haben und die Lebenserwartung des Durchschnittsamerikaners 2015 zum ersten Mal seit Jahrzehnten gesunken ist.
36. Opioide können in der Langzeitanwendung zu einer Schmerzverstärkung führen, ein Phänomen, welches unter dem Begriff der sogenannten opioid-induzierten Hyperalgesie inzwischen gut bekannt, aber häufig vernachlässigt ist.

37. In Anbetracht des geringeren Gesamtrisikoprofils sowie vor dem Hintergrund, dass zahlreiche andere Medikamente (die Antibiotika Trimethoprim und Sulfamethoxazol, das H2-Antihistaminikum Cimetidin oder das Antidepressivum Clomipramin,) zu einer Agranulozytose führen können, ist unverständlich, warum gerade Metamizol so kontrovers diskutiert wird.
38. Die missbräuchliche Anwendung zeichnet sich in der Regel durch hohe Einzeldosen aus. Sie werden auch zur Steigerung des *High*-Effekts zusammen mit Methadon eingenommen. Personen mit Substanzmissbrauch und Polytoxikomanie in der Vorgeschichte sind besonders gefährdet.
39. Von einer verlängerten QTc-Zeit spricht man bei mehr als 440–460 ms. Zu beachten ist jedoch, dass die klassische QTc-Zeit-Berechnung nach der Bazett-Formel (QTc = QT-Zeit/(RR-Abstand)1/2) bei Herzfrequenzen > 100/min zu einer Überkorrektur und bei langsamen Herzfrequenzen < 60/min zu einer Unterkorrektur führt, weshalb die Berechnung nach Bazett bei Herzfrequenzen > 100/min zu falsch niedrigen Ergebnissen führt und daher eine Frequenzkorrektur nach der Fridericia-Formel (QTc = QT-Zeit/(RR-Abstand)1/3 erfolgen sollte.
40. Das Verabschiedungsritual eröffnet im Übrigen interessante therapeutische Möglichkeiten. Im angloamerikanischen Raum, wo die Unterscheidung zwischen der vertraulichen Anrede mit Du und der formal-distanzierten Anrede mit Sie fehlt, ist es nicht unüblich, seine Patienten nach einer erfolgreichen Therapiesitzung mit einer *High-five*-Geste (als Ausdruck der Zufriedenheit über einen gemeinsamen Erfolg) zu verabschieden. Das Einführen solcher »Verbrüderungsgesten« birgt zwar das Risiko, Grenzen in der professionellen Therapeuten-Patientenbeziehung aufzuweichen bzw. zu überschreiten, führt aber zu interessanten Veränderungen insofern als eine Teamkonstellation entsteht, bei der Patient und Therapeut gemeinsam gegen den Schmerz agieren und damit der Patient eine aktive Rolle erhält.

Literaturempfehlungen

Weiterführende Literatur zur Therapie chronischer Schmerzen

Baron, R (Hrsg., 2011). Praktische Schmerztherapie. Berlin: Springer.

Basler, HD (Hrsg., 2004). Psychologische Schmerztherapie. Berlin: Springer.

Egle, UT. (2003). Handbuch chronischer Schmerz. Stuttgart: Schattauer.

Egle, UT, Zentgraf, B (2014). Psychosomatische Schmerztherapie. Grundlagen, Diagnostik, Therapie und Begutachtung. Stuttgart: Kohlhammer.

Kröner-Herwig, B, Frettlöh, J, Klinger, R, Nilges, P (2011). Schmerzpsychotherapie. Berlin: Springer.

Für die Versorgung von Patienten mit chronischen Schmerzen direkt oder differentialdiagnostisch relevante Leitlinien:

BÄK, KBV, AWMF (2017). Nicht-spezifischer Kreuzschmerz. www.leitlinien.de/nvl/kreuzschmerz/. Zugriff am 19.03.2018.

Deutsche Gesellschaft für Allgemeinmedizin und Familienmedizin (2011). S3-Leitlinie zum Brustschmerz. www.awmf.org/leitlinien/detail/ll/053-023.html . Zugriff am 19.03.2018.

Deutsche Gesellschaft für Gastroenterologie, Verdauungs- und Stoffwechselkrankheiten (2010). S3-Leitlinie Reizdarmsyndrom: Definition, Pathophysiologie, Diagnostik und Therapie. www.awmf.org/leitlinien/detail/ll/02-016.html. Zugriff am 19.03.2018.

Deutsche Gesellschaft für Neurologie (2012). Leitlinie anhaltender idiopathischer Gesichtsschmerz. www.awmf.org/leitlinien/detail/ll/030-032.html. Zugriff am 19.03.2018.

Deutsche Gesellschaft für Neurologie (2012). Leitlinie neuropathische Schmerzen, Diagnostik. http://www.awmf.org/leitlinien/detail/ll/030-132.html. Zugriff am 19.03.2018.

Deutsche Gesellschaft für Neurologie (2012). Leitlinie chronische neuropathische Schmerzen, pharmakologische nicht interventionelle Therapie. http://www.awmf.org/leitlinien/detail/ll/030-132.html. Zugriff am 19.03.2018.

Deutsche Gesellschaft für psychosomatische Frauenheilkunde und Geburtshilfe (2015). Leitlinie chronischer Unterbauchschmerz der Frau. www.awmf.org/leitlinien/detail/ll/016-001.html. Zugriff am 19.03.2018.

Deutsche Gesellschaft für psychosomatische Medizin und ärztliche Psychotherapie (2012). S3-Leitlinie Umgang mit Patienten mit nichtspezifischen, funktionellen und somatoformen Körperbeschwerden (AWMF). www.awmf.org/leitlinien/detail/ll/051-001.html. Zugriff am 19.03.2018.

Deutsche Gesellschaft für Schlafforschung und Schlafmedizin (2016). S3-Leitlinie nichterholsamer Schlaf/Schlafstörungen, schlafbezogene Atmungsstörungen. www.awmf.org/leitlinien/detail/ll/063-001.html. Zugriff am 19.03.2018.

Deutsche Schmerzgesellschaft (2017). S3-Leitlinie Definition, Pathophysiologie, Diagnostik und Therapie des Fibromyalgiesyndroms (DIVS). www.awmf.org/leitlinien/detail/ll/145-004.html. Zugriff am 19.03.2018.

Lehrbücher und Standardwerke in der Psychosomatik

Deter, HC (1997). Angewandte Psychosomatik: eine Anleitung zum Erkennen, Verstehen und Behandeln psychosomatisch Kranker; 127 Tabellen. Stuttgart: Thieme.

Herzog, W, Kruse, J, Wöller, W (2017). Psychosomatik: erkennen – erklären – behandeln. Stuttgart: Thieme.

Köhle, K, Herzog, W, Joraschky, P, Kruse, J, Langewitz, W, Söllner, W (Hrsg., 2016). Uexküll. Psychosomatische Medizin. München: Urban & Fischer, Elsevier.

Rudolf, G, Henningsen, P (1998). Somatoforme Störungen. Stuttgart: Schattauer.

Literatur

Anand, KJS, Craig, KD (1996). New perspectives on the definition of pain. Pain 67: 3–6.

Andersen, TE (2012). Does attachment insecurity affect the outcomes of a multidisciplinary pain management program? The association between attachment insecurity, pain, disability, distress, and the use of opioids. SocSciMed 74 (9): 1461–1468.

Andrade, SE, Martinez, C, Walker, AM (1998). Comparative safety evaluation of non-narcotic analgesics. J Clin Epidemiol 51: 1357–1365.

Assem-Hilger, E, Kasper, S (2005). Psychopharmaka und sexuelle Dysfunktion. Journal für Neurologie, Neurochirurgie und Psychiatrie 6 (2): 30–36.

Avagianou, PA, Mouzas, OD, Siomos, KE, Zafiropoulou, M (2010). The relationship of parental bonding to depression in patients with chronic pain. Int J Disabil Hum Dev 9 (4): 339–342.

Basbaum, AI (1988). »Unlocking the secrets of pain: the science.« Medical and Health Annual: 84–131.

Benkert, O, Hautzinger, M, Graf-Morgenstern, M, Müller, MJ (2016). Sexuelle Funktionsstörungen. In: Benkert, O, Hautzinger, M, Graf-Morgenstern, M (Hrsg.). Psychopharmakologischer Leitfaden für Psychologen und Psychotherapeuten. Berlin, Heidelberg: Springer.

Brinjikji, W, Luetmer, PH, Comstock, B, Bresnahan, BW, Chen, LE, Deyo, RA, Wald, JT (2015). Systematic literature review of imaging features of spinal degeneration in asymptomatic populations. American Journal of Neuroradiology 36 (4): 811–816.

Castro, VM, Clements, CC, Murphy, SN, Gainer, VS, Fava, M, Weilburg, JB, Erb, JL, Churchill, SE, Kohane, IS, Iosifescu, DV, Smoller, JW, Perlis, RH (2013). QT interval and antidepressant use: a cross sectional study of electronic health records. BMJ 346: 288 f.

Challem, J (2000). Paleolithic nutrition: Your future is in your dietary past. Nutrition Science.

Choi, DS, Choi, DY, Whittington, RA, Nedeljkovi, SS (2007). Sudden amnesia resulting in pain relief: the relationship between memory and pain. Pain 132 1–2: 206–210.

Crook, R, Lewis, T, Hanlon, R, Walters, E (2011). Peripheral injury induces long-term sensitization of defensive responses to visual and tactile stimuli in the squid. J Exp Biol 214: 3173–3185.

Crook, R, Hanlon, R, Walters, E (2013). Squid have nociceptors that display widespread long-term sensitization and spontaneous activity after bodily injury. J Neurosci 33: 10021–10026.

Crook, R, Dickson, K, Hanlon, R, Walters, E (2014). Nociceptive sensitization reduces predation risk. Curr Biol 24: 1121–1215.

Darnall, BD, Ziadni, MS, Stieg, RL, Mackey, IG, Kao, MC, Flood, P (2018). Patient-Centered Prescription Opioid Tapering in Community Outpatients With Chronic Pain. JAMA internal medicine.

Diers, M (2011). Operante und kognitive Verhaltenstherapie bei chronischem Schmerz. Therapeutische Umschau 68 (9): 507–511.

Diezemann, A (2011). Relaxation techniques for chronic pain. Schmerz 25: 445–453.

Doran, GT (1981). There's a S.M.A.R.T. way to write management's goals and objectives. Manage Rev 70 (11): 35–36.

Eccleston, C, Crombez, G (1999). Pain demands attention: A cognitive-affective model of the interruptive function of pain. Psychological Bulletin 125 (3): 356–366.

Egle, UT (2003). Handbuch chronischer Schmerz. Stuttgart: Schattauer.

Egle, UT, Nickel, R, Hoffmann, SO (2007). Psychodynamische Psychotherapie bei chronischem Schmerz. In: Basler, HD, Franz, C, Kröner-Herwig, B, Rehfisch, HP und Seemann, H (Hrsg.). Psychologische Schmerztherapie. Berlin: Springer: 617–624.

Egloff, N, Hirschi, A, von Känel, R (2013). Traumatization and chronic pain: a further model of interaction. Journal of pain research 6: 765.

Engelhardt, J (2000). Wirklichkeit im Zeitalter ihres Verschwindens. Münster: LIT.

Evans-Jones, C, Peters, E, Barker, C (2009). The therapeutic relationship in CBT for psychosis: client, therapist and therapy factors. Behavioural and cognitive psychotherapy 37 (5): 527–540.

Feeney, JA, Ryan, SM (1994). Attachment style and affect regulation: Relationships with health behavior and family experiences of illness in a student sample. Health Psychology 13 (4): 334.

Fisher, D (1993). Communication in Organizations. St. Paul, MN: West Publishing Company: 430–436.

Frankel, RM, Stein, T (2001). Getting the most out of the clinical encounter: the four habits model. J Med Pract Manage 16 (4): 184–191.

Freud, S (1895). Fräulein Elisabeth von R. Gesammelte Werke in Einzelbänden. Bd. 1: 198–251.

Friston, KJ, Stephan, KE, Montague, R, Dolan, RJ (2014). Computational psychiatry: the brain as a phantastic organ. Lancet Psychiatry 1 (2): 148–158.

Fürstenau, P (2002). Psychoanalytisch verstehen, systemisch denken, suggestiv intervenieren. Stuttgart: Pfeiffer bei Klett-Cotta.

Grant, M (2009). Pain control with EMDR: Treatment Manual. (3rd edition). CreateSpace Independent Publishing Platform.

Grice-Jackson, T, Critchley, HD, Banissy, MJ, Ward, J (2017). Common and distinct neural mechanisms associated with the conscious experience of vicarious pain. Cortex 94: 152–163.

Halligan, PW, Berger, A (1999). Phantoms in brain. Brit. med. J. 319: 587–588.

Harvie, DS, Broecker, M, Smith, RT, Meulders, A, Madden, VJ, Moseley, GL (2015). Bogus visual feedback alters onset of movement-evoked pain in people with neck pain. Psychol Sci. 26 (4): 385–392.

Hasenbring, MI (1993). Durchhaltestrategien – ein in Schmerzforschung und Therapie vernachlässigtes Phänomen. Schmerz 7: 304–313.

Hasenbring, MI, Verbunt, JA (2010). Fear-avoidance and endurance-related responses to pain: new models of behavior and their consequences for clinical practice. Clinical Journal of Pain 26 (9): 747–753.

Hausteiner-Wiehle, C, Schaefert, R, Sattel, H et al. AWMF-Leitlinie zum Umgang mit Patienten mit nicht-spezifischen, funktionellen und somatoformen Körperbeschwerden. AWMF-Reg.-Nr. 051–001 2012; http://www.awmf.org/leitlinien/detail/ll/051-001.html (letzter Zugriff 12.02.2018).

Hayes, SC, Strosahl, KD, Wilson, KG (1999). Acceptance and commitment therapy: An experiential approach to behavior change. New York: Guilford.

Hennings, P (2011). Schmerz und Leiden. In: Beiträge zur medizinischen Anthropologie. Bd. 7: Die Schmerzen. Hrsg. von Marcus Schiltenwolf und Wolfgang Herzog., Würzburg: Königshausen & Neumann.

Hong, SJ, Kim, DY, Kim, H, Kim, S, Shin, KM, Kang, SS (2016). Resorption of Massive Lumbar Disc Herniation on MRI Treated with Epidural Steroid Injection: A Retrospective Study of 28 Cases. Pain Physician. 19 (6): 381–388.

IJzendoorn, MH van, Juffer, F, Duyvesteyn, MG (1995). Breaking the intergenerational cycle of insecure attachment: A review of the effects of attachment-based interventions on maternal sensitivity and infant security. J Child Psychol Psychiatry 36 (2): 225–248.

Jablensky, A (1999). The concept of somatoform disorders: a comment on the mind-body problem in psychiatry. In: Ono, Y, Janca, A, Asai, M, Sartorius, N (eds.). Somatoform Disorders. A worldwide perspective. Tokio: Springer: 3–10.

Jantzen, A (2011). Der Mensch im Schmerz. Der Schmerz 25: 685–688.

Kellner, R (1990). Somatization: Theories and research. Journal of Nervous and Mental Disease 178 (3): 150–160.

Kirsch, I (1998). Listening to Prozac but hearing placebo: A meta-analysis of antidepressant medication. Prevention & Treatment: 1.

La Torre, A, Giupponi, G, Duffy, D, Conca, A (2013). Sexual dysfunction related to psychotropic drugs: a critical review, part I: antidepressants. Pharmacopsychiatry 46 (5): 191–199.

Lampl, C, Likar, R (2014). Metamizol: Wirkmechanismen, Interaktionen und Agranulozytoserisiko. Der Schmerz 28 (6): 584–590.

Laube, W (2009). Sensomotorisches System: Physiologisches Detailwissen für Physiotherapeuten. Stuttgart: Thieme: 282.

Laux, G, Brunnauer, A (2015). Fahrtauglichkeit unter Antidepressiva: Ein Update unter Berücksichtigung des neuen Antidepressivums Vortioxetin. Psychopharmakotherapie 22: 35–41.

Liedl, A, Knaevelsrud, C, Möller, J (2013). Trauma und Schmerz: Manual zur Behandlung traumatisierter Schmerzpatienten. Stuttgart: Schattauer.

Loeser, J, Treede, R (2008). The Kyoto protocol of IASP Basic Pain Terminology. Pain 137: 473–477.

Marchant, J (2016). Placebos: Honest fakery. Nature 535 (7611): 14–15.

McCracken, LM, Eccleston, C (2005). A prospective study of acceptance of pain and patient functioning with chronic pain. Pain 118: 164–169.

McMahon, S, Koltzenburg, M, Tracey, I, Turk, D (2013). Wall & Melzack's textbook of pain. Philadelphia: Elsevier Health Sciences.

Merskey, H (1964). An investigation of pain in psychological illness. Oxford: DM thesis.

Merskey, H, Bogduk, N (Hrsg.). Classification of Chronic Pain, Part III: »Pain Terms, A Current List with Definitions and Notes on Usage« (pp 209–214). Second Edition, IASP Task Force on Taxonomy, IASP Press, Seattle.

Mikulincer, M, Mikulincer, M, Florian, V (1998). The relationship between adult attachment styles and emotional and cognitive reactions to stressful events. In: Rholes, JA, Rholes, WS (Hrsg.). Attachment theory and close relationships. New York: Guilford.

Miller, WR, Rollnick, S (2002). Motivational interviewing: preparing people for change (2. Auflage). New York: Guilford.

Nesse, R (2001). The smoke detector principle. Natural selection and the regulation of defensive responses. Ann N Y Acad Sci 935: 75.

Nesse, R, Williams, G (1997). Warum wir krank werden. Die Antworten der Evolutionsmedizin. München: Beck.

Nilges, P, Rief, W (2010). F45.41 Chronische Schmerzstörung mit somatischen und psychischen Faktoren. Schmerz 24 (3): 209–212.

Overlach, F (2008). Sprache des Schmerzes. Sprechen über Schmerzen: Eine grammatisch-semantische und gesprächsanalytische Untersuchung von Schmerzausdrücken im Deutschen. Berlin: de Gruyter.

Palsson, OS, Whitehead, WE, van Tilburg, MA, Chang, L, Chey, W, Crowell, MD, Keefer, L, Lembo, AJ, Parkman, HP, Rao, SS, Sperber, A, Spiegel, B, Tack, J, Vanner, S, Walker, LS, Whorwell, P, Yang, Y (2016). Rome IV diagnostic questionnaires and tables for investigators and clinicians. Gastroenterology S0016–5085 (16): 00180–00183.

Pfeifer, AC, Ehrenthal, CJ, Neubauer, E, Gerigk, C, Schiltenwolf, M (2016). Einfluss des Bindungsverhaltens auf chronischen und somatoformen Schmerz. Schmerz 30: 444–456.

Price, JR (2000). Managing physical symptoms: The clinical assessment as treatment. Journal of psychosomatic research 48 (1): 1–10.

Putz, R, Müller-Gerbl, M (1996). The vertebral column – a phylogenetic failure? A theory explaining the function and vulnerability of the human spine. Clin Anat 9: 205–212.

Ramaekers, JG (2003). Antidepressants and driver impairment: empirical evidence from a standard on-the-road test. The Journal of clinical psychiatry 64 (1): 20–29.

Rebensburg, C (2009). Gefühlsbezogene und empathische Interaktion in der Sprechstunde des Hausarztes und seine Diagnostik psychischer und psychosomatischer Erkrankungen (Dissertation).

Reddemann, L (2012). Psychodynamisch Imaginative Traumatherapie PITT: Das Manual (7. Auflage). Stuttgart: Klett-Cotta.

Reinecke, E, Sorgatz, H (2009). SS-Leitlinie LONTS. Langzeitanwendung von Opioiden bei nicht tumorbedingten Schmerzen. Der Schmerz 5: 440–446.

Rudolf, G (1993). Psychotherapeutische Medizin: ein einführendes Lehrbuch auf psychodynamischer Grundlage. Stuttgart: Enke.

Rudolf, G (2006). Strukturbezogene Psychotherapie. Leitfaden zur psychodynamischen Therapie struktureller Störungen. Stuttgart: Schattauer.

Scarry, E (1985). The body in pain. Oxford: Oxford University Press.

Schäfert, R, Bölter, R, Faber, R, Kaufmann, C (2008). Tangential, nicht frontal. PiD-Psychotherapie im Dialog 9 (3): 252–259.

Schäfert, R, Hausteiner-Wiehle, C, Häuser, W, Ronel, J, Herrmann, M, Henningsen, P (2012). Clinical practice guideline: non-specific, functional and somatoform bodily complaints. Dtsch Ärztebl Int 109 (47): 803–813.

Sifneos, PE (1973). The prevalence of ›alexithymic‹ characteristics in psychosomatic patients. Psychother Psychosom. 22 (2): 255–262.

Sliwinski, J, Elkins, GR (2013). Enhancing Placebo Effects: Insights from Social Psychology. Am J Clin Hypn. 55 (3): 236–248.

Stephan, KE, Manjaly, ZM, Mathys, CD, Weber, LA, Paliwal, S, Gard, T, Tittgemeyer, M, Fleming, SM, Haker, H, Seth, AK, Petzschner, FH (2016). Allostatic Self-efficacy: A Metacognitive Theory of Dyshomeostasis-Induced Fatigue and Depression. Front Hum Neurosci. 10: 550.

Stephan, KE, Siemerkus, J, Bischof, M, Haker, H (2017). Hat computational psychiatry Relevanz für die klinische Praxis der Psychiatrie? Zeitschrift für Psychiatrie, Psychologie und Psychotherapie 65: 9–19.

Suchman, AL, Markakis, K, Beckman, HB, Frankel, R (1997). A model of empathic communication in the medical interview. JAMA 277: 678–682.

Sun, G, Hsu, M, Moyle, W, Lin, M, Creedy, D, Venturato, L (2011). Mediating roles of adherence attitude and patient education on antidepressant use in patients with depression. Perspectives in Psychiatric Care 47: 13–22.

Tesarz, J, Eich, W (2016). Schmerz aus medizinpsychologischer Perspektive. In: Koch, U, Bengel, J (Hrsg.). Enzyklopädie der Psychologie – Medizinische Psychologie Band 2: Anwendungen. Göttingen: Hogrefe.

Tesarz, J, Eich, W (2017). Trauma und Schmerz: eine evolutionsbiologische Perspektive. Trauma 1: 64–77.

Tesarz, J, Eich, W (2018). Somatoforme Schmerzstörungen. In: Baron, R, Strumpf, M (Hrsg.). Praktische Schmerztherapie. Berlin, Heidelberg: Springer.

Tesarz, J, Gerhardt, A, Leisner, S, Janke, S, Treede, RD, Eich, W (2015). Distinct quantitative sensory testing profiles in nonspecific chronic back pain subjects with and without psychological trauma. Pain 156 (4): 577–586.

Tesarz, J, Eich, W, Treede, RD, Gerhardt, A (2016). Altered pressure pain thresholds and increased wind-up in adult patients with chronic back pain with a history of childhood maltreatment: a quantitative sensory testing study. Pain 157 (8): 1799–1809.

Tesarz, J, Seidler, GH, Eich, W (2016). Schmerzen behandeln mit EMDR: Das Praxishandbuch. 2. Auflage, Stuttgart: Klett-Cotta.

Vlaeyen, JW, Morley, SJ, Linton, SJ, Boersma, K, de Jong, J (2012). Pain-related fear: exposure-based treatment. Washington: IASP press.

Wampold, BE, Imel, ZE (2015). The great psychotherapy debate: The evidence for what makes psychotherapy work. London, New York: Routledge.

Wenzel-Seifert, K, Wittmann, M, Haen, E (2011). Psychopharmakaassoziierte QTc-Intervall-Verlängerung und Torsade de Pointes. Deutsches Ärzteblatt 108 (41): 687.

Wessely, S, Nimnuan, C, Sharpe, M (1999). Functional somatic syndromes: one or many? Lancet 354 (9182): 936–939.

Williams, A (2016). What can evolutionary theory tell us about chronic pain? Pain 157: 788–790.

Williams, AC, Eccleston, C, Morley, S (2012). Psychological therapies for the management of chronic pain (excluding headache) in adults. Cochrane Database Syst Rev 14: 11.

Wolfe, F, Clauw, DJ, Fitzcharles, MA, Goldenberg, DL, Katz, RS, Mease, P, Russell, AS, Russell, IJ, Winfield, JB, Yunus, MB (2010). The American College of Rheumatology preliminary diagnostic criteria for fibromyalgia and measurement of symptom severity. Arthritis Care Res 62: 600–610.

Wolfe, F, Walitt, BT, Rasker, JJ, Katz, RS, Häuser, W (2015). The Use of Polysymptomatic Distress Categories in the Evaluation of Fibromyalgia (FM) and FM Severity. J Rheumatol 42: 1494–1501.

Zhong, MD, Liu, JT (2017). Incidence of spontaneous resorption of lumbar disc herniation: a meta-analysis. Pain Physician 20: E45–E52.

Der Autor

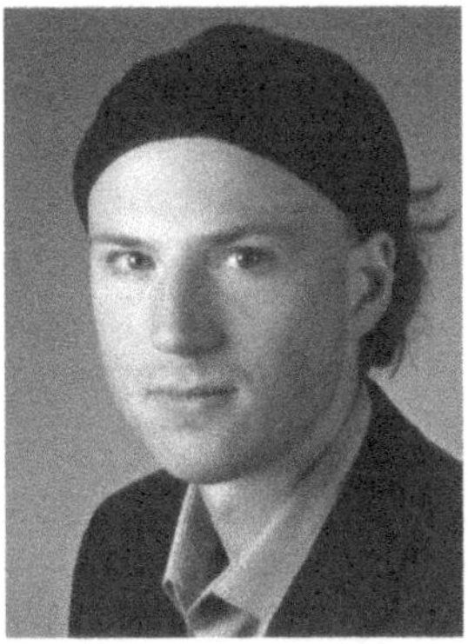

Jonas Tesarz, PD Dr. med., ist Facharzt für Innere Medizin und arbeitet derzeit als Oberarzt und Privatdozent an der Universitätsklinik Heidelberg, Abteilung für Allgemeine Innere Medizin und Psychosomatik. Nach seiner Promotion an der Universität Heidelberg über die Neurobiologie der Schmerzverarbeitung konzentrierte er sich zunächst auf die Erforschung der Rolle des myofaszialen Gewebes bei der Entwicklung und Aufrechterhaltung von Kreuzschmerzen, bevor er an der Klinik für Allgemeine Innere Medizin und Psychosomatik (Abteilung für Muskel-Skelett-Schmerzen) der Universität Heidelberg seine klinische Tätigkeit aufnahm. Dort habilitierte er sich über den Einfluss von biopsychosozialen Faktoren auf den chronischen Rückenschmerz. Seit dieser Zeit konzentriert er sich insbesondere auf die Modulation der Schmerzwahrnehmung durch psychosoziale Faktoren. Neben der Erforschung des Einflusses traumatisierender Lebensereignisse auf die Schmerzverarbeitung liegt sein besonderes wissenschaftliches Interesse in der Entwicklung und wissenschaftlichen Bewertung neuer psychologischer Behandlungsansätze zur Behandlung chronischer Schmerzsyndrome. Tesarz forscht und veröffentlicht seit vielen Jahren international auf dem Gebiet der Schmerzforschung. Für seine Arbeiten über den Einfluss von psychologischen Traumata auf den Schmerz erhielt er 2015 den »Deutschen Förderpreis für Schmerzforschung« und 2018 den Günter-Jantschek Forschungspreis für psychosomatische Forschung in der Inneren Medizin.